내 몸 안에
준비된
의사·2

내 몸 안에 준비된 의사의 손발을 묶어놓고
하나뿐인 소중한 생명을 누구에게 맡길 것인가!

김재호의 생명이야기·2

김재호의 생명이야기·2

내 몸 안에 준비된 의사·2

우리는 과학이 발전하면서 우리 몸이 얼마나 신비스럽게 만들어져 있는지를 깨달아 가고 있습니다. 그럼에도 많은 사람들은 수많은 질병에 시달리며 건강하지 못한 삶을 살아가는데, 안타깝게도 현대과학은 그 답을 찾지 못하는 것이 얼마나 많은지 모릅니다. 의학을 전공하지 않은 제가 겁 없이 건강과 관련된 칼럼을 쓰고, 칼럼을 모아 '내 몸 안에 준비된 의사'를 출판한지 1년 반이 지났습니다. 그 동안 쓴 칼럼을 모아 2편을 출판하게 되었습니다.

2019년말 중국에서 처음 모습을 드러낸 신종 코로나바이러스(코로나19)는 엄청난 속도로 주변 지역으로 퍼져 나가며, 높은 치명률을 보이면서 세상을 공포의 도가니로 몰아넣었습니다. 이 소식을 접한 많은 나라들은 신속하게 중국으로부터의 입국을 금지하는 조치를 내렸습니다. 이러한 입국금지 조치는 너무나 당연한 것처럼 보였지만, 효과는 제한적인 경우가 더 많았습니다.

지역사회 확산 차단을 위한 강력한 조치를 함께 취한 대만과 홍콩은 바이러스의 확산을 막는 데 성공하였고, 싱가폴도 초기에는 성공했지만, 입국금지 이외에 차단 노력이 효과가 별로 없었던 미국과 유럽을 비롯한 대부분의 국가들은 바이러스의 확산을 막지 못하였습니다. 불과 반년 만에 전 세계 감염자는 1천 5백만 명을, 사망자는 60만 명을 넘었으며, 확산추세는 지속되고 있습니다.

감염병이 확산될 때 감염을 확실하게 차단할 수 있다면, 어떤 감염병도 두려워할 필요가 없습니다. 문제는 병원체의 감염 차단이 쉬운 일이 아니라는 데 있습니다. 감염자가 빠른 속도로 늘어나자 유럽과 미국은 경제와 사회활동은 물론, 일상적인 활동마저 최소한으로 제한하는 극단적인 조치를 내렸지만, 통제는 성공하지 못하였고, 얼마 뒤 제한조치도 철회할 수밖에 없었습니다.

역사적으로 보면 병원체의 존재도 모르고, 백신이나 마땅한 치료방법도 없던 시절에는 감염병의 인적 피해는 엄청났습니다. 14세기 유럽에서는 흑사병으로 2,500만 명 이상이 사망하였고, 18세기에는 6천만 명이 천연두로, 19세기에는 성인의 1/4이 결핵으로, 1918년에는 스페인 독감으로 2,500~5,000만 명이 사망하였습니다. 과학의 발전과 생활환경의 개선으로 감염병 사망자의 비율은 낮아지고 있지만, 여전히 전 세계 사망자의 약 20%는 감염병으로 죽습니다.

코로나19에 대한 우리나라의 대응은 전 세계로부터 성공적인 것으로 평가받고 있습니다. 초기에 입국금지 조치를 취하지 않았던 우리나라는 중국 다음으로 빠른 속도로 확산되는 아픔을 겪었지만, 다행히 감염자와 접촉자를 빨리 찾아내 바이러스 확산을 막는 검사(Test)·추적(Trace)·치료(Treat)의 '3T' 전략의 효과 덕분에 감염 확산을 어느 정도 잠재우는 데 성공했습니다.

우리의 전략은 최선이었을까요? 코로나19와 같이 치명적인 감염병은 초기에 감염을 차단시키는 것이 매우 효과적인 전략이기 때문에 신천지 활동으로 급속히 번지던 위험한 상황을 억제한 측면에서는 효과적이었으며, 불가피한 측면이 있었습니다. 그럼에도 불구하고 바이러스를 완벽하게 차단하는 것은 현실적으로 매우 어렵기 때문에 이 방법만으로는 한계가 있습니다.

많은 사람들이 기대하는 백신과 치료제의 개발도 완벽한 대비책은 아닙니다. 이들은 많은 시간과 비용이 소요되는 어려운 일이며, 개발에 성공하여도 효과가 제한적일 가능성이 많습니다. 독감은 백신과 치료제가 개발되어 있지만, 세계적으로 해마다 25~50만 명이 독감으로 죽습니다. 우리나라는 2018년 독감으로 720명이 사망하였으며, 미국은 매년 2만~5만 명이 독감으로 죽습니다.

백신은 감염병 예방에 효과적이지만, 10년 이상 걸렸던 과거의 예에서 보듯이 개발에 오랜 시간이 걸리며, 변종이 나타날 때마다 다시 개발해야 하는 어려움이 있습니다. 흔히 항바이러스제라 부르는 바이러스 치료제는 바이러스를 죽이지 못하고 바이러스의 복제를 억제하는 약으로 효과가 제한적인 경우가 많으며, 개발하기도 어렵습니다.

이처럼 많은 사람들이 코로나19에 대한 최상의 대비책으로 알고 있는 사회적 거리 유지와 마스크 착용, 손 씻기와 같은 감염방지 대책은 백신과 치료제가 없는 상태에서 단기적으로 취할 수 있는 좋은 방법이기는 하지만, 최고의 방법은 아닙니다. 백신과 치료제가 개발되어도 효과가 제한적이어서 우리의 생명을 마음 놓고 맡기기에는 한계가 있습니다. 근본적인 대책이 아니라는 뜻입니다.

사람들은 바이러스가 몸 안에 들어오면 당연히 병에 걸리는 것으로 생각하기 쉽지만, 구로동 콜센터의 예에서 보듯이 우리 주변에는 병원체가 몸 안에 들어와도 발병하지 않거나 발병하여도 시간이 지나면 저절로 낫는 사람이 훨씬 많습니다. 어떠한 바이러스가 몸에 들어와도 이겨낼 수 있는 훌륭한 방패인 면역세포가 우리 몸 안에 준비되어 있습니다.

바이러스가 모든 방패를 뚫고 어렵게 병을 일으켜도 면역세포의 공격은 이들이 소멸될 때까지 지속됩니다. 바이러스의 감염을 차단하는 것이 바람직하지만, 혹시 감염되어도 최후의 보루인 면역세포가 바이러스로부터 우리 몸을 지킬 수 있도록 면역력을 강하게 유지하는 것이 바이러스를 포함한 모든 병원체를 이기는 근본적인 대책이며, 최고의 방법인 이유입니다.

의학의 아버지라 불리는 히포크라테스는 "사람들은 누구나 몸 안에 의사가 있으며, 우리는 그 의사가 일을 잘 할 수 있도록 도와야 한다"고 했습니다. 면역세포는 '우리 몸 안에 준비되어 있는 의사, 곧 자연치유력'인데, 이 고마운 의사에는 면역세포만 있는 것이 아닙니다. 유전자가 변질되어 생기는 모든 질병을 낫게 해 줄 수 있는 고마운 존재인 것입니다.

　필자는 이 책이 자연치유에 대한 이해를 넓혀서 내 몸 안에 준비된 의사인 유전자를 춤추게 만들어 많은 분들의 건강한 삶에 조금이라도 도움이 되었으면 좋겠다는 꿈을 가지고 있습니다. 나아가 몸 안에 최고의 의사를 미리 준비해 두신 창조주의 생명을 받아들이는 기적을 많은 분들이 경험하면 더욱 좋겠습니다.

　칼럼을 쓰는 과정에서 많은 관심을 갖고 격려해 주시고 도움을 주신 모든 분들, 특히 아시아경제TV의 박동석 전 대표와 아시아경제신문의 공수민, 이근형 기자, 동방문학 이시환 시인, 신세림출판사의 이혜숙대표와 엄은미님께 감사의 말씀을 드립니다.

2020년 7월

김 재 호

7장 암을 이기는 길

9장 소화기 건강을 지키는 식습관

11장 뼈와 근육, 관절, 피부 건강을 지키는 생활습관

6 장

건강을 지키는 지혜

101
명의와 명환자

통계청의 2018년 우리나라의 사망원인 통계에 따르면 사망 원인 1위는 암으로 전체 사망자의 26.5%를 차지하였다.[1] 우리는 수시로 획기적인 암 치료 기술이 개발되었다는 보도를 접하게 되는데, 여전히 네 사람 가운데 한 사람은 암으로 죽고 있으며, 이러한 추세는 당분간 크게 바뀔 것 같지 않다. 국립암센터의 2019년 12월 24일 보도자료에 따르면 암 가운데 최근 5년 상대생존율이 가장 낮은 암은 췌장암으로 12.2%였으며, 폐암은 30.2%였다.[2]

사람들은 중병에 걸리면 유명한 병원이나 소문난 명의를 떠 올리기 쉬운데, 최고의 병원에서 명의가 모든 환자를 치료한다면 췌장암이나 폐암의 5년 상대생존율을 획기적으로 높일 수 있을까? 시대를 뛰어 넘어 역사적으로 최고의 명의로 알려진 허준이나 중국의 편작(扁鵲)과 화타(華陀), 의학의 아버지라 불리는 히포크라테스에게 치료를 맡긴다면 나을 가능성은 얼마나 높아질까?

---

1) 통계청, 국가통계 포털, 2018년 사망원인 통계
2) 보건복지부, 암 진단 후 5년 초과 생존자 100만 명 넘었다(2019.12.24 보도자료)

우리 주변에는 소문난 명의가 많아 췌장암에는 어떤 의사가, 폐암에는 또 어떤 의사가 명의라며 자랑스럽게 이야기하는 사람들을 이따금 만나게 되는데, 소문난 명의한테 진료 받으려면 몇 달을 기다리는 것은 흔한 일이다. 누구의 도움을 받거나 운 좋게 명의의 치료를 받아도 명의가 줄 수 있는 행복이 제한적임을 수시로 확인하게 된다.

허준이나 편작과 화타, 히포크라테스의 자문을 받는다면 중병에 걸릴 때 어떻게 대응하는 것이 최선일까? 허준은 '동의보감 내경편'에서 '지인(至人:도를 깨달은 사람)은 병이 나기 전에 다스리고, 의사는 병이 난 뒤에 다스린다. 병나기 전에 다스리는 방법에는 마음을 다스리는 것과 수양하는 것이 있다'며, 병났을 때 치료보다 병이 생기지 않도록 예방하는 양생법을 강조하였다.

중국 역사상 최고의 명의 가운데 한 사람으로 알려진 편작과 화타는 주요 저서가 이름만 전해지고 있어 질병에 대한 철학을 정확히 알 수는 없으나, 사마천의 사기(史記) 편작열전과 진수의 삼국지 화타전의 기록을 근거로 두 사람 모두 예방의학을 강조하고 실천한 인물로 평가받고 있다.

편작은 자신을 포함한 삼형제 의원 가운데 병을 제일 잘 치료하는 사람이 누구인지를 묻는 위나라 임금의 질문에 '아픔을 느끼기 전에 얼굴빛을 보고 원인을 제거하는 큰 형님의 의술이 가장 훌륭하고, 병세가 미미한 상태에서 병을 알고 치료해 주는 둘째 형님이 그 다음이며, 환자의 병이 심할 때 치료하는 자신의 의술이 가장 비천하다'고 답변함으로써 예방의 중요성을 인정하였다.

히포크라테스는 자연치유를 강조하여 질병의 예방을 중시하는 허준이나 편작, 화타와 다른 것처럼 보이지만, 그렇지 않다. 사람들의 몸 안에 있는 의사, 곧 자연치유력이 질병을 낫게 하는 최고의 능력이며, 이 의사가 일을 잘 할 수 있도록 도와야 하고, 적어도 방해하지 말아야 한다고 말했는데[3], 이 자연치유력은 질병을 낫게 할 뿐만 아니라 예방도 가능하게 하므로 예방의 근거도 된다.

사람들은 아프면 병원에서 치료를 받고, 약을 먹어야 낫는다는 선입견을 가지고 있어서 수술을 못한다는 말은 들으면 절망에 빠지고, 수술을 안 하거나 약을 처방해 주지 않으면 불안해하기 쉬운데, 허준이나 편작과 화타, 히포크라테스와 같은 명의들은 질병을 예방하도록 노력하되, 예방에 실패하여 질병에 걸리면 몸 안의 자연치유력을 방해하지 말고 도울 것을 권하고 있다.

유전학과 후성유전학(epigenetics)의 발전은 히포크라테스가 말하는 자연치유력의 존재를 과학적으로 입증해 주고 있다. 우리 몸에는 약 60조 개의 세포가 있는데, 모든 세포는 DNA라 부르는 약 30억 쌍, 60억 개의 부품이 2만여 개의 프로그램(유전자)을 구성하여 활동에 필요한 모든 물질을 만들어낸다.

---

3) Azquotes.com, Hippocrates Quotes

우리 몸의 세포들은 수시로 다치거나 독성물질에 노출되거나 영양이나 산소 부족, 스트레스 등 여러 이유로 죽거나 손상된다(60억 개의 DNA 가운데 하루 동안 수십만 개가 손상된다). 손상되는 세포들을 원래의 모습으로 복구시키고, 새 세포들을 만드는 모든 자연치유는 유전자가 만들어내는 물질에 의해 이루어지는데, 유전자의 이러한 활동이 바로 히포크라테스가 말하는 자연치유다.

유전학과 후성유전학은 세포 안에 있는 유전자의 자연치유가 제대로 이루어지지 않을 때 질병에 걸린다는 사실을 밝혀 주었고, 2003년에 완성된 '인간지놈 프로젝트'는 세포 안에 있는 스물세 쌍의 염색체 가운데 어느 염색체의 어느 위치에 있는 유전자에 문제가 생길 때 어떤 질병에 걸리는지를 유전자지도로 보여주었다(예를 들면 폐암에 걸린 사람은 3번 염색체 맨 위쪽, 비만인 사람은 7번 염색체 맨 아래쪽에 있는 유전자가 손상됨). 4)

우리는 의사의 도움을 받지 않아도 자연치유되는 사례를 수없이 경험한다. 몸에 생기는 상처, 음식이나 호흡을 통해 수시로 몸 안에 들어오는 해로운 물질과 세균, 매일 생기는 수천 개의 암세포 - 이런 문제들은 우리도 모르는 사이에 모두 자연치유된다. 감기나 독감에 걸렸을 때 어떤 약도 감기나 독감 바이러스를 죽이지 못하며, 면역세포가 이들을 죽였을 때 비로소 낫는다.

유전학과 후성유전학의 발전은 세포 안에 유전자의 형태로 들어

---

4) National Center for Biotechnology Information, A Gene Map of the Human Genome

있는 자연치유 시스템이 진정한 명의임을 증명해 주고 있다. 이 시스템의 활동을 도와주는 삶을 사는 것이 질병을 예방하는 것이며, 히포크라테스가 지적한 것처럼 우리의 잘못된 생활이 자연치유력의 활동을 방해하여 유전자가 망가지면, 최고 명의인 자연치유력도 제 역할을 할 수 없게 되는데, 이것이 질병이다.

자연치유 시스템을 이해하면 어떤 질병에 걸렸을 때 이 질병을 낫는 최선의 방법은 유전자가 활동하기 좋은 환경을 만들어 망가진 유전자를 복구함으로써 자연치유 시스템이 제 역할을 할 수 있도록 사는 것임을 알 수 있다. 이러한 생활을 잘 설명해 주는 말에 뉴스타트(NEWSTART)가 있다. 새로운 출발이라는 뜻도 좋지만, 영어 알파벳 여덟 자가 의미하는 여덟 단어를 생활화하는 것이다.

N은 생명을 지키는 건강식(Nutrition)을 의미하고, E는 운동(Exercise)을, W는 물(Water)을, S는 햇빛(Sunlight)을, T는 절제(Temperance)를, A는 공기(Air)를, R은 휴식(Rest)을, 마지막 T는 신뢰(Trust)를 의미한다. 이 여덟 가지 바탕위에 사랑이 더해지는 것이 뉴스타트의 핵심이다.

모든 사람의 몸 안에 최고의 자연치유 시스템이 존재하는데도 많은 사람들이 질병으로 고생하는 이유는 이를 망가뜨리는 잘못된 생활 때문이다. 이를 복구하는 일은 어떤 인간 명의도 해 줄 수 없으며, 오직 환자 본인만이 할 수 있다. 바로 환자가 명환자로 바뀌는 것이다. 환자에게 이를 깨닫고 실천할 수 있도록 도움을 주는 의사가 있다면, 그가 바로 인간 명의가 아닐까?

(재경회소식 2020.2)

102
항상성을 지키려는 생명

　우리 주변에는 어떤 식품이나 물질이 몸에 특별히 좋다고 믿는 사람들이 많다. 좋다는 식품은 한 동안 유행하다가 어느 순간에 다른 식품으로 바뀌는 경우가 많은데, 그 또한 오래 가지 못한다. 2200여년전 중국을 통일한 진시황은 불로장생약을 구하러 동쪽 나라에 사람들을 보냈다는 기록이 있다. 코로나19가 급격히 퍼지는 요즘에는 소금이나 강황, 비타민C를 많이 먹으라는 말도 들린다.

　좋은 식품이나 물질이 있다면 많이 먹을수록 좋을까? 생물학에서는 모든 생명체가 외부 환경의 변화에 대응하여 체온이나 나트륨의 농도, 혈당, 수소이온 농도(pH)와 같은 여러 면에서 내부 환경을 안정적으로 유지하려는 특성을 '항상성(homeostasis)'이라 부르는데[1], 항상성을 수용 가능한 범위 안에서 유지하는 데 실패하면 질병에 걸리고, 심하면 죽게 된다.

---

1) Wikipedia, Homeostasis

예를 들어 소금을 많이 먹어 몸 안의 염도를 0.9%로 유지하면 코로나19를 이겨낼 수 있다는 주장을 생각해 보자. 소금을 많이 먹어 나트륨 농도가 적정수준보다 높아지면 우리 몸은 콩팥에서 나트륨 이온을 오줌으로 내 보내고, 나트륨 농도가 낮아지면 나트륨 이온을 재흡수하여 피 속의 나트륨 농도를 적정 수준으로 유지한다. 나트륨 농도가 잘 조절되지 않아서 너무 높아지면 고나트륨혈증, 너무 낮아지면 저나트륨혈증으로 고생하게 된다.

소금을 많이 먹어도 남는 소금을 오줌으로 내 보내기 때문에 별 문제는 없다고 생각하기 쉬운데, 콩팥에서 소금을 내 보낼 때 칼슘이 함께 배출되기 때문에 골다공증의 원인이 되고, 고혈압과 위암의 원인도 된다는 것을 많은 연구들은 보여 주고 있다.[2] 이러한 이유로 세계보건기구(WHO)나 전문기관들은 하루 소금 섭취량을 5g수준으로 제한할 것을 권하고 있다.

체온이 적정수준보다 높아지면 뇌의 시상하부에 있는 체온수용체에서 이를 감지하고 신호를 보내 피부에 있는 땀샘에서 땀을 분비하게 한다. 땀이 증발하면서 피부를 식혀 내부 체온을 낮추고, 혈관이 확장되어 피부로 흐르는 피의 흐름을 늘림으로써 피부를 식혀 체온을 낮춘다. 체온이 내려가면 혈관이 수축하여 피부로 흐르는 피의 흐름이 줄어 몸 안에 열을 유지하고, 근육과 장기와 뇌에서 다양한 방법으로 열을 생산하여 체온을 높인다.[3]

---

2) Medical News Today, How much salt should a person eat?

3) Wikipedia, Homeostasis, Controls of variables, Core temperature

모든 세포의 연료로 사용되는 혈당은 작은창자에서 포도당을 흡수하면 높아지고, 세포에서 사용하면 낮아지는데, 적정한 범위 안에서 관리된다. 혈당이 높아지면, 췌장에서 인슐린을 혈관에 분비하여 간에서는 포도당을 글리코겐으로 바꾸고, 지방세포들은 포도당을 중성지방으로, 근육세포들은 포도당을 글리코겐으로 바꾸어 저장한다. 혈당이 낮아지면, 췌장에서는 글루카곤을 분비하여 간과 근육에 있는 글리코겐을 포도당으로 전환하여 혈당을 높인다.[4]

많은 효소들의 활동과 생리학적 과정에 관여하는, 혈액 속의 이온화된 칼슘은 갑상선과 부갑상선에서 매우 엄격하게 관리된다. 이온화된 칼슘농도가 적정수준보다 높으면 갑상선에서 호르몬을 분비하여 피 속의 칼슘을 물에 녹지 않는 형태로 뼈에 저장하고, 낮으면 부갑상선에서 호르몬을 분비하여 뼈 속의 칼슘을 이용하여 피 속의 칼슘농도를 높여 적정수준을 유지한다.[5]

혈액의 수소이온농도(pH)는 혈액의 산성이나 알칼리성의 정도를 나타내는데, 우리 몸은 약알칼리인 7.4안팎을 적정수준으로 관리한다. pH가 적정수준보다 높아져 알칼리화되거나 낮아져 산성화되면 호흡할 때 이산화탄소의 부분압력을 조정하거나 콩팥에서 수소 이온이나 중탄산 이온을 배출하는 방법으로 pH를 적정수준으로 유지한다.[6]

---

4) Wikipedia, Homeostasis, Controls of variables, Blood glucose

5) Wikipedia, Homeostasis, Controls of variables, Calcium levels

6) Wikipedia, Homeostasis, Controls of variables, blood pH

식욕을 이용하여 음식으로 섭취하는 에너지의 양과 사용하는 에너지의 양을 일치시키려는 것은 에너지 항상성을 지키기 위한 것이다. 에너지 섭취가 필요할 때는 식욕을 자극하는 그렐린 호르몬을 분비하고, 에너지 섭취를 중단할 필요가 있을 때는 렙틴 호르몬을 분비하여 포만감을 느끼게 한다.[7]

이 밖에 철과 구리, 칼륨, 산소와 이산화탄소의 수준, 물의 함량 등 우리 몸을 건강하게 유지하는 데 필요한 모든 물질을 적정한 수준으로 유지한다.[8]

항상성은 우리에게 주는 메시지는 명확하다. 많을수록 좋은 것은 하나도 없으며, 적정한 수준을 지키는 것이 생명을 지키는 길이다. 음식도 마찬가지다. 반드시 필요한 물질도 적정수준을 넘으면 몸 밖으로 내 보내야 하기 때문에 오히려 해가 된다. 미국이나 유럽의 음식 가이드라인에서 설탕과 포화지방과 트랜스지방, 소금, 알콜의 섭취량을 제한하라고 권하는 것도 같은 맥락이다.

(아시아경제신문 2020.3.13)

---

7) Wikipedia, Homeostasis, Controls of variables, Energy balance

8) Wikipedia, Homeostasis, Controls of variables

103

생명의 열쇠, 믿음

　통계청의 2018년도 생명표에 따르면, 2018년 연령별 사망 현황을 근거로 산출된 2018년 출생아의 기대수명은 남자가 79.7년, 여자가 85.7년으로 OECD 평균보다 남자는 1.7년, 여자는 2.4년이 길다.[1] 기대수명에서 유병기간을 제외하고 건강한 상태로 사는 기간을 뜻하는 건강수명은 남자 64년,[2] 여자 64.9년으로, 남자는 평균 15.7년, 여자는 20.8년이라는 긴 기간을 질병이나 부상으로 고통 받으며 살 것으로 전망하고 있다.

　사람들은 사는 동안 상당기간을 질병이나 부상으로 고통 받고, 그것이 원인이 되어 수명대로 살지 못하고 일찍 죽기도 하는데, 유병기간을 줄여 건강수명을 늘리는 것은 모든 사람들에게 중요한 삶의 목표 가운데 하나다. 유병기간을 줄이기 위해서는 질병과 부상을 최대한 예방하고, 현명하게 대처해야 하는데, 우리는 질병이나 부상의 원인에 대해 얼마나 잘 알고 있으며, 얼마나 현명하게 대

---

1) 통계청, 2018년 생명표(2019.12.4 보도자료)
2) 통계청, 2018년 생명표(2019.12.4 보도자료)

처하고 있을까?

감사하게도 우리는 모든 질병을 예방하고 이겨낼 수 있는, 인간이 만든 어떤 방법보다도 훌륭한 시스템을 유전자의 형태로 가지고 태어난다. 그 덕분에 몸 안의 모든 지표들을 언제나 적정한 상태로 유지하고(항상성), 몸에 생기는 상처, 음식이나 호흡을 통해 수시로 몸 안에 들어오는 해로운 물질과 세균, 매일 생기는 수천 개의 암세포와 같은 수많은 문제들은 우리도 모르는 사이에 모두 자연치유된다.

우리 몸은 항상성이 유지되지 않으면 심각한 문제가 생기는데, 별도의 행동을 하지 않더라도 항상성은 외부 환경의 변화에 대응하여 체온이나 혈압, 혈당, 나트륨의 농도, 수소이온 농도(pH)와 같은 모든 내부 환경을 안정적으로 유지한다. 어떤 변수가 적정 수준보다 높아지면 낮추고, 낮아지면 높이는 방법으로 적정 범위 밖으로 벗어나지 않도록 관리한다(102편 참조).

우리 몸의 세포들은 수시로 다치거나 독성물질에 노출되거나 영양이나 산소 부족, 스트레스 등 여러 이유로 죽거나 손상되며(60억 개의 DNA 가운데 하루 동안 수십만 개가 손상된다), 수명이 다할 때(2~3일 밖에 살지 못하는 세포도 있고, 죽을 때까지 사는 세포도 있다) 죽는데, 손상되거나 죽는 세포는 원래 모습으로 복구하거나 새로운 세포를 만들어 모든 기능을 일관되게 유지한다.

코로나19 바이러스나 세균과 같은 병원체가 몸 안에 들어와 감염병을 일으키는 것을 방지하기 위한 방어막도 겹겹이 훌륭하게 준비되어 있다.[3] 우리 몸의 피부는 어떤 세균이나 바이러스도 몸 안에 들어오지 못하도록 차단하고 있어서 입이나 코, 상처를 통하거나, 체액의 접촉이나 벌레에 물리거나, 오염된 의료기기를 통하지 않으면 어떤 병원체도 몸 안에 들어오지 못한다.

몸 안에 들어온 세균과 바이러스는 콧물이나 기침, 재채기, 기도나 위장관의 점액, 구토와 설사를 통해 몸 밖으로 내보내고, 위산을 분비하여 죽인다. 살아남는 세균과 바이러스는 면역세포인 백혈구가 공격하는데, 면역세포의 공격은 병을 일으키는 세균이나 바이러스가 완전히 소멸될 때까지 지속된다. 정상세포가 변질되어 만들어진 암세포를 공격하여 제거하는 것도 백혈구의 몫이다.

우리 몸에는 이처럼 훌륭한 시스템이 갖추어져 있는데도 우리가 질병에 걸리는 이유는 잘못된 생활습관으로 이 시스템이 망가져 제대로 작동하지 않기 때문이다. 이 소중한 시스템을 회복시키면 당연히 모든 질병이 낫게 되는데, 생명을 지켜주는 'NEW START(1권 62편 참조)'의 일곱 번째 글자 T는 영어 trust의 첫 글자로 바로 이 시스템의 존재를 믿는 '신뢰(믿음)'를 뜻한다.

유전학과 후성유전학의 발전은 이 생명의 시스템이 세포 안에 유전자의 형태로 들어 있으며, 이 유전자가 손상될 때 질병에 걸린다

---

3) Merck Manuals consumer version, Overview of viral infections

는 사실을 밝혀 주었다. 2003년에 완성된 '인간지놈 프로젝트'는 세포 안에 있는 스물세 쌍의 염색체 가운데 어느 염색체의 어느 위치에 있는 유전자에 문제가 생길 때 어떤 질병에 걸리는지를 유전자 지도로 보여준다(예컨대 폐암에 걸린 사람은 3번 염색체 맨 위쪽, 비만인 사람은 7번 염색체 맨 아래쪽에 있는 유전자가 손상됨).

이 생명 시스템을 이해하면 질병을 낫는 최선의 방법은 생명 시스템이 제대로 작동될 수 있도록 유전자에 좋은 환경을 만들어 망가진 유전자를 복구하는 것임을 알 수 있다. 코로나19 바이러스에 감염될 때 이 시스템이 잘 작동하는 사람은 발병하지 않고, 비교적 잘 작동하는 80% 정도의 환자는 시간이 지나면 치료 덕분이 아니라 이 시스템이 작동하여 낫는 것도 같은 원리다.

(아시아경제신문 2020.4.3)

104
환자의 권리와 책무

중병에 걸린 환자라는 사실이 확인되자마자 몸을 좀처럼 움직이지 않으려는 사람들이 있다. 마치 대단한 벼슬자리에 오른 사람처럼 특별한 대우를 받고 싶어 하고, 자신이 쉽게 할 수 있는 일조차 하지 않으려 하며, 대우가 소홀하다고 느끼면 쉽게 상처를 받는다. 가족이나 직장 동료들로부터 특별한 대우를 받는 것을 환자의 권리나 특권으로 여기는 듯한 인상을 주기도 한다.

중병에 걸렸을 때 잘 나을 수 있도록 가족이나 동료들이 환자를 보호하는 마음으로 배려하는 것은 사랑이며 바람직한 일이다. 환자가 주변 사람들의 배려에 감사하며 투병하는 것은 치유에 도움이 되지만, 이러한 대우를 환자의 권리나 특권이라고 생각하고 기대하는 것은 질병의 치유에 필요한 환자의 역할을 소홀이 할 소지가 있어 오히려 치유를 어렵게 만들 가능성이 많다.

'모든 사람들의 몸 안에 의사가 있으며, 이 의사가 질병을 낫게 하는 최고의 능력'이라는 히포크라테스의 말처럼, 우리 몸 안에는 어떤 질병이든지 낫게 할 수 있는 최고의 명의인 자연치유시스템이 준비되어 있다. 유전학자들은 이러한 자연치유시스템이 세포 안에 유전자 형태로 존재하며, 질병별로 어떤 염색체의 어느 위치에 있는 유전자에 문제가 생겼는지까지 세상에 알려주었다.

유전학과 후성유전학이 질병의 원인은 유전자의 변질에 있으며, 유전자는 잘못된 생활습관 때문에 변질된다는 사실을 밝혀줌에 따라 모든 질병의 원인은 환자 자신의 문제임이 명백해졌다. 아직까지 현대의학은 변질된 유전자를 완벽하게 회복시키지 못하므로 환자가 질병의 원인이 된 잘못된 생활습관을 고치지 않는다면 병이 나을 가능성은 전혀 없다.

질병에 걸리기 전에 좋은 생활습관을 유지하여 질병을 예방하는 것이 최선이지만, 사람들은 자신들이 좋아하고 익숙해진 생활습관이 유전자를 변질시켜 질병의 원인이 된다는 사실을 알아도 이를 모두 바꾸기는 쉽지 않다. 질병에 걸린 다음에 병원을 찾아가지만, 아직까지 현대의학은 기대에 크게 미치지 못하는 것이 현실이다.

그렇다면 환자가 선택할 수 있는 길은 뻔하다. 질병의 원인이 된 잘못된 생활습관은 고치지 않은 채 통계자료가 보여주는 삶을 살고 고생하며 죽어갈 것인지, 아니면 잘못된 생활습관을 버리고 '명환자(101편 참조)'가 될 것인지를 선택해야 한다. 통계가 보여주는 결과를 받아들이기 싫다면 환자의 권리나 특권에 안주하지 말고, 명환자가 되어 환자의 책무를 다하여야 한다.

환자의 예후가 가장 나쁜 경우는 병원 치료는 받지만, 잘못된 생활습관을 바꾸려는 노력은 전혀 하지 않고, 평소에 하던 일까지 누군가에게 의존하려는 환자들이다. 정신적인 충격을 받아 질병이 발견되기 전보다 자연치유 기능은 떨어져 있는데, 거기다 기본적인 활동마저 줄이면 자연치유 기능은 거의 없어지므로 죽음은 훨씬 빨리 찾아온다.

명환자가 되는 것은 잘못된 생활습관을 바꾸는 것을 의미하므로 오직 환자의 마음에 달려 있다. 몸 안에 있는 자연치유시스템을 망가뜨린 장본인은 바로 자신임을 인정하고, 철저한 자기반성에서 출발해야 한다. 환자의 권리는 조금도 기대하지 말고, 환자가 해야 할 책무를 다하는데 집중해야 한다. 식습관부터 운동, 생각에 이르기까지 잘못된 생활습관은 무엇이든지 바꾸려는 자세가 필요하다.

움직일 수 있는 한 자신의 일은 스스로 해결하려는 마음자세를 갖는 것도 중요하다. 우리 몸은 어떤 기능도 사용하지 않으면 서서히 죽어가지만, 적당히 사용하면 본래의 기능을 서서히 회복한다. 능력이 된다면 사랑하는 가족이나 주변에 봉사하는 마음을 갖고 가능한 범위 안에서 실천하는 것도 자연치유시스템을 회복하는 데 큰 도움이 된다.

(아시아경제신문 2019.1.4)

105
다시 생각해야 할 건강과 행복

생활수준이 높아지면서 건강에 대한 관심도 높아졌지만, 건강을 좁게 해석하여 몸이 아프거나 허약하지 않으면 건강하다는 생각은 별로 바뀌지 않은 것 같다. 세계보건기구(WHO)는 1946년에 제정한 헌장에서 건강은 육체적, 정신적, 사회적으로 완전한 상태라고 정의하고,[1] 1984년에는 여기에 영적인 건강도 포함하여 해석하라고 권고하였는데, 정신적, 사회적, 영적 건강은 그 자체도 중요할 뿐만 아니라 육체적 건강에 큰 영향을 주는 만큼 넓게 해석하는 것이 좋을 것 같다.

우리나라는 빈곤으로부터 벗어나기 위해 국가주도로 강력한 경제개발정책을 추진하여 괄목할만한 성과를 거두었고, 그 덕분에 평균수명도 세계 최고 수준에 가까운 82세로 길어졌다. 그럼에도 우리 국민들이 건강하고 행복하다고 말하기에는 부족함이 많다. 건강수명은 평균수명보다 15년이나 짧으며, 건강한지를 묻는 질문

---

1) 세계보건기구(World Health Organization), Preamble to the Constitution of the World Health Organization

에 그렇다고 답한 비율이 30%대에 머무르고 있어 대부분 60%를 넘는 OECD국가들의 반에도 미치지 못한다.[2]

자살률은 OECD국가들 평균의 2배를 넘는 압도적인 1등이고,[3] 최근 4년 동안 치매 진료인원이 88%, 우울증 진료인원이 20%나 증가하였다.[4] 몇 가지 지표만 보더라도 우리의 정신적, 사회적인 건강수준이 심각하다는 걸 어렵지 않게 확인할 수 있다. 마음이 불편하고, 사회생활이 즐겁고 행복하지 않은데 몸의 건강인들 잘 지켜질 수 있겠는가?

최근에 UN이 발표한 세계행복보고서에 따르면 우리나라는 조사대상 155개국 가운데 56위를 차지하였는데, 2년전 47위보다 나빠졌으며, 작년 58위보다 조금 높아졌다.[5] 이러한 상황에서 우리나라가 경제대국이고, 풍요로운 삶을 살고 있다고 자랑할 수 있을까? 우리 경제발전의 궁극적인 목표가 국민들의 건강과 행복을 희생한 대가로 부자가 되는 것과 건강하지 않은 몸으로 오래 사는 것이었을까?

UN은 1인당 GDP, 건강 기대수명, 사회적 지지, 삶의 선택의 자유, 관대함, 부패에 대한 인식의 여섯 변수를 활용하여 행복지수를 산출한다. 여기에서 1인당 GDP와 건강 기대수명은 통계자료를 활

2) 통계청, 통계로 본 광복 70년 한국사회의 변화(2015.8.10 보도자료), pp.25-26

3) 통계청, 2015년 사망원인 통계, p.19

4) 건강보험심사평가원, 의료정보, 건강정보, 통계로 보는 질병정보

5) United Nations, World Happiness Report 2017, p.21, World Happiness Report 2016, p.21, World Happiness Report 2015, p.26

용하고, 나머지 네 가지는 설문조사 결과를 반영하는데, 사회적 지지는 어려움에 처했을 때 도와줄만한 친척이나 친구가 있는지를, 삶의 선택의 자유는 삶의 선택의 자유에 만족하는지를, 관대함은 지난달에 자선단체에 기부하였는지를, 부패에 대한 인식은 정부와 비즈니스 영역에 부패가 만연하는지를 묻는다.[6]

우리나라 행복지수를 항목별로 보면, 1인당 GDP와 건강 기대수명은 비교적 점수가 높으나, 나머지 네 항목은 낮은데,[7] 이들은 부자가 된다고 저절로 올라갈 수 있는 항목들이 아니다. 오히려 돈에 대한 욕심을 줄이고 이웃과 더불어 살아갈 때 올라 갈 수 있는 항목들이다. 남들은 그런 쪽에 가치를 부여하며 살아가고 있는데, 우리는 경제발전만을 노래하며 전통적인 소중한 가치들을 애써 외면하고 사는 것은 아닐까?

집안 망하게 하려면 돈 30억원만 던져 주면 된다는 우스갯소리가 있다. 불티나게 팔린다는 100만원짜리 초등학생 명품가방이 학생의 건강과 행복을 보장해 주지 않는다. 유래 없는 짧은 기간에 오늘의 경제를 만든 저력으로 어떻게 하면 나의 가족, 나의 이웃이 행복해질까를 생각하며 더불어 살아가는 나라를 만들어간다면, 육체적으로는 물론 정신적, 사회적, 영적으로도 건강하고 행복한 나라를 만들 수 있지 않을까?

(아시아경제TV 2017.3.24)

---

6) United Nations, World Happiness Report 2017, p.17

7) United Nations, World Happiness Report 2017, p.21

106
용불용설의 숨은 건강 가치

　사람들은 편하게 살고 싶어 하는 욕망을 가지고 있다. 이러한 욕망은 이를 충족시켜 주는 사람들에게는 경제적으로 큰 부를 안겨 주고, 이를 이용하는 사람들에게는 다른 활동을 할 수 있는 여유를 제공해 주기 때문에 "편리"라는 제품을 끊임없이 만들어내는 원동력이 되어 왔다. 편하게 살고 싶어 하는 욕망은 문명을 발전시키고 삶의 질 향상에도 크게 기여를 하고 있는 것이다.

　오늘날 우리는 "편리"의 혜택을 마음껏 누리는 삶에 익숙해져 있다. 사람들은 계단보다는 엘리베이터에 더 많이 의존하고, 가까운 거리도 걷지 않고 차를 타려 한다. 영양이 풍부한 통 음식보다는 편리하고 소화가 잘 된다는 이유로 패스트푸드와 같이 먹기 좋게 가공한 것을 선호하며, 일부 영양소가 농축된 건강보조식품을 편하게 섭취하려 한다. 편리는 삶의 곳곳에 뿌리를 내리고 있다.

　"편리"는 편하게 살고 싶어 하는 인간의 욕망을 충족시켜 주기 때문에 매우 고마운 존재임에 틀림없다. 경제적으로나 시간적으로나 적은 노력으로 목적을 달성할 수 있어서 매우 효율적이며, 절약되는 돈과 시간은 다른 목적으로 활용할 수 있으므로 편리는 축복임이 분명하다.

진화를 설명하는 이론 가운데 용불용설이라는 이론이 있다. 라마르크는 1809년에 자신의 저서에서 동물이 어떤 기관을 많이 사용할 경우 더 발달하여 그 자손에게 전해지지만, 사용하지 않거나 사용빈도가 낮은 기관은 점점 기능을 상실하여 퇴화한다고 주장하였는데, 찰스 다윈의 "종의 기원"이 출간되면서 후천적으로 얻은 형질은 유전되지 않는다는 비판을 받으며 인정을 받지 못했다.

라마르크의 용불용설은 진화를 설명하는 데는 성공하지 못하였지만, 주목할 부분이 있다. 사용하지 않거나 사용빈도가 낮은 동물의 기관은 점점 기능을 상실하여 퇴화한다는 주장은 오늘날 많은 사람들이 잘 모르고 살아가지만, 우리가 살아있는 동안 건강을 지켜주는, 반드시 기억해야 할 매우 중요한 사실이다.

유전학의 발전으로 동물들의 모든 생명활동에는 세포 속에 존재하는 수많은 유전자 가운데 어떤 유전자가 켜져서 필요한 단백질을 만들어 각 기관의 중요한 기능을 하는 것이 밝혀졌다. 예를 들어 탄수화물 음식을 먹으면 이를 포도당과 같이 흡수가 가능한 단순한 물질로 분해하는 아밀라아제라는 소화효소가 필요한데, 이것은 아밀라아제를 생산하는 유전자가 켜져 일한 결과이다.

아직까지 인간의 세포 속에 존재하는 2만여 개의 유전자의 기능이 모두 밝혀지지는 않았지만, 우리가 살아감에 있어 필요한 모든 기능은 이 유전자들이 수행하고 있음이 확인되고 있다. 잠시도 쉬지 않고 숨쉬며, 온 몸의 세포에 영양소와 산소를 공급하는 것은 물론, 수시로 망가진 DNA를 복구하고, 외부에서 들어오는 온갖 세균이나 몸 안에서 만들어지는 암세포를 제거하는 일에 이르기까지 모두가 사전에 설계되어 있는 유전자가 하는 일이다.

우리의 생활습관이나 생각이 유전자의 설계와 맞지 않아서 유전자가 설계되어 있는 기능을 제대로 수행하지 못할 때 우리는 어떤 질병에 걸리게 된다. 용불용설이 설명하듯이 적절히 사용하는 기관은 유전자가 본래의 기능을 훌륭하게 수행하지만, 사용하지 않거나 사용빈도가 낮은 기관은 살아가는 동안 점점 기능을 상실한다.

"편리"는 매우 고마운 존재이지만, 편리에 안주하면 독이 될 경우도 많다. 한 생물학자가 나방이 누에고치의 작은 구멍을 힘겹게 뚫고 나오는 장면을 목격하고 나방을 도와주기 위해 구멍을 넓혀 주었다가 놀라운 사실을 알게 되었다. 고생을 이기고 나온 나방은 며칠 뒤 정상적으로 날았고, 알도 잘 낳았지만, 넓혀준 구멍으로 편하게 나온 나방은 제대로 날지도 알을 낳지도 못했다.

나방의 예에서 보듯이 편리한 생활에 지나치게 의존하면 유전자가 잘 켜지지 않아 우리 몸이 가진 기능이 약해지기 때문에 체력이 떨어지고, 각종 육체적인 질병은 물론, 치매와 같은 정신질환에 이르기까지 수많은 질병에 걸리게 된다. 유전자의 어떤 기능도 사용하지 않으면 살아가는 동안 약해지는 사실은 후성유전학의 발전으로 과학적으로 확인되고 있다.

우리 몸은 잘 사용하지 않으면 기능이 약해지기 때문에 "편리"는 적절히 활용하되, 안주하지 말아야 한다. 특히 어떤 질병에 걸렸다면 우리 몸이 가진 기능이 정상적으로 작동하지 못하게 만든 생활과 생각이 원인이므로 기능을 회복하여야 나을 수 있음을 잊어서는 안 된다. 환자라는 이유로 자신이 할 수 있는 일까지 가족이나 동료에게 의존하려는 자세는 살려야 할 기능을 오히려 죽이기 때문에 낫는 것을 더 어렵게 만들 수 있다는 사실을 반드시 기억해야 한다.

(KB자산운용 사보 2018.10)

107

세포 재생의 신비와 우리의 선택

사람들은 자신의 나이와 몸의 나이가 같다고 생각할지 모르지만, 대부분의 세포들은 사람보다 수명이 훨씬 짧다. 갓난아기 때 세포들은 사람이 사는 동안 대부분 죽기 때문에 몸 안에 있는 세포들은 죽은 세포의 기능을 수행하기 위해 새로 만들어진 젊은 세포들이 대부분이다. 스웨덴의 줄기세포 생물학자 프리센(Frisen)에 따르면 성인의 세포 평균나이는 7~10년 정도라고 한다.[1]

생활하는 동안 많은 세포들이 다치거나 독성물질에 노출되거나 영양이나 산소 부족, 스트레스 등 여러 가지 이유로 죽거나 손상을 입는다. 하나의 세포에 들어있는 60억 개의 DNA 가운데 하루 동안 수십만 개가 손상되는 것으로 알려져 있다.[2] 이처럼 손상되는 세포들을 회복시키고, 새 세포들을 만들어 주지 않으면, 우리는 건강히 살 수도 없고, 얼마 살지도 못할 것이다.

---

1) European Commission, The Community Research and Development Information Service, Life span of human cells defined: most cells are younger than the individual

2) Wikipedia, DNA damage

그렇지만, 걱정 마시라. 우리를 창조하신 존재는 이러한 문제를 예견하고, 해결책을 세포 안에 유전자의 형태로 마련해 두었다. 손상된 세포는 우리도 모르는 사이에 모두 찾아내 대부분 스스로 복구한다. 많이 손상되어 복구하기 어려운 세포는 '자멸사(自滅死)' 방법으로 스스로 죽으며, 그 자리는 새 세포를 만들어 채워준다. 모두가 유전자 프로그램이 하는 일이다.

세포는 일을 많이 하거나 환경이 나쁠수록 빨리 죽는다. 강산인 염산에 노출되는 위세포나 장세포들의 수명은 2~5일에 불과하며, 백혈구는 종류별로 2~3일부터 몇 주까지 사는데, 같은 백혈구도 세균과 싸우는 강도에 따라 편차가 크다. 적혈구는 120일, 피부세포는 2주, 간세포는 1년 반, 뼈세포는 10년쯤 살며, 뇌세포와 수정체 세포, 심장 근육세포는 사람이 죽을 때까지 산다.

죽어 없어지는 세포의 자리를 새 세포를 만들어 메꾸어 주는 것을 세포 재생이라 한다. 세포 재생에 대해 잘 모르던 시절에는 어떤 세포는 재생되지 않는다고 잘못 알려진 정보가 많았다. 절대로 재생되지 않는다던 뇌세포나 연골세포, 신장세포의 재생 사실이 알려진 것은 그리 오래된 일이 아니며, 특히 뇌세포의 재생 사실이 밝혀진 것은 20년밖에 안 된다.

세포는 두 가지 형태로 재생되는데, 간세포처럼 하나의 세포가 똑같은 두 개의 세포로 바로 나누어지는 것이 첫째 형태다. 간세포는 25%만 남아 있어도 원래의 크기로 재생되는 데 몇 달 걸리지 않을 만큼 재생이 잘 된다.

세포 재생의 둘째 형태는 몸 안에 있는 줄기세포가 분열을 반복하여 만들어지는 수많은 줄기세포가 가지세포로 분화하는 방법이다. 뇌 속에 있는 신경줄기세포가 분열하여 뇌세포로 변하거나 골수에 있는 조혈줄기세포가 분열하여 백혈구나 적혈구, 혈소판으로 분화하는 것이 그 예다.

세포의 회복과 재생 과정에는 신비스러운 시스템이 마련되어 있다. 수명이 다하여 늙은 세포나 불필요한 세포, 많이 손상되어 회복하기 어려운 세포는 스스로 죽으며, 그 자리는 재생하여 만들어지는 건강한 세포로 메꾼다. 세포 재생을 위한 세포분열 과정의 곳곳에 세포분열주기 체크포인트라 부르는 통제 장치가 있어 건강한 세포만 만들어지도록 통제한다.

우리 주변에는 연골세포가 잘 재생되지 않아 퇴행성 관절염으로 고생하거나 죽는 뇌세포보다 재생되는 뇌세포가 훨씬 적어 치매에 걸리는 사람이 매우 흔하다. 세포 자멸사 유전자가 변질되어 죽어야 하는데 죽지 않고, 세포분열주기 체크포인트 유전자가 변질되어 분열하지 말아야 하는데 지속적으로 분열하는 암세포를 면역세포가 제대로 죽이지 못하여 암에 걸리는 사람은 더 많다.

우리 몸 안에 있는 세포의 회복과 재생을 통제하는 신비스러운 시스템, 곧 '몸 안에 있는 의사'가 제 역할을 하지 못하여 이러한 질병으로 고생하는 것이 무슨 까닭인지 깊이 생각해 볼 필요가 있다.

히포크라테스의 말처럼 '몸 안에 있는 의사'가 일을 잘 할 수 있도록 도와주고 적어도 방해하지 않는 것이 중요하다. 건강을 지키기 위해서는 재생에 필요한 영양소와 물, 산소를 잘 공급해 주며, 생명스위치를 켜 '몸 안에 있는 의사'가 일을 잘 할 수 있는 환경을 만들어 주어야 한다.

(KB자산운용 사보 2019.2)

108
질병 예방의 매력과 비용

질병의 예방과 치료 가운데 하나를 선택하라면 사람들은 어떤 반응을 보일까? 예방을 선택하는 사람도 많겠지만, 그런 어리석은 질문을 왜 하느냐는 반응도 적지 않을 것이다. 질병 예방은 삼척동자도 알만큼 가치가 크고 매력적이다. 예방에 실패했을 때 지불해야 할 대가는 하나뿐인 생명을 잃을 수도 있고, 육체적·정신적 고통이나 금전적 부담이 엄청나게 큰 경우가 허다하기 때문이다.

현실은 어떨까? 질병 예방에 실패하여 각종 질병으로 고생하는 사람들을 쉽게 만날 수 있다. 질병 예방을 위해 여러 예방주사를 맞기도 하지만, 예방접종의 효과가 제한적이어서 예방주사를 맞고도 각종 질병에 시달리는 사람들을 만나는 것은 그리 어려운 일이 아니다.

질병 예방은 불가능한 일일까? 우리가 우리를 만든 창조주의 의도를 정확히 알 수는 없지만, 현대 과학의 발전으로 우리 몸 안에 모든 질병을 예방할 수 있는 의사, 곧 질병예방시스템이 준비되어 있음을 알 수 있게 되었다.

　질병예방시스템의 한 축은 백혈구라고 부르는 면역세포다. 우리 몸에 병을 일으키는 모든 병원체의 공격으로부터 우리 몸을 건강하게 지켜주는 것과 정상세포가 변질되어 만들어진 암세포로부터 지켜주는 것이 면역세포의 역할이다.

　면역세포는 외부와 내부의 적인 항원을 만나면 인식과 공격의 두 단계로 항원을 파괴한다. 모든 세포들은 세포표면에 세포 간 의사소통에 사용하는 표지(marker)를 가지고 있는데, 면역세포들은 이 표지를 보고 '나'로 인식되면 공격하지 않지만, '적'으로 인식되면 공격하여 파괴한다(1차 면역반응).

　면역세포가 적으로 인식되는 항원을 파괴할 때는 파괴한 항원을 오래 기억하면서 같은 항원을 다시 만나면 쉽게 파괴할 수 있는 항체를 가진 면역세포가 만들어진다(2차 면역반응). 면역세포의 이러한 성질을 이용하는 것이 예방접종이다. 예방접종은 병원체의 자연 감염을 대신하여 약화시키거나 죽은 병원체 또는 병원체가 생산한 독소를 백신으로 사용하여 항체가 만들어지게 만든다.

　우리가 높은 면역력을 유지하여 면역세포가 항원을 인식하고 파괴하는 역할을 제대로 하게 되면 어떤 세균성 질환이나 암도 예방할 수 있다. 문제는 우리가 면역력을 떨어뜨리기 쉬운 생활에 익숙해 있어 높은 면역력을 유지하기 위해 필요한 생활습관을 지키기가 어렵다는 사실이다.

면역력을 높게 유지하는 방법에 비하면 예방접종을 이용한 예방
은 비용은 훨씬 적으나, 면역력에 취약점이 많다. 항체는 같은 종류
의 세균에 대해서만 예방효과가 있는데, 모든 병원체에 대하여 백
신을 만들 수도 없고, 100% 예방 효과가 있는 것도 아니다. 항체의
유효기간도 제한적인 경우가 많다.

질병예방시스템의 다른 축은 몸 안의 조직이나 기능에 생긴 문제
를 찾아서 스스로 해결하는, 모든 세포에 유전자의 형태로 들어있
는 프로그램이다. 모든 질병의 원인은 이 유전자의 변질에 있기 때
문에 이 유전자가 손상되지 않고 정상적으로 작동되면 어떤 질병
도 예방할 수 있음은 물론이다.

질병예방시스템은 완벽하여 잘 유지하면 면역성 질병이든 기능
성 질병이든 모든 질병을 예방할 수 있지만, 완벽하게 유지하기는
쉽지 않다. 이 시스템을 잘 유지할수록 예방효과가 크기 때문에 노
력을 극대화하여 예방효과를 높일 것인지, 예방노력을 최소한으로
줄이고 질병 치료에 매달리는 삶을 감수할 것인지는 각자의 선택
이다.

감기나 독감과 같은 각종 세균성 질환이든 고혈압, 당뇨병, 비만
과 같은 기능성 질환이든 질병의 종류와 관계없이 병치레를 자주
하거나 장기간 투약하는 사람이라면 질병 예방 노력이 부족하다는

증거이므로 질병예방시스템을 회복시키기 위해 많은 노력이 필요한 사람이다.

질병 예방효과를 높이려면 내가 좋아하는 생각과 생활을 줄이고, 내 몸이 좋아하는 생활을 늘리는 방법으로 생명스위치를 켜는 친생명적인 생활을 생활화하여야 한다. 뉴스타트(NEW START)의 여덟 글자가 뜻하는 건강식(Nutrition), 운동(Exercise), 물(Water), 햇빛(Sunlight), 절제(Temperance), 공기(Air), 휴식(Rest), 신뢰(Trust)에 사랑이 더해지는 생활이 좋은 안내자가 될 것이다.

(KB자산운용 사보 2019.4)

109
독성물질을 이기는 왕도

몸 안에 축적된 독소를 제거하기 위해 한 때 디톡스 열풍이 불던 시절이 있었다. 우리는 끊임없이 독성물질에 노출되어 살기 때문에 몸 안에 쌓인 독성물질이 문제를 일으키기 전에 없앤다는 생각은 일리가 있는 것처럼 보인다. 그런데, 효과적인 방법일까?

독성물질은 생명체에 유해한 물질을 총칭하며, 흔히 독소라고 부르는데, 외부에서 들어오는 외생적인 독소와 몸 안에서 만들어지는 내생적인 독소로 나눌 수 있다. 외생적인 독소는 동물과 미생물, 식물에 의해 만들어지는 생물학적 독소와 화학적인 독소가 있다.[1]

생물학적 독소는 자연에서 발견되는 천연 독소로 박테리아나 바이러스와 같은 온갖 종류의 세균부터 곰팡이, 곤충, 꽃가루에 이르기까지 다양하다. 매일 먹는 음식은 물론, 부엌이나 거실, 안방에 이르기까지 집안 곳곳에 숨어있어 완전히 피하기는 불가능하다. 화학적인 독소는 인공적으로 만들어진 것으로 어떤 물건을 만들

1) Wikipedia, Toxin

때 부산물로 만들어지는 경우가 많다.

감사하게도 우리 몸은 독소들을 효과적으로 제거할 수 있는 훌륭한 대응시스템을 갖추고 있다. 피부는 독소가 몸에 들어오는 것을 차단하며, 입과 눈, 코, 귀, 허파와 같이 외부환경과 접촉되는 모든 기관은 침이나 섬모, 눈물, 작은 털들이 독소가 몸 안에 들어오는 것을 막아주고, 몸 밖으로 내 보내며, 기침이나 재채기, 콧물, 구토, 설사와 같은 적극적인 방법으로 내 보내기도 한다.

피부와 호흡기관, 소화기관을 통과하여 몸 안으로 들어오는 독소에 대해서는 위장과 간, 콩팥에서 적절히 처리한다. 위에서는 위산을 분비하여 각종 세균을 죽이며, 장에서는 장내세균이 해로운 세균의 활동을 억제하는 한편, 대변을 통해서 많은 독소를 몸 밖으로 내 보낸다.

간에서는 복잡한 화학적 과정을 거쳐 많은 독소들을 중화시켜 몸에 해롭지 않은 물질로 바꾼다. 여기에서 만들어지는 화학물질의 일부는 재활용하고, 나머지는 담즙으로 배출한다. 콩팥에서는 독소들을 오줌으로 배출한다. 겹겹이 준비된 방어막을 뚫고 살아남는 세균은 면역세포인 백혈구가 제압한다.

내생적인 독소는 이산화탄소, 요소, 유산과 같이 정상적인 신진대사 활동에서 만들어지는 노폐물 외에 정제 식품의 섭취, 음식을 꼭꼭 씹지 않는 습관, 스트레스로 인한 장내세균의 불균형 등으로 생기는 효모나 곰팡이, 박테리아, 기생충이 만들어 내는 알데히드, 알콜, 페놀 등 다양하다. 내생적 독소는 여러 형태로 몸 밖으로 배출하는데, 일부는 창자벽 혈관을 통하여 세포 안으로 들어가 문제를 일으키기도 한다.

우리 몸의 독소제거 시스템에 대해서는 기억해야 할 일이 있다. 외생적인 독소나 내생적인 독소가 제거할 수 있는 능력범위를 넘으면 제거하지 못하는 독소는 몸 안에 쌓이게 된다. 처음에는 주로 지방조직에 쌓이는데, 양이 많아지면 인대나 뼈와 같은 연결조직, 근육조직, 신경조직에 쌓이면서 통증과 기능장애로 인한 각종 질병이 나타난다.

독성물질에 기인하는 각종 질병으로부터 건강을 지키는 길은 생물학적 독소와 화학적 독소에 대한 노출을 최소화하여 우리 몸에서 제거할 수 있는 능력범위 아래로 낮추는 것이다. 생물학적 독소를 줄일 수 있도록 생활공간을 항상 깨끗이 유지하고, 화학적 독소가 많이 들어있는 각종 약품이나 생활용품, 화장품의 사용을 줄여야 한다.

식이섬유와 항산화제, 비타민, 미네랄 등 영양소가 풍부한 다양한 채소와 통과일, 통곡식을 충분히 섭취하고, 설탕, 포화지방과 트랜스지방, 소금, 알콜, 가공식품과 정제식품, 카페인, 인공 감미료의 섭취를 제한하는 건강한 식습관을 갖는 것도 중요하다. 아울러 하루 2리터 정도의 충분한 물을 마시고, 운동을 생활화하며, 내 몸이 좋아하는 친생명적인 생활로 독소제거 시스템이 잘 작동할 수 있도록 하여야 한다.

디톡스는 몸에 쌓여있는 독소를 제거하는 현명한 방법이 아니다. 방법에 따라 부분적인 효과는 있을 수 있지만, 몇 가지 요법으로 몸 안의 독소를 모두 제거하는 것은 불가능하다. 일종의 속임수를 포함하기도 하고, 오히려 해를 끼치는 측면도 있다. 수십 년 쌓인 독소를 며칠 동안의 편법으로 해결하려는 것은 과욕이다. 독소는 몸 안의 시스템으로 쌓이지 않게 하는 것이 최선이다.

(KB자산운용 사보 2019.5)

110
휴식이 지켜주는 건강과 생명

하루하루 살아가는 동안 우리 몸의 세포는 많이 손상된다는 사실을 사람들은 잘 알고 있을까? 연구결과에 따르면 하나의 세포 안에 있는 60억 개의 DNA 가운데 하루 동안 적게는 1만 개, 많게는 1백만 개가 손상을 입는다. 손상된 DNA가 원래대로 복구되지 않으면 건강하게 살 수 없는데, 우리는 어떤 DNA들이 손상되는지도 전혀 모른 채 살고 있다.

고맙게도 손상된 DNA들은 인식과 교정이라는 절차를 거쳐 원래의 모습으로 복구되는데, 2015년 세 명의 과학자들은 이러한 DNA 복구과정을 연구한 공로로 노벨 화학상을 받았다.[1] 그 뿐만이 아니다. 손상이 심하여 복구하기 어려운 세포는 세포 안에 준비되어 있는 유전자에 의해 스스로 죽고(자멸사(自滅死): apoptosis), 그 자리는 새로 만들어지는(재생) 세포가 기능을 대신한다.

혹자는 이러한 사실을 듣고, 아무렇게나 살아도 될 것으로 오해

---

1) The Nobel Prizes Organization, Nobel Prizes & Laureates

할지 모르겠다. 망가지는 세포를 수리하고 재생하는 유전자가 모든 세포 안에 존재하는 것은 맞지만, 반드시 기억해야 할 일이 있다. 세포가 망가지는 정도와 망가진 세포가 회복되고 재생되는 정도는 우리의 생각과 생활에 달려있다.

활성산소가 많이 만들어지게 하는 생활이나 자외선이나 방사성 물질, 독성물질에 노출되는 생활을 지속하여 세포의 환경을 악화시키면 DNA는 많이 손상되고, 복구는 잘 이루어지지 않으므로 우리는 질병으로 고생할 수밖에 없다. 이럴 때 휴식은 잘못된 생활습관이 DNA를 손상시키는 것을 최소화하고, 손상된 DNA를 잘 복구할 수 있는 환경을 만들어 준다.

다양한 휴식 방법 가운데 잠은 매우 중요한 위치를 차지한다. 우리 몸은 하루, 조수(潮水), 주, 월, 계절, 년 등 일정한 시간에 맞추어 생리적인 흐름이 나타나는 여러 종류의 생체리듬(생체시계)을 가지고 있는데, 그 가운데 24시간 주기의 생체시계를 활용하여 손상된 세포를 효율적으로 회복시킨다.

마치 의사가 마취시켜 놓고 수술하는 것처럼 뇌의 중앙에 위치한 내분비 샘에서 밤 아홉시 무렵부터 잠을 조절하는 멜라토닌 호르몬을 분비하여 잠을 자게 만들고, 잠자는 시간을 활용하여 망가진 세포를 복구하고 재생한다.

잠이 부족하면 세포가 제대로 복구되고 재생되기 어렵다. 뇌의 기능이 약해지고, 각종 호르몬이 정상적으로 분비되지 못하며, 면역력이 떨어져 감기와 같은 감염 질환이나 암에 걸리기 쉽다. 골수에서 피를 제대로 만들지 못하며, 고혈압이나 비만, 당뇨병 등 각종 질병에 걸릴 위험이 높아진다.

잠을 포함한 휴식은 24시간 생체시계에 맞추는 것이 중요하다. 몸이 자주 피곤하거나 아프다면, 휴식이 부족한 것은 아닌지, 생체시계에 역행하여 살거나 잠자는 것은 아닌지 살펴봐야 한다. 생체시계가 제대로 발달되지 않은 신생아를 돌보는 엄마들이나 시차가 큰 지역을 자주 다니는 항공기 승무원들이 건강을 지키기가 어려운 것은 이런 이유 때문이다.

어떤 질병에 걸렸을 때 금식은 효과적인 휴식 방법으로 치유에 도움이 되는 경우가 많다. 동물들은 아프거나 사고를 당하면 자연스러운 몸의 반응으로 식욕이 떨어져 어떤 음식도 먹지 않는데, 사람들은 대체로 아플 때 더 잘 먹어야 한다고 생각하는 경향이 있다.

히포크라테스는 '아플 때 식사하는 것은 병을 먹여 살리는 것'이라며 금식의 필요성을 강조하였는데,[2] 연구결과들도 금식이 소화에 사용되는 에너지 소모를 줄여 자연치유에 전념할 수 있게 하고, 면역력을 높여주기 때문에 회복에 더 효과적임을 보여준다. 또한 금식은 비만을 줄여주고, 뇌 기능과 인지능력, 호르몬의 균형, 소화능력을 향상시키며, 면역력을 높여 질병 위험을 감소시키고, 노화

---

2) Azquotes.com, Hippocrates Quotes

를 늦춰주기도 한다.

휴식에 걸림돌이 되는 스트레스를 잘 해소하는 것도 중요하다. 스트레스 요인은 누구에게나 찾아오므로 평소에 자신만의 정신적·사회적·영적 안전판을 마련하여 슬기롭게 해소하는 지혜가 필요하다. 가장 큰 스트레스 요인의 하나인 돈과 관련한 스트레스를 해결하는 데는 돈의 노예가 아닌 돈의 주인이 되는 마음 자세가 도움이 될 수 있다.

정신적 안전판으로는 가족 간의 사랑이 으뜸이며, 마음의 휴식을 취하는 자기만의 노하우를 준비해 두면 좋다. 사회적 안전판으로 공감할 수 있는 친구가 많고, '나'보다 '우리'로 살아가는 마음으로 봉사와 기부에 관심을 갖는 것도 좋으며, 신앙과 같은 영적 안전판도 스트레스 해소에 큰 도움이 된다.

(KB자산운용 사보 2019.3)

111

홀대받는 감염병의 방패

중국에서 시작된 코로나바이러스감염증-19(코로나19)의 감염자와 사망자가 급격히 늘어나면서 인근에 있는 우리나라와 일본, 홍콩, 싱가폴뿐만 아니라 멀리 미국과 유럽까지 번져나가자 이 바이러스에 대한 공포가 전 세계를 뒤덮고 있다. 온 세계가 전염을 막기 위해 노력하고 있지만, 잠복기에도 전염이 가능한 특성 때문에 시간이 지나면서 오히려 확산되는 모양새를 보이고 있다.

세균(박테리아)이나 바이러스와 같은 병원체가 다양한 경로로 몸 안에 들어와 고열, 기침, 호흡곤란과 같은 증상을 나타내는 질병이 감염병이다. 감염병은 병원체의 전염을 막아 예방하는 것이 최선인데, 코로나19의 예에서 보듯이 전염력이 강한 병원체는 완벽하게 차단하기가 쉽지 않다.

백신으로 예방하는 방법은 효과적이나 개발에 상당한 시간이 걸려 필요할 때 사용할 수 없는 경우가 많다. 특히 바이러스는 쉽게 변이하는 특성이 있어 제때 개발하기 어렵고, 모든 바이러스에 대해 다 개발하지 못하는 한계가 있다.

일단 감염병에 걸린 다음에도 병원에서 잘 치료할 수 있으면 문제가 없는데, 병원에서는 모든 감염병을 잘 낫게 해 줄 수 있을까?

세균 감염병에 걸렸을 때 병원에서는 항생제로 치료한다. 항생제는 세균의 번식을 억제하고, 죽이는 효과가 있어 오랫동안 세균 감염병 치료에 사용해 왔으나, 항생제의 남용 때문에 항생제에 내성을 가진 세균이 증가하여 한계를 드러내고 있다. 미국 연방정부의 질병관리예방본부(CDC)에 따르면, 1년에 약 280만 명의 미국인이 항생제 내성을 가진 세균에 감염되며, 35,000명이 죽는다.[1]

코로나19와 같은 바이러스 감염병에는 항생제는 전혀 효과가 없으며, 바이러스를 죽이는 치료 방법은 아직 없다. 병원에서는 환자를 격리하여 다른 사람에게 전염되는 것을 막고, 면역세포가 바이러스와 싸우는 동안 증세를 완화시키는 것 말고는 할 수 있는 일이 별로 없다. 타미플루와 같은 항바이러스제는 일부 바이러스의 복제를 억제하는 효과는 있으나, 죽이지는 못하며, 정상세포에 독성이 나타나고, 바이러스가 내성을 가지는 부작용이 있다.

이처럼 감염병의 예방과 치료 방법은 많은 약점을 가지고 있어서 어떤 감염병을 예방하거나 병에 걸렸을 때 낫게 하는 데는 한계가 있다.

---

1) United States Centers for Disease Control and Prevention, Antibiotic / Antimicrobial Resistance

사람들은 세균이나 바이러스와 같은 병원체가 몸 안에 들어오면 당연히 병에 걸리는 것으로 생각하기 쉽지만, 우리 주변에는 병원체가 몸 안에 들어와도 발병하지 않거나 발병하여도 시간이 지나면 저절로 낫는 사람이 훨씬 많다. 그것은 어떠한 병원체가 들어와도 이겨낼 수 있는 훌륭한 방패가 우리 몸 안에 준비되어 있기 때문이다.

우리 몸의 피부는 세균이나 바이러스가 몸 안에 들어오지 못하도록 차단하고 있어서 어떤 병원체도 입이나 코, 상처를 통하거나, 체액의 접촉이나 벌레에 물리거나, 오염된 의료기기를 통하지 않으면 몸 안에 들어올 수 없다. 어렵게 들어오더라도 콧물이나 기침, 재채기, 기도나 위장관의 점액, 구토와 설사를 통해 몸 밖으로 내보내며, 위에서는 위산을 분비하여 이들을 죽인다.

겹겹이 마련된 방어막을 뚫고 살아남는 세균과 바이러스는 면역세포인 백혈구가 찾아내 죽인다. 세균이나 바이러스가 이러한 방패를 뚫고 어렵게 병을 일으켜도 면역세포의 공격은 이들을 소멸시킬 때까지 지속된다. 감기나 독감에 걸렸을 때 약 먹고 나으면 약 덕분이라고 생각하기 쉬운데, 어떤 약도 바이러스를 죽이지 못하며, 면역세포가 바이러스를 모두 죽일 때 비로소 병이 낫는다.

안타깝게도 우리 주변에는 면역시스템의 중요성을 잘 알지 못하고, 잘못된 생활습관으로 면역 기능이 약해져 각종 감염병으로 고생하는 사람들이 많은데, 코로나19는 홀대받고 있는 감염병의 방패인 면역시스템의 중요성을 확인시켜 주었다. 면역력이 약한 노인들과 심혈관질환이나 당뇨병, 만성 호흡기질환, 고혈압과 같은 질병을 앓고 있는 사람들은 훨씬 높은 치사율을 보여주고 있다.[2]

면역시스템은 태어나서부터 죽을 때까지 유전자의 형태로 존재하기 때문에 그 기능을 최상으로 유지하는 것이 중요하다. 일시적으로 면역력이 약해져 감염병에 걸린다면, 면역력을 회복시키는 것이 병을 낫는 지름길임을 명심하고, 면역력의 회복을 위하여(1권 45편 참조) 최선을 다하여야 한다. 병원의 도움을 받더라도 면역력의 회복은 환자의 몫임을 잊어서는 안 된다.

(아시아경제신문 2020.2.28)

---

2) Worldometer, Age, Sex, Existing Conditions of COVID-19 Cases and Deaths

112
바이러스의 생명력

너무 작아서 광학현미경으로는 볼 수 없고, 전자현미경을 통해 겨우 볼 수 있는 신종 코로나바이러스감염증(코로나19)이 온 세상을 뒤흔들고 있다. 지름이 120나노미터($1nm=10^{-9}m$)에 불과하여[1] 8만개를 한 줄로 세워야 겨우 1cm가 될 정도로 작은 이 바이러스가 도대체 어떤 재주를 가지고 있을까?

바이러스는 구조나 기능으로 볼 때 어떤 생명체보다도 보잘 것 없는 존재다. 세포 구조를 가진 박테리아(세균)와 달리 DNA나 RNA 핵산으로 만들어진 열 개 안팎의 유전자와 그것을 둘러싼 단백질 껍질이 전부다. 그 자체로는 생명체가 아닌 핵산과 단백질 덩어리에 불과하여 스스로 물질대사를 할 수 없기 때문에 '숙주(宿主)'라 부르는 다른 생명체의 세포 안에 기생하여 겨우 살아간다.[2]

바이러스는 숙주를 떠나서는 살 수 없기 때문에 바이러스에게 가

---

1) Wikipedia, Introduction to viruses
2) Wikipedia, Introduction to viruses

장 중요한 것은 숙주이며, 숙주를 찾아 잘 이동하는 재주와 숙주 안에서 잘 증식하는 재주를 가진 바이러스만이 살아남을 수 있다.

바이러스가 숙주에서 다른 숙주로 이동하는 경로는 바이러스의 종류에 따라 다르다. 식물에 기생하는 식물 바이러스는 곤충과 같은 매개 생물을 통하여 이동하며, 사람이나 동물에 기생하는 동물 바이러스는 감염된 체액을 통하여 다양한 경로로 이동하는데, 이 이동이 숙주의 입장에서는 바이러스 감염이 된다.

독감 바이러스는 기침이나 재채기할 때 공기를 통하여 이동하며, 노로 바이러스는 오염된 손이나 음식, 물을 통해, 로타 바이러스는 감염된 사람과의 직접 접촉에 의해, 사람 면역결핍 바이러스(HIV)나 B형과 C형 간염 바이러스는 성행위 중 체액이나 오염된 피하주사에 의해 이동하고,[3] 코로나19는 현재까지 호흡기 분비물과 직접 접촉으로 이동하는 것으로 추정된다.

새 숙주로 이동한 바이러스는 증식을 하는데, 자신은 복제능력이 없으므로 숙주의 세포가 바이러스의 DNA나 RNA를 복제하고, 바이러스성 단백질을 생산하도록 만든다. 이 둘이 결합하여 수많은 바이러스가 만들어지는데, 바이러스는 20,000~25,000개인 사람의 유전자에 비해 유전자 수가 적어(독감 바이러스는 8개, 로타 바이러스는 11개) 복제 속도가 매우 빠르다.[4]

---

3) Merck Manuals consumer version, Overview of viral infections

4) Wikipedia, Introduction to viruses

감기와 독감, 수두, 홍역, 천연두, 소아마비, 후천성 면역결핍증 (AIDS), 간염, 중증급성호흡기증후군(SARS), 중동호흡기증후군(MERS), 지금 유행하는 코로나19 등과 같이 바이러스에 감염되어 생기는 질병은 바이러스가 증식되어 개체수가 일정 수준(임계점)을 넘을 때 고열이나 기침과 같은 증상이 나타나는데, 증상이 나타날 때까지를 잠복기(incubation period)라 부른다. 5)

바이러스는 대체로 잠복기에는 다른 숙주로 전염되지 않는데, 코로나19는 잠복기가 끝나지 않은 상태에서 전염이 가능하여 차단에 어려움이 많다. 의학계는 전염이 가능해지는 때까지를 잠재기(latent period)라 하여 잠복기와 구분하는데, 잠재기가 더 짧아 증상이 없는 잠복기에 전염되는 예는 AIDS를 일으키는 사람 면역결핍 바이러스(HIV)에서도 볼 수 있다. 6)

바이러스에 감염된 세포는 여러 이유로 많이 죽는다. 감염된 세포가 용해 또는 파열되거나, 세포막이 변질되거나, 세포 손상으로 스스로 죽거나(자멸사), 바이러스가 생산한 단백질 때문에 정상적인 활동을 하지 못하여 죽는 경우처럼 많은 세포가 죽으면 호흡기와 같은 장기의 기능이 약해져 생명을 잃을 수 있다.

사람이나 동물은 바이러스의 감염으로부터 자신을 지키기 위하여 겹겹이 방어막을 가지고 있는데, 이것이 질병을 자연치유하는

---

5) Wikipedia, Incubation period
6) MedlinePlus, Asymptomatic HIV infection

면역시스템이다. 면역시스템은 태어날 때부터 몸 안에 존재하며, 세균이나 바이러스의 종류를 가리지 않고 방어하는 선천 면역과 특수한 세균이나 바이러스만을 기억하고 인지하여 제거하는 적응 면역으로 구분한다.[7]

선천 면역은 바이러스의 침투를 막는 피부, 바이러스를 몸 밖으로 내보내는 콧물, 기침, 재채기, 기도나 위장관의 점액, 구토와 설사, 바이러스를 죽이는 위산 등 물리적, 화학적, 생물학적 장벽을 층층이 만들어 바이러스의 침투를 막고 내보내고 죽인다. 이러한 장벽을 뚫고 침투하는 바이러스는 T세포와 자연살해세포(NK세포)와 같은 백혈구가 바이러스에 감염된 세포를 찾아내 죽이는 방법으로 제거한다.

적응 면역은 백혈구의 하나인 B세포와 T세포가 특정 바이러스를 기억하고, 항체를 만들어 가지고 있다가 다시 들어올 때 세포가 감염되는 것을 막는다. 한 종류의 항체는 하나의 바이러스만 공격하기 때문에 새로운 바이러스에 대해서는 적응 면역이 아무런 역할을 하지 못하므로 새 바이러스에 대항할 항체를 만들기 위해 약화시킨 바이러스나 죽은 바이러스를 백신으로 이용한다.

어떤 치명적인 바이러스 질환에 걸렸을 때 면역시스템을 대신하여 정상세포를 손상시키지 않고 바이러스만을 완벽하게 죽여 질병을 낫게 할 수 있는 의학적인 방법은 아직 없다. 바이러스는 살아있

---

7) Wikipedia, Introduction to viruses

는 세포 안에서만 증식하기 때문에 앞으로도 이런 방법을 찾기는 쉽지 않을 것이다.

백신을 개발하여 예방하는 방법은 효과적이나 개발에 상당한 시간이 걸리며, 쉽게 변이하는 바이러스에 맞춰 그때그때 개발하기 어렵고, 모든 바이러스에 대해 다 개발하지 못하는 한계가 있다.[8] 바이러스의 증식을 억제하는 항바이러스제가 개발되어 있으나, 바이러스를 다 죽이지는 못하므로 효과가 제한적이다. 항생제는 세균에 대해서만 효과가 있고, 바이러스에는 쓸모가 없다.

수많은 바이러스 질환들이 수시로 유행하고, 때로는 치사율이 높은 독감이 많은 사람들의 생명을 앗아가지만, 발병하지 않거나 발병하여도 질병을 이겨내고 낫는 사람이 훨씬 많다. 그것은 바이러스의 감염을 이겨낼 수 있는 훌륭한 면역시스템이 우리 몸에 준비되어 있기 때문이다.

혹시 면역력이 약해져 바이러스 질환에 걸렸거나 걸릴까봐 걱정된다면 바이러스 감염을 차단하는 노력과 함께 생명스위치를 켜는 친생명적인 생활(1권 45편 참조)을 생활화하여 면역력을 높여보자.

(아시아경제신문 2020.2.14)

---

8) Wikipedia, Vaccine

113
코로나19도 이기는 '내 몸 안에 준비된 의사'

8만개를 한 줄로 세워야 겨우 1cm가 될 정도로 작아서 광학현미경으로는 볼 수 없고, 전자현미경을 통해서만 겨우 볼 수 있는 코로나바이러스감염증-19(코로나19) 바이러스가 온 세상을 뒤흔들고 있다. 세계보건기구(WHO)와 각국 정부의 사투를 벌이는 차단 노력에도 불구하고, 코로나19는 시간이 지날수록 빠른 속도로 확산되는 모양새다. 겨우 세 달 만에 거의 모든 나라에서 53만 명이 넘는 사람들을 감염시키며, 24,000명 이상의 소중한 생명을 빼앗아갔다.[1]

WHO는 급기야 감염병 경보 가운데 가장 높은 단계인 '팬데믹(pandemic)'을 선언하고, 세계 각국에 긴급하고 공격적인 대응을 촉구했다. 중국과 우리나라뿐만 아니라 유럽과 미국에 감염자가 급속히 늘어남에 따라 대규모 집회와 각종 행사는 대부분 취소되고, 수많은 사람들의 삶의 터전이 마비되어 가고 있는데, 다른 한편으로는 우리 몸 안에 준비되어 있는 명의의 가치를 입증해 주고 있다.

---

1) Worldometer by the American Library Association (ALA), Coronavirus

바이러스는 구조상으로나 기능상으로나 어떤 생명체보다도 보잘 것 없는 존재다. 세포 구조를 가진 세균과 달리 DNA나 RNA 핵산으로 만들어진 열 개 안팎의 유전자와 그것을 둘러싼 단백질 껍질이 바이러스가 가진 전부다.[2] 바이러스는 핵산과 단백질 덩어리에 불과하여 혼자서는 물질대사를 할 수 없기 때문에 '숙주(宿主)'라 부르는 다른 생명체의 세포 안에 기생하여 겨우 살아간다.

그나마 대부분의 바이러스는 한 종류의 숙주에서만 살 수 있기 때문에 바이러스에게는 자신이 살 수 있는 숙주를 찾아 이동하는 것이 생존이 걸려있는 중요한 일이다. 사람의 세포에서 살아가는 코로나19 바이러스가 처음에 어떻게 사람 몸에 들어왔는지는 아직 밝혀지지 않았지만, 사람에서 사람으로 옮겨가는 것은 바이러스가 들어있는 체액이 호흡기 분비물이나 직접 접촉으로 이동하는 것으로 추정하고 있다.

복제능력이 없는 바이러스는 숙주의 세포를 이용하여 증식한다. 숙주의 세포가 바이러스의 DNA나 RNA를 복제하고, 바이러스성 단백질을 생산하도록 만든 다음, 이 둘이 결합하여 바이러스가 만들어지는 방법으로 증식한다.[3] 바이러스에 감염되어 바이러스가 증식되는 세포는 정상적인 활동을 하지 못하며 대부분 죽는데, 죽는 세포가 많아지면 장기의 기능이 약해져 생명을 잃게 된다.

---

2) Wikipedia, Introduction to viruses

3) Wikipedia, Introduction to viruses

사람들은 병원에서 바이러스 감염병을 잘 치료하여 줄 것을 기대하지만, 안타깝게도 아직까지 바이러스를 죽여 바이러스 감염병을 낫게 하는 치료방법은 없다. 코로나19에 걸려 병원에 입원하면, 환자를 격리하여 다른 사람에게 전염되는 것을 막고, 면역세포가 바이러스와 싸우는 동안 증세를 완화시키는 것이 병원에서 할 수 있는 전부이며, 코로나19를 예방할 수 있는 백신도 아직 없다.

백신은 감염병 예방에 효과적이나 한계가 많다. 개발에 상당한 시간이 걸리는데, 백신으로 만들어지는 항체는 같은 바이러스에 대해서만 예방효과가 있어서 변종 바이러스가 새로 만들어지면 힘들여 개발된 백신은 무용지물이 된다. 백신만 믿다가는 새로운 바이러스가 나타날 때마다 막대한 피해가 생긴 다음에 때늦게 백신이 개발되는 비슷한 시행착오를 되풀이할 수밖에 없다.

타미플루와 같은 항바이러스제가 일부 개발되어 있으나, 항바이러스제의 효과는 매우 제한적이다. 항바이러스제는 바이러스를 죽이는 약이 아니며, 바이러스의 복제를 억제하는 효과는 있으나, 대부분의 항바이러스제는 타미플루가 독감 바이러스에 일부 효과가 있듯이 특정한 바이러스에 대해서만 효과가 있다. 정상세포에 독성이 나타나고, 바이러스가 내성을 가지는 부작용도 있다.[4]

이처럼 현대과학이 코로나19 하나 깔끔하게 치료하지 못한다고 실망할 필요는 없다. 바로 우리 몸 안에 준비된 의사인 최고의 명의

---

4) Merck Manuals consumer version, Overview of viral infections

가 있기 때문이다. 이름은 몸 안의 명의라고 해도 좋고, 자연치유력이라 해도 좋다. 우리는 사실상 이 명의 덕에 살아가는데, 하는 역할에 비해 별로 좋은 대우를 받지 못하고 있고, 거기다 평소에 너무 괴롭혀 만신창이가 되어 있는 경우가 허다하다.

다시 코로나19로 돌아가 보자. 우리 몸의 피부는 바이러스가 몸 안에 들어오지 못하도록 차단하고 있어서 입이나 코, 상처를 통하거나, 체액의 접촉이나 벌레에 물리거나, 오염된 의료기기를 통하지 않으면 몸 안에 들어올 수 없다. 어렵게 들어오더라도 콧물이나 기침, 재채기, 기도나 위장관의 점액, 구토와 설사를 통해 몸 밖으로 내보내지며, 위에서는 위산을 분비하여 이들을 죽인다.

겹겹이 마련된 방어막을 뚫고 살아남는 바이러스는 면역세포인 백혈구가 찾아내 죽이기 때문에 바이러스가 몸에 들어와도 병에 걸리지 않는 사람이 많다. 바이러스 감염병에 걸려도 면역세포의 공격은 이들이 소멸될 때까지 지속된다. 코로나19 환자 가운데 약 80~90%가 가벼운 감기나 독감 증상만 보이다가 며칠 뒤에 쉽게 회복되는 것은 바로 이 때문인데, 이것은 병원 치료 덕분이 아니라 몸 안의 명의가 낫게 한 것이며, 집에서도 충분히 가능한 일이다.

내 몸 안의 명의를 생각하면 코로나19를 비롯한 바이러스 감염병을 이기는 길은 명확하다. 사람들마다 면역력은 천차만별이기 때문에 일차적으로 바이러스가 내 몸에 들어오는 것을 막는 것이 좋다. 몸 안으로 들어올 수 있는 통로인 입이나 코, 상처, 체액의 접촉, 오염된 의료기기를 효과적으로 차단하여야 하는데, 이것은 모든 사람들 각자의 몫이다.

바이러스가 내 몸에 들어오는 것을 막는 것은 중요하지만, 완벽할 수는 없으므로 내 몸 안의 명의가 일을 잘 할 수 있도록 좋은 환경을 만들어 면역력을 높이는 것도 중요하다. 높은 면역력의 장점은 끝이 없다. 변종 바이러스나 새로운 바이러스는 물론, 항생제로 치료되지 않는 슈퍼박테리아에 이르기까지 어떠한 병원체도 이겨낼 수 있어 모든 감염병으로부터 우리 몸을 지켜줄 수 있다.

내 몸 안의 의사가 일을 잘 할 수 있도록 좋은 환경을 만들어 얻는 이득은 비단 감염병을 이기는 데 그치지 않는다. 우리는 자연치유되는 사례를 수없이 경험하는데, 수시로 손상되는 세포들의 복구, 몸에 생기는 상처의 치유, 음식이나 호흡을 통해 수시로 몸 안에 들어오는 해로운 물질의 배출, 매일 생기는 암세포의 제거 - 이런 것들 모두가 몸 안의 명의가 하는 일이다.

생물학에서는 모든 생명체가 외부 환경의 변화에 대응하여 체온이나 나트륨의 농도, 혈당, 혈압, 수소이온 농도(pH)와 같은 여러 면에서 내부 환경을 안정적으로 유지하려는 특성을 '항상성(homeostasis)'이라 부른다.[5] 항상성을 수용 가능한 범위 안에서 유지하는 데 실패하면 질병에 걸리고, 심하면 죽게 되는데, 이러한 항상성의 유지도 내 몸 안의 명의가 하는 일임은 물론이다.

---

5) Wikipedia, Homeostasis

내 몸 안의 의사가 정상적으로 일을 할 수 있다면 우리가 건강하게 살 수 있는 것은 명확한데도, 사람들은 이를 깨닫지 못하고, 오히려 망가뜨리면서 살고 있으니 안타까운 일이다. 아픈 다음에 지불하게 되는 돈과 노력의 일부를 내 몸 안의 의사가 좋아하는 삶, 곧 뉴스타트(NEWSTART)에 미리 투자한다면, 투자한 노력은 건강한 삶으로 충분히 보상 받는다는 사실을 반드시 기억할 필요가 있다.

(재경회소식 2020.4)

7장

암을 이기는 **길**

114

암을 이기는 첫걸음

누구나 피하고 싶은 죽음 가운데 하나로 조기 사망을 꼽더라도 크게 잘못된 일은 아닐 것이다. 그만큼 조기 사망은 가정의 행복은 말할 것도 없고, 거의 모든 것을 빼앗아 갈만큼 커다란 아픔을 주기 때문이다. 조기 사망의 관점에서 보면 가장 시급하고도 중요한 일은 암에 걸려 일찍 죽는 사람을 줄이는 일이다.

2016년 사망원인 통계에 따르면 전체 사망자 28만명 가운데 27.8%가 암 사망자로 1위를 차지하여 각종 혈관질환 사망자가 31%, 암 사망자가 14.5%를 차지하는 세계 평균보다 암 사망률이 훨씬 높다.[1] 조기 사망 기준으로는 암 사망률이 더 높다. 암은 40대와 50대, 60대의 사망 원인 1위를 차지하였고, 70세 미만 사망자의 37%, 60세 미만 사망자의 32.1%가 암 사망자였다.[2]

이처럼 암으로 죽는 조기 사망자의 비율이 1/3이나 되고, 주변에

---

1) 통계청, 국가통계 포털, 2016년 사망원인통계
　　세계보건기구(World Health Organization), The top 10 causes of death

2) 통계청, 국가통계 포털, 2017년 사망원인통계

서 암으로 고통을 받으며 죽는 사람들을 쉽게 만날 수 있기 때문에 우리 국민들의 암에 대한 공포는 매우 크다. 그런데 우리 사회는 암 치료 기술이 발전하여 완치율이 높아졌다며 조기 검진을 매우 강조한다. 과연 조기 검진과 암 치료기술이 암 조기 사망을 얼마나 줄일 수 있을까?

국립암센터의 자료에 따르면 새로 발견된 암 환자는 1997년 10만 명에서 2004년 13만 5천명, 2010년 20만 7천명, 2014년 21만 7천명으로 급증하였으며, 전체 암의 5년 생존율은 '93년~'95년 41.2%에서 '10~'14년 70.3%로, 폐암은 같은 기간 11.3%에서 25.1%로, 간암은 10.7%에서 32.8%로 높아져 조기 검진과 암 치료기술의 성과가 나타난 것처럼 보인다.[3]

암 검진 기술의 발전과 조기 암 검진의 증가로 조기 발견이 늘어난 것은 사실이겠지만, 조기 발견 자체가 목적은 아니며 치료 성과가 중요한데, 60세 미만 암 사망자는 최근 10년 동안 줄어들지 않고 매년 17,000명 안팎을 유지하고 있으며, 60세 미만 사망자 가운데 암 사망자의 비율은 20년전 25% 수준에서 최근에는 32%까지 오히려 높아졌음을 어떻게 설명할 수 있을까?[4]

수술과 항암, 방사선의 3대 암 치료는 암세포를 몸에서 떼어내고 암세포를 공격하여 죽이는 방법으로 몸 안의 암세포를 어느 정

---

3) 보건복지부, 전국민 암발생률 3년 연속 감소(2016.12.20 보도자료)

4) 통계청, 국가통계 포털, 암등록통계

도 줄이는 데는 성공하였지만, 안타깝게도 암을 낫게 하지는 못하고 있고, 암세포로부터 우리 몸을 지켜주는 면역세포는 물론, 면역세포를 만드는 골수조직까지 훼손하는 문제점을 드러냈다. 빈대를 좀 죽이면서 초가삼간을 많이 훼손시키는 셈이다.

일본에서 100만 부가 팔린 '의사에게 살해당하지 않는 47가지 방법'과 '암 치료가 당신을 죽인다'의 저자 곤도 마코토가 오늘날의 암 치료 방법이 암을 낫게 하지 못하며, 오히려 환자를 죽인다고 말하는 것을[5] 한 의사의 이야기일 뿐이라고 무시하고 이러한 치료에 소중한 생명을 맡기는 것이 현명할까?

암을 이기는 길은 빨리 찾아내서 5년 이상 살게 하는 치료가 아니며, 암으로 일찍 죽는 사람의 수를 줄이는 것이 되어야 한다. 보통 발병 후 5년 이상 경과된 시점에서 발견되는 암을 조기 검진으로 열심히 찾아내 암세포를 죽이려는, 부작용이 많은 치료에 생명을 맡기는 것은 최선의 길이 아니다. 암을 일으키는 위험요인을 제거하여 예방하고, 자연치유에서 답을 찾아야 한다.

암세포는 외부에서 들어오는 세균과 다르다. 내 몸 안의 정상세포가 살아가기 힘든 환경 때문에 도둑이나 강도, 또는 조폭으로 바뀐 세포가 암세포다. 정상세포를 암세포로 바뀌게 하는 수많은 발암물질과 암세포를 성장하게 하는 위험인자가 우리 생활 속에 깊숙이 자리 잡고 있는 것이 문제다.

---

5) 곤도 마코토, 암 치료가 당신을 죽인다, 2013, pp.233-242

세계보건기구(WHO)는 주요 암 위험인자로 흡연과 알콜, 건강하지 않은 식사, 육체적 비활동을 꼽고 있으며, B형과 C형 간염 바이러스, 헬리코박터균 등을 암을 일으키는 세균으로 지목한다.[6] 이러한 발암물질에 노출시키는 생활을 개선하여 세포가 살아가기 좋은 환경을 만들어주는 것이 암 발생을 예방하고 면역세포의 활동을 도와서 암세포의 성장을 막는 길이다.

우리나라의 암 발병률은 세계에서 여덟 번째로 높다.[7] 위암과 대장암은 1등이고, 간암과 담낭암도 매우 높은 수준이다. 그런데 우리의 알콜 소비는 여전히 세계 최고 수준이고, 최근에 발표된 남성 흡연율은 OECD 국가들은 물론, 2012년 세계 평균 31.1%보다 훨씬 높은 40.7%나 된다. 건강하지 않은 식사와 운동 부족문제도 개선되지 않고 있으니, 당분간 암 왕국으로부터 벗어나기는 쉽지 않아 보인다.

(KB자산운용 사보 2017.12)

---

6) 세계보건기구(World Health Organization), Fact sheets, Cancer
7) 세계암연구기금(World Cancer Research Fund), Diet and cancer, cancer-trends

115

세포의 행복이 나를 지킨다

　본인이 암에 걸렸다는 말을 들으면 사람들은 제일 먼저 무슨 생각이 떠오를까? 극심한 고통, 고통스러운 죽음, 사랑하는 가족과 친구들과의 이별 ------ 이런 부정적인 것들이 아닐까? 우리 국민이 기대수명인 82세까지 살 때 암에 걸릴 확률이 35.3%,[1] 암에 걸렸을 때 5년 생존율이 70.3%인 현실을 감안하면 당연한 일이며, 축복이나 감사와 같은 단어가 떠오르기는 쉽지 않을 것이다.

　손자병법 제3편 모공편(謀攻篇)에는 많은 사람들이 알고 있는 '적을 알고 나를 알면 백 번 싸워도 위태롭지 않다(知彼知己 百戰不殆)'는 구절이 있다. 암을 피하기가 쉽지 않다면, 막연히 두려워하거나 아무 생각 없이 하나뿐인 소중한 생명을 바로 병원에 맡기지 말고, 손자병법의 지혜를 받아들여 암의 실체와 암과 싸울 내 몸의 방어시스템에 대하여 깊이 생각해 보는 자세가 필요하다.

　암세포는 정상세포가 변질된 세포이기 때문에 암을 이기려면 세

---

1) 보건복지부, 암발생과 생존율(2017.12.20 보도자료)

포에 대한 정확한 이해가 선행되어야 한다. 연구별로 차이는 있지만, 우리 몸에는 약 37조 개의 세포가 존재하며,[2] 세포의 종류는 뇌세포, 간세포 등 200종이 넘는다는데, 모든 세포들은 신진대사로 생산되는 에너지를 이용, 종류별로 주어진 각자의 기능을 수행하여 생명을 유지하게 하며, 손상되거나 수명이 다할 때 죽는다.

어린 아이가 성장하기 위해서는 세포의 성장과 증가로 뒷받침되어야 하며, 성장이 멈춘 뒤에도 생명을 유지하기 위해서는 손상되거나 수명이 다하여 죽는 세포를 대신할 새로운 세포를 공급해 주어야 하는데, 하나의 모세포가 두 개의 똑같은 딸세포로 나누어지는 '세포의 분열'이 이를 가능하게 한다. 세포는 한번 분열할 때마다 두 배로 늘어나므로 얼마든지 공급할 수 있기 때문이다.

세포가 분열하지 않는 시기를 정지기(G_0)라고 하는데, 신경세포처럼 완전히 분화되어 있는 세포는 항상 정지기인 G_0에 머물고, 신장, 위 등의 세포는 반영구적으로 G_0에 머물며 잘 분열하지 않지만, 많은 세포들은 G_0에 머물러 있지 않고, 살아있는 동안 세포주기에 따라 끊임없이 분열한다.

하나의 세포가 성장하고 분열하여 두 개의 딸세포를 만드는 과정인 세포주기는 간기와 분열기로 나눌 수 있는데, 세포분열을 준비하는 간기가 90%이상을 차지한다. 간기에는 단백질의 공급을 늘려 미토콘드리아와 같은 세포 소기관을 늘리고, 양적으로 성장하며,

---

2) Wonderopolis, How Many Cells Are in the Human Body?

DNA를 복제하여 세포분열을 준비하고, 분열기에 핵분열과 세포질 분열을 마치면 두 개의 딸세포가 만들어진다.

세포에는 세포의 분열을 최적으로 일어나게 해주는 조절장치가 마련되어 있는데, 이것이 세포주기 체크포인트다. 세포주기 체크포인트는 세포주기의 모든 과정을 3단계로 점검하여 필요한 원료의 공급 여부와 분열 진행 상태, 손상된 DNA의 수리 등 필요한 점검항목이 충족되지 않으면, 세포주기의 다음 단계로 진행되지 못하게 하므로 불완전한 세포의 생산을 사전에 방지한다.

세포가 죽는 방법에는 'necrosis'와 'apoptosis'의 두 형태가 있다. 괴사라고 번역하는 'necrosis'는 극약이나 몸의 상처, 세균감염, 혈액공급의 중단과 같이 외부적인 힘에 의해 어떤 부위의 세포가 손상되어 집단으로 죽는 것을 의미한다. 세포가 괴사하면 염증을 만들어 몸 안에서 고통과 상처를 일으키며, 심하면 치명적일 수도 있다.

반면에 자멸사(自滅死)라고 번역하는 'apoptosis'는 세포가 프로그램으로 준비된 방법으로 스스로 죽는 죽음으로 늙은 세포나 불필요한 세포, 건강하지 않은 세포와 같이 정상적으로 기능하지 않는 세포를 제거한다. 세포가 죽을 때 분비하는 효소가 죽은 세포를 분해하고, 대식세포가 이를 말끔히 청소하기 때문에 괴사의 경우처럼 다른 세포를 손상시키는 어떤 흔적도 남기지 않는다.

세포가 분열할 때 세포주기 체크포인트가 건강한 세포만을 만들게 하고, 정상적으로 기능하지 않는 세포가 생길 때마다 스스로 죽게 하는 자멸 프로그램은 건강을 유지하는 데 결정적인 역할을 하는 고마운 존재다. 세포에 돌연변이가 생겨 체크포인트와 자멸사가 정상작동을 하지 않으면 세포는 끊임없이 증식하여 덩어리인 종양이 되고, 이 세포들이 좀처럼 죽지 않는 질병이 바로 암이다.

우리 몸의 세포에 대하여 반드시 기억해야 할 일이 있다. 세포주기 체크포인트와 자멸사의 예에서 보듯이 세포들은 자신의 역할을 잘 수행할 수 있도록 완벽하게 설계되어 있다. 문제는 세포에게 나쁜 방향으로 돌연변이가 일어나게 만드는 주인에게 있다.

세포의 주인들이여! 세포가 행복하고, 세포의 행복이 나를 지켜줄 수 있도록 내가 좋아하는 삶을 줄이고, 세포가 좋아하는 삶을 살도록 노력하자!

(KB자산운용 2018.2)

116

암 예방에 실패했을 때

'암 예방 실패'라는 말에는 최선의 길인 예방을 하지 못하고 암에 걸려 어려운 상황에 처하였음을 뜻하는 부정적인 의미가 내포되어 있다. 기대수명인 82세까지 살 때 암에 걸릴 확률이 35.3%로 세 사람 가운데 한 사람 꼴로 암에 걸리는 요즘, 암에 걸리면 대체로 부작용이 심각한 치료방법에 의존할 수밖에 없는 현실을 염두에 두고 하는 말이다.

미국의 경우 남자의 39.7%와 여자의 37.7%를 평생 동안 암에 걸릴 확률로 추정하고 있어 우리보다 조금 높다.[1] 영국은 1930년에 태어난 사람이 암에 걸릴 확률은 남자 38.5%, 여자 36.7%였는데, 30년이 지난 1960년 출생자는 남자 53.5%, 여자 47.5%로 높아졌다.[2] 1960년 이후 태어난 사람 전체로는 50%를 넘으며, 65세 미만 전체의 50%이상이 암에 걸릴 것으로 추정하고 있다.

---

1) Peter Grunwald, Pharmaceutical Biocatalysis: Fundamentals, Enzyme Inhibitors, and Enzymes in Health and Diseases, p.2276

2) British Journal of Cancer, Trends in the lifetime risk of developing cancer in Great Britain: comparison of risk for those born from 1930 to 1960

우리의 평생 동안 암 걸릴 확률은 통계작성 역사가 짧아 추세를 알 수 없으나, 2010년 이후 암 발생이 조금씩 늘고 있고, 30년 동안 훨씬 높아진 영국이나 미국 사례를 볼 때 단기간에 낮아질 것 같지 않다. 이러한 현실을 감안하여 암 예방을 위해 노력하되, 걸리면 어떻게 대응할 것인지 마음의 준비가 필요하다.

혹시 걸리더라도 열심히 검진 받아서 빨리 찾아내 병원에서 시키는 대로 치료받으면 될 텐데 왜 쓸데없는 고민하느냐고 묻는 사람이 있을지 모르겠다. 어떤 암이든지 쉽게 치료할 수 있다면 그 말이 맞겠지만, 현실은 그처럼 만만하지 않다. 병원에서 권하는 치료방법이 심각한 부작용을 가지고 있는 경우가 많아서 심사숙고해서 결정해야 할 사항이 많기 때문이다.

현대의학의 암 치료는 절제수술과 암세포를 죽이는 치료로 나누어 생각해 볼 수 있는데, 절제수술을 우선적으로 고려한다. 절제수술을 받고 암을 완전히 제거하여 건강하게 사는 사람도 많지만, 수술이 가능한 암환자의 비율은 그리 높지 않다. 수술의 장점 때문에 적절하지 않은 환자까지 무리하게 수술하거나 지나치게 많은 부위를 절제하여 장기를 불구로 만드는 부작용이 있다.

암 절제수술을 받고나서 암이 재발하거나 수술을 받지 못하는 대부분의 환자들에게는 오랫동안 화학항암제나 방사선 치료와 같은 암세포를 죽이는 방법으로 치료를 해오고 있는데, 그 성과는 자랑할 만한 것이 별로 없다.

암세포를 잘 죽이는 항암제는 수십 년 동안 수백 종이나 개발되어 이용되지만, 제약회사만 배불려 놓았다는 비판을 면하기 어렵다. 정상세포 특히 면역세포를 함께 죽이는 심각한 부작용 때문에 환자들은 고통스러워하는데, 암세포는 내성이 있어 여전히 암은 잘 낫지 않는다. 수명연장이나 증세완화 효과를 기대하는 사람들이 많지만, 이마저도 검증되지 않은 채 관행적으로 이용되고 있다.

방사선은 원자력발전이나 의학, 제조 등 여러 방면에서 유익하게 이용되고 있는데, 생명체의 세포조직을 손상시키므로 WHO 산하 국제암연구소(IARC)는 1그룹 발암물질로 분류한다.[3] 방사선은 암세포의 DNA를 손상시켜 죽이기 때문에 암 치료에도 이용되는데, 정상세포의 DNA도 손상시키므로 많이 사용할수록 부작용이 심하다.

1990년대 말부터 이용되고 있는 표적치료제는 암세포의 성장과 확산을 돕는 특수한 단백질인 표적을 찾아내 이 표적의 활동을 억제하는 약으로 개발한 것이다. 정상세포를 직접 죽이는 치명적인 단점은 없지만, 암세포가 내성을 나타내 효과가 제한적이고, 어떤 표적은 억제하는 약을 개발하기 어려운 문제가 있다.

일부 면역치료제의 성공사례가 알려지면서 차세대 치료제로 주목받고 있는 항암면역치료제는 암세포를 직접 공격하거나 성장을 억제하지 않고, 면역시스템이 암세포와 잘 싸우게 만드는 치료방법이다. 치료 성과는 좀 더 지켜봐야겠지만, 치명적인 부작용이 작

---

3) 국제암연구소(International Agency for Research on Cancer), List of carcinogens

아서 기존의 치료보다는 진일보한 측면이 있다.

현대의학의 암 치료는 끝없이 진화하고 있지만, 아직까지 그 성과는 기대에 크게 못 미치고 있으며, 암을 정복하기 어려운 근본적인 문제가 있다. 우리는 암에 걸리지 않도록 준비되어 있는 시스템이 망가졌을 때 암에 걸리기 때문에 완벽하게 낫는 길은 이 시스템을 원래대로 복원시키는 방법밖에 없다.

어떤 치료를 받아 암이 일시적으로 없어지더라도 암세포는 매일 수천 개씩 생기기 때문에 면역시스템이 정상적으로 작동하지 않으면 암은 언제든지 재발할 수 있다. 암으로부터 내 몸을 지키는 왕도는 평소의 생활에서 발암물질 노출을 줄이고, '암 도우미'의 생활을 버리며, '생명 도우미'의 삶을 생활화하여 생명시스템을 회복하는 것임을 반드시 기억해야 한다.

(KB자산운용 2018.5)

117
내시경 검사가 위암을 막아줄까

위암이 우리나라에서 가장 무서운 질병이었던 시절이 있었다. 필자가 어렸을 때 위암에 걸렸다는 말은 사형선고나 다름없었다. 1983년 자료에 따르면 그해 위암으로 세상을 떠난 사람은 12,145명으로 같은 해 전체 암 사망자 28,787명의 42.2%나 차지하였는데,[1] 1983년 이후 위암 사망자의 비율이 꾸준히 떨어지는 것으로 미루어 그 이전에는 아마도 그보다 더 높았을 것이다.

요즘에는 대체로 위암을 옛날처럼 두려워하지 않는 분위기다. 주변에서 위암에 걸렸다가 수술 받고 나은 사람을 만나기가 어렵지 않고, 이러한 상황은 통계상으로도 확인할 수 있다. 국립암센터에 따르면 2011년부터 2015년까지 5년간 위암 환자의 5년 생존율은 75.4%로 2001년부터 2005년까지의 57.8%보다 17.6%P나 높아졌으며, 미국의 31.1%보다 훨씬 높다고 한다.[2]

---

1) 통계청, 국가통계 포털, 1983년 사망원인통계
2) 보건복지부, 암발생과 생존율(2017.12.20 보도자료)

위암이 공포의 대상에서 그다지 두려워하지 않는 암으로 바뀐 배경에는 위 내시경 검사가 있다. 내시경 검사는 초기 위암도 쉽게 찾아낼 수 있는데, 다른 장기로 전이되지 않은 초기 위암은 절제수술만 받아도 대부분 잘 재발하지 않는다. 그 때문에 정기적으로 위 내시경 검사를 받아 위암이 발견되면 절제수술을 받는 것이 최선이라고 생각하는 사람들이 꽤 많은 것 같다. 과연 그럴까?

우리나라는 위암이 단위 인구당 가장 많이 발생하는 위암 1등 국가인데, 특히 남자는 훨씬 많다. 2000년 21,000명 수준에서 2005년에는 26,000명을 넘었고, 2010년 이후 3만 명 수준을 유지하고 있다. 위암 사망자도 여전히 적지 않다. 1996년까지 매년 12,000명 수준을 유지하던 사망자가 꾸준히 줄어들고 있으나, 여전히 8,000명을 넘으며, 전체 암 사망자의 11%를 차지하고 있다.[3]

위 절제수술을 받고 살아가는 사람들의 삶의 질이 낮은 것도 문제다. 위암 절제수술은 대체로 위의 2/3 이상을 절제하기 때문에 위가 제대로 기능하기 어려운데, 식도나 장이 위의 기능을 대신하는 데에는 한계가 있다. 암에 걸리고도 죽지 않고 살 수 있음은 감사할 일이지만, 평생을 위 불구자로 불편한 삶을 살아야 한다.

위 내시경 검사는 위암 환자의 생존율을 높이는 데는 크게 기여하였지만, 위암을 예방하는 방법이 아니기 때문에 위암을 막아주는 최선의 길이 아니다. 미국에 거주하는 한국인과 일본인의 위암

---

3) 통계청, 국가통계 포털, 2016년 사망원인통계

발병률이 본국에 거주하는 한국인과 일본인보다 위암발병률이 훨씬 낮은 사실을 볼 때 예방 노력에 따라 낮출 여지가 많다.

암에 잘 걸리고 잘 자라게 하는 생활습관을 고치면 암을 예방하고 자연치유할 수 있음은 위암에도 그대로 적용된다. 발암물질(1권 18편 참조)에의 노출을 줄이고, '암 도우미(1권 20편 참조)'의 생활을 버리며, '생명 도우미(1권 21편 참조)'의 삶을 생활화하여 암을 예방하고 자연치유하는 것은 그리 어려운 일이 아니다.

특별히 위암의 주요 원인으로 지적되는 식습관들은 반드시 개선하여야 한다. 짠 음식이나 소금에 절인 음식, 탄 음식, 훈제 음식, 가공육 등은 위암 발생과 관련이 높은 반면에 신선한 과일과 채소는 낮추는 것으로 알려져 있다. 소금에 절인 음식을 먹는 지역에는 위암의 발생이 많았는데, 냉장고의 보급이 늘어나면서 위암의 발생이 크게 줄었다고 한다.

흡연은 위암 발생 위험을 현저히 증가시키는데, 흡연으로 인한 위암은 대부분 식도에 가까운 위의 윗부분에 발생하며, 비만과 알콜도 위암을 증가시킨다고 한다. 위암 발생에 결정적인 영향을 주는 것으로 알려져 있는 헬리코박터균의 감염에도 주의하여야 한다.

(아시아경제신문 2018.6.8)

118
간암 예방은 간 사랑으로

1980년대 위암과 간암은 우리에게 가장 무서운 질병이었다. 1983년 전체 암 사망자 28,787명 가운데 64.4%가 위암(42.2%)과 간암(22.2%) 사망자였고, 이 비율은 1992년부터 50% 아래로 떨어졌다.[1] 위 내시경 검사의 보편화와 위 절제수술 덕분에 위암 사망자는 많이 줄었는데, 위 절제로 인한 낮은 삶의 질은 여전히 과제로 남아있다.

간암을 치료하는 기술이 많이 발전하여 위암의 경우처럼 간암도 옛날보다 잘 치료된다고 생각하는 사람들이 많을지 모르겠다. 간암의 치료방법은 다양하여 절제수술과 간이식과 같은 수술적 치료 이외에도 경동맥 화학색전술, 고주파 열치료, 경피적 에탄올 주입술, 항암 약물치료, 방사선 치료와 같은 비수술적 치료가 있다.

가장 효과적인 치료방법으로 알려진 절제수술은 가능한 경우가 30%를 넘지 못하여 치료성과가 떨어지는 비수술적인 치료를 많

---

1) 통계청, 국가통계 포털, 2016년 사망원인통계

이 받게 되고, 절제수술을 받아도 나중에 재발하는 경우가 많다. 정부가 발표하는 간암의 5년 생존율도 2001년-2005년 20.4%에서 2011년-2015년 33.6%로 13.2%p가 높아졌다고 하나,[2] 이 정도 치료 성과에 귀중한 생명을 맡기기에는 부족함이 많다.

좀처럼 줄지 않는 간암 사망자도 간암 치료를 믿기 어려운 이유다. 1983년 6,384명에서 1994년 1만 명을 넘었고, 최근까지 매년 11,000명 선을 유지하고 있다. 2016년 전체 암 사망자의 14.1%를 차지하여 23.0%를 차지하는 폐암 사망자 다음으로 많다. 2016년 연령별 사망자를 보면 50세 미만이 12.8%, 60세 미만 37.6%, 70세 미만 61.0%로 젊은 사망자가 여전히 많다.[3]

간암에 걸렸을 때 병원치료가 생명을 지켜주지 못한다면, 답은 예방에서 찾아야 한다. 우리나라에는 간암환자가 매우 많다. 세계 암연구기금(WCRF)에 따르면 2012년 10만명당 22.8명이 발병하여 세계에서 6번째로, 남자는 36.7명으로 5번째로 많다.[4] 2000년 13,116명이던 새로운 간암 환자는 2010년부터 꾸준히 16,000명 안팎을 유지하고 있다. 2016년 연령별로는 50세 미만이 12.4%, 60세 미만 39.5%, 70세 미만 65.4%로 젊어서 많이 걸린다.[5]

간암을 예방하고 자연치유하는 방법도 다른 암의 경우와 다르지

---

2) 보건복지부, 암발생과 생존율(2017.12.20 보도자료)

3) 통계청, 국가통계 포털, 2016년 사망원인통계

4) 세계암연구기금(World Cancer Research Fund), Diet and cancer, cancer-trends

5) 통계청, 국가통계 포털, 2016년 사망원인통계

않다. 발암물질(1권 18편 참조)에의 노출을 줄이고, '암 도우미(1권 20편 참조)'의 생활을 버리며, '생명 도우미(1권 21편 참조)'의 삶을 생활화하는 것이 내 몸을 사랑하는 길이고, 암을 예방하고 자연치유하는 길이다.

특별히 간암의 주요 원인으로 B형과 C형 간염 바이러스 감염과 간경변, 과음, 비알콜성 지방간, 곡류나 콩류에서 생기는 곰팡이 독소인 아플라톡신, 흡연이 지적되고 있다. 우리나라 간암 환자의 70%이상이 B형 간염 바이러스 감염으로 인한 것이므로 감염을 차단하거나 예방접종을 받도록 하고, 이미 감염된 사람은 다른 위험인자를 차단하는 간 사랑을 실천하여야 한다.

최근 감염이 늘어나고 있는 C형 간염은 예방 백신이 없으므로 헌혈이나 수혈과정에서 바이러스가 감염되지 않도록 주의하고, B형과 C형 간염 바이러스 이외에도 비만, 음주, 가족력과 같은 간경변의 위험인자를 가진 사람들은 각별한 주의가 필요하다.

발암물질이나 '암 도우미'와 같이 간이 싫어하는 습관으로 간세포에 들어있는 유전자를 망가뜨리지 않고, '생명 도우미'의 생활로 '간 사랑'을 실천한다면, 유전자는 본연의 임무를 훌륭히 수행하여 간암은 물론, 간에 어떤 문제도 생기지 않을 것이다. 간에 특별히 좋다는 음식이나 보약을 쫓는 '일그러진 간 사랑'은 오히려 간을 힘들게 할 수 있겠지만.

(아시아경제신문 2018.6.15)

119

폐암이 주는 메시지

　폐암은 걸리는 사람의 수로 보나 죽는 사람 수로 보나 세계 1등 암의 위치를 굳건히 지키고 있다. 세계 암연구기금(WCRF)에 따르면 2012년 암에 걸린 1,410만명 가운데 폐암에 걸린 사람이 182만명으로 가장 많아 13.0%를 차지하였고,[1] 세계보건기구(WHO)에 따르면 2015년 전 세계 암 사망자 880만명 가운데 19.2%인 169만명이 폐암으로 사망하여 폐암 사망자가 가장 많았다.[2]

　이러한 상황은 우리나라도 크게 다르지 않다. 1980년대에는 우리에게 가장 무서운 질병이 위암과 간암이었지만, 요즘에는 폐암이 그 자리를 차지하고 있다. 1983년 폐암 사망자는 2,343명으로 전체 암 사망자의 8.1%에 지나지 않았으나, 꾸준히 증가하여 2016년에는 17,953명이 사망하여 전체 암 사망자의 23.0%를 차지하였다.[3]

---

1) 세계암연구기금(World Cancer Research Fund), Diet and cancer, cancer-trends
2) 세계보건기구(World Health Organization), Fact sheets, Cancer
3) 통계청, 국가통계 포털, 2016년 사망원인통계

2016년 폐암 사망자를 연령별로 보면 50세 미만이 2.5%, 60세 미만 12.2%, 70세 미만 34.4%, 75세 미만 52.0%로 젊은 사망자가 적지 않은 편이며, 2011년-2015년 폐암 환자의 5년 생존율은 26.7%로 췌장암의 10.8% 다음으로 낮다.[4]

폐암은 19세기까지는 매우 드문 질병이었는데, 흡연인구가 늘어나면서 1900년대 초부터 급증하기 시작하였다. 지역적으로는 북아메리카와 유럽, 동아시아 지역이 매우 많고, 개발도상국들의 경우 아직까지는 많지 않으나, 흡연인구의 증가로 향후 몇 년 이내에 빠르게 늘어날 전망이다.

2000년 13,390명에 불과하던 우리나라의 폐암 발생은 꾸준히 늘어 2014년부터는 24,000명을 넘었다. 2015년 연령별로는 50세 미만이 4.8%, 60세 미만 19.7%, 70세 미만 46.6%, 75세 미만 65.4%로 젊어서 걸리는 사람도 적지 않다. 우리나라의 흡연율이 급격히 떨어지지 않고 있어 지금의 완만한 증가추세는 쉽게 바뀌지 않을 전망이다.[5]

폐암은 완전절제가 가능한 초기에 발견하여 절제수술을 받으면 생존율이 비교적 높지만, 많이 진행되어 수술할 수 없어서 항암치료나 방사선치료를 받을 경우 생존율이 매우 낮다. 이러한 이유로 조기 발견을 위해서 정기적인 검진을 받는 것이 폐암으로부터 내

---

4) 보건복지부, 암발생과 생존율(2017.12.20 보도자료)
5) 통계청, 국가통계 포털, 2016년 사망원인통계

몸을 지키는 좋은 전략이라고 생각하기 쉬운데, 반드시 기억해야 할 것이 있다.

절제수술은 폐암환자의 죽음을 면하게 해줄 수는 있지만, 폐암이 걸리기 이전 상태로 되돌려주지는 않는다. 절제의 위치나 크기에 따라 기능의 상당부분이 상실되어 생활이 불편하거나 통증이 지속되는 부작용을 감수해야 한다. 폐암 검진에 사용되는 방사선이 발암물질이기 때문에 자주 노출되는 것도 바람직하지 않으므로 최선의 길은 예방에서 찾아야 한다.

폐암을 예방하고 자연치유하는 방법도 기본적으로 다른 암과 크게 다르지 않다. 발암물질(1권 18편 참조)에의 노출을 줄이고, '암 도우미(1권 20편 참조)'의 생활을 버리며, '생명 도우미(1권 21편 참조)'의 삶을 생활화하여야 한다. 폐암을 일으키는 발암물질에 대해서는 훨씬 명확하게 알려져 있어 좀 더 확실하게 예방할 수 있다.

폐암의 85% 정도는 흡연에 기인하며, 흡연기간이 길수록 폐암에 걸릴 위험성은 커지므로 폐암의 예방을 위해서는 금연이 가장 중요한데, 흡연에는 간접흡연도 포함된다. 담배연기에는 벤조피렌을 비롯한 73종의 발암물질이 들어있어 폐암은 물론 구강암, 위암, 식도암, 대장암, 간암, 췌장암 등 수많은 암의 원인이 된다. 담배연기 이외에 폐암의 원인이 되는 라돈가스, 석면, 공기오염을 포함한 발암물질에 노출되는 것도 줄여야 한다.[6]

(아시아경제신문 2018.6.22)

---

6) Wikipedia, Lung cancer

120
대장암 1등 국가로 만든 공신

30여년전만 해도 대장암은 우리에게 생소한 암이었다. 1983년 대장암 사망자는 666명으로 전체 암 사망자의 2.3%에 지나지 않았으나, 급격히 증가하여 2000년에는 4천명을, 2012년에는 8천명을 넘었으며, 2016년에는 8,432명이 사망하여 전체 암 사망자의 10.8%를 차지하였다. 대장암 사망자는 이제 암 가운데 폐암과 간암에 이어 세 번째로 사망자가 많다.[1]

대장암의 신규 발생자 기준으로 보면 우리나라는 대장암 1등 국가다. 국가 암 등록 통계가 작성되기 이전에는 대장암 발생추이를 알 수 없으나, 2000년 10,356명이던 대장암 발생자는 2007년 2만명을 넘었고, 2012년에는 29,433명을 기록하면서[2] 세계암연구기금(WCRF)의 대장암 발생 자료에서 10만 명당 45.0명으로 1위를 차지하였다.[3] 30년만에 우리나라를 대장암 1등 국가로 만든 공신은

---

1) 통계청, 국가통계 포털, 2016년 사망원인통계

2) 통계청, 국가통계 포털, 암등록통계

3) 세계암연구기금(World Cancer Research Fund), Diet and cancer, cancer-trends

무엇이었을까?

대장암은 맹장, 상행결장, 횡행결장, 하행결장, 에스결장 등 결장과 직장의 어디에서나 발생할 수 있으나 2/3정도는 대장의 끝에 위치한 에스결장과 직장에서 발생한다. 다른 장기로 전이되지 않은 초기에 발견되면 대체로 절제수술로 치료하며, 완전절제가 어려울 때는 항암화학요법이나 방사선치료, 표적치료 등으로 치료한다.

대장암은 최근에 대장내시경 검진이 보편화되면서 양성 종양인 용종을 제거할 경우 예방효과가 높으며, 악성인 경우에도 조기에 제거수술을 받으면 위암처럼 생존율이 높지만, 수술이외의 방법으로 치료할 때는 결과가 좋지 않은 경우가 많다. 보건복지부가 발표하는 5년 상대생존율은 1993-1995년 55.3%에서 2011-2015년 78%로 높아져 대장암에 대한 두려움은 많이 줄어들고 있다.[4]

그렇다고 내시경 검진을 정기적으로 받아서 혹시 대장암이 발견되면 절제수술 받으면 끝나는 간단한 질병으로 생각해선 안 된다. 아직까지 매년 2만 7천명 안팎의 환자가 발생하는 가운데 8천명 이상의 생명을 앗아가고 있는데, 2016년 사망자를 연령별로 보면 50세 미만이 5.3%, 60세 미만 18.0%, 70세 미만 36.3%, 75세 미만 49.1%로 젊은 사망자가 적지 않은 편이다.[5]

---

4) 보건복지부, 암발생과 생존율(2017.12.20 보도자료)

5) 통계청, 국가통계 포털, 2016년 사망원인통계

암 절제수술 받고 다행히 재발하지 않아서 살아있는 사람들의 수술 부작용도 만만치 않다. 통증이나 출혈, 설사와 변비, 장폐색이나 장유착, 방광이나 성기능 장애, 대장 기능 약화 등 삶의 질을 떨어뜨리는 부작용이 많은데, 시간이 지나면서 상당히 개선되지만, 오랫동안 지속되는 부작용도 적지 않다.

세계에서 가장 많은 환자가 생기고 있고, 사망자도 높은 수준을 유지하고 있으며, 조기 사망도 적지 않고, 절제수술을 받은 뒤 생존해 있는 사람들이 겪는 적지 않은 부작용을 고려하면 대장암도 조기 발견하여 조기 치료하는 방법보다는 예방이 최선임은 두 말할 필요가 없다.

대장암을 예방하고 자연치유하는 방법도 기본적으로 다른 암과 크게 다르지 않다. 발암물질(1권 18편 참조)에의 노출을 줄이고, '암 도우미(1권 20편 참조)'의 생활을 버리며, '생명 도우미(1권 21편 참조)'의 삶을 생활화하여야 하는데, 특히 30년 동안 대장암이 급격히 늘어나게 만든 1등 공신을 눈여겨 볼 필요가 있다.

대장암의 주요 원인으로 지적되고 있는 과다한 동물성 지방 섭취와 육류 특히 붉은 고기와 가공육 소비 등과 같은 서구식 식생활을 반드시 개선하고, 통곡식과 통과일, 색깔이 다양한 채소의 섭취를 늘리는 것이 중요하다. 또한 육체적인 활동을 늘리고, 직간접 흡연과 비만, 음주의 개선을 위해서도 적극 노력해야 한다.

(아시아경제신문 2018.6.29)

121

누가 췌장암을 두렵게 만드는가

　수많은 암 가운데 예후가 가장 나쁜 암을 들라면 그 자리는 췌장암 몫이 될 것이다. 6개월도 못 넘기고 숨지는 사람들이 흔하고, 5년 상대생존율은 10.8%로 어느 암보다 낮다. 1983년 췌장암 사망자는 전체 암 사망자의 1.4%인 396명에 불과하였으나, 꾸준히 증가하여 2016년에는 7.2%인 5,614명으로 증가하였다.[1] 췌장암에 대한 두려움은 줄어들기는커녕 오히려 커지는 상황이 지속되고 있는 것이다.

　의료계는 이와 같은 심각한 상황에 대해서 어떻게 설명하는가? 췌장암의 유일한 완치방법은 절제수술인데, 췌장암은 초기증상이 뚜렷하지 않아서 조기발견이 어려워 대부분 상당히 진행된 상태로 발견되기 때문에 절제수술이 가능한 경우가 많지 않다고 한다. 뿐만 아니라 수술을 받는 15% 정도의 환자도 재발이 매우 흔하기 때문에 장기 생존이 어렵다는 설명이다.

---

1) 통계청, 국가통계 포털, 2016년 사망원인통계

의료계의 설명대로라면 운 좋게 일찍 발견되어 절제수술을 받을 수 있는 환자 가운데 더욱 운이 좋아 재발하지 않는 소수를 제외하고는 췌장암에 대한 이렇다 할 대책이 없다는 말이 된다. 얼마 안 되는 지극히 운 좋은 사람을 제외한 나머지 환자들은 나을 가능성이 별로 없는 항암치료나 방사선치료를 받으며 고생만 하다가 얼마 살지 못하고 죽을 수밖에 없다는 뜻이다.

지극히 운이 좋아 절제수술을 받고 완치되어 살아가는 사람들이라고 아무런 문제가 없는 것은 아니다. 통증이나 변비, 설사, 구역질, 피로, 불안과 같은 부작용은 시간이 지나면서 어느 정도 개선될 수 있겠지만, 절제 후 남아 있는 췌장이 작으면 췌장의 기능이 약화되어 소화 장애를 겪으면서 체중이 감소하고, 인슐린 생산이 부족하여 당뇨병 위험이 높아지는 문제도 있다.

걸리면 속수무책이라는 점과 함께 췌장암을 두렵게 만드는 또 하나의 요소는 환자가 꾸준히 늘고 있는 현실이다. 2000년 2,695명이던 췌장암 발생자는 2010년 4,743명, 2015년에는 6,342명으로 증가세를 이어가고 있다. 2015년 발생자를 연령별로 보면 50세 미만이 6.4%, 60세 미만 23.1%, 70세 미만 49.7%, 75세 미만 65.9%로 젊은 환자가 적지 않다.[2]

췌장은 명치끝과 배꼽 사이 상복부에 위치한 15cm길이에 80g 정도 되는 소화기관이다. 탄수화물과 단백질, 지방의 소화에 각각

---

[2] 통계청, 국가통계 포털, 암등록통계

필요한 아밀라제, 트립시노겐, 리파제를 생산, 십이지장으로 분비하여 음식물의 소화에 중요한 역할을 수행하며, 혈당이 높을 때는 랑게르한스섬의 베타(β)세포에서 인슐린을, 혈당이 낮을 때는 알파(α)세포에서 글루카곤을 혈중으로 분비하여 혈당을 조절한다.

췌장암이 주는 두려움으로부터 벗어나는 길은 너무나 명확하다. 걸렸을 때 나을 수 있는 방법이 없다면 예방이 최선임은 삼척동자라도 알 수 있다. 다른 암과 마찬가지로 발암물질(1권 18편 참조)에의 노출을 줄이고, '암 도우미(1권 20편 참조)'의 생활을 버리며, '생명 도우미(1권 21편 참조)'의 삶을 생활화하여야 한다. 이미 췌장암에 걸린 사람도 같은 방법으로 자연치유를 추구하는 것이 최선이다.

특히 췌장암의 주요 위험 요소로 지적되고 있는 흡연과 비만, 드라이 크리닝과 금속가공산업에서 화학물질에 노출되는 사람들은 이를 개선할 필요가 있으며, 당뇨병, 만성 췌장염, 가족력, 유전인자에 해당되는 사람들은 각별히 주의하여야 한다. 흡연자들은 비흡연자보다 췌장암에 걸릴 위험이 두 배 높으며, 췌장암 환자의 20~30%는 흡연자라는 연구결과도 참고할 필요가 있다.[3]

(아시아경제신문 2018.7.6)

---

3) American Cancer Society, Pancreatic cancer risk factors

122
비수로 커가는 담낭암과 담관암

췌장암 만큼 치명적이지는 않지만 환자수도 사망자도 꾸준히 늘고 있는 암으로 담낭암과 담관암이 있다. 1983년 담낭암과 담관암 사망자는 전체 암 사망자의 0.7%인 193명에 불과하였으나, 꾸준히 늘어나 2016년에는 5.6%인 4,408명이 사망함으로써 폐암, 간암, 대장암, 위암, 췌장암 다음으로 사망자가 많았다.[1] 또한 5년 상대생존율은 29.1%로 췌장암과 폐암 다음으로 낮아서 췌장암 못지 않은 대비가 필요한 상황이다.[2]

흔히 쓸개라고 부르는 담낭은 간에서 만들어진 쓸개즙(담즙)을 담관으로 받아서 보관하고 있다가 지방 음식을 먹을 때 담관을 통하여 십이지장에 분비하여 지방의 소화를 돕는다. 쓸개즙은 지방의 소화를 돕기는 하지만 소화액은 아니기 때문에 쓸개가 없어도 생명에는 지장이 없으므로 쓸개에 결석이나 담낭염과 같은 질병이 생겼을 때 절제하는 경우도 많다.

---

1) 통계청, 국가통계 포털, 2016년 사망원인통계
2) 보건복지부, 암발생과 생존율(2017.12.20 보도자료)

담낭에 암이 발생하면 담낭암, 담관에 발생하면 담관암이라 부른다. 담낭암은 전 세계적으로는 2012년 17만 8천명의 환자가 발생하여 20번째를 차지할 만큼 환자수가 많지는 않으나, 생존율은 높지 않다.[3] 지역적으로는 남아메리카와 아시아 지역에 많으며, 남성보다는 여성에게 훨씬 많이 발생하는데, 우리나라는 환자수도 사망자도 매우 많은 편이고, 남성 환자가 여성보다 더 많다.[4]

2012년 우리나라의 담낭암 환자는 10만명당 6.5명이 발생하여 세계 세 번째로 많고, 특히 남자는 7.8명으로 가장 많은데, 증가 추세가 이어지고 있다. 2000년 3,110명이던 담낭암과 담관암 발생자는 2010년 5,164명, 2015년에는 6,251명으로 증가하였다. 2015년 발생자를 연령별로 보면 50세 미만이 3.7%, 60세 미만 16.3%, 70세 미만 40.7%, 75세 미만 59%로 젊은 환자가 적지 않다.[5]

의료계는 담낭암과 담관암의 치료방법으로 절제수술을 가장 선호한다. 암이 다른 장기로 전이되거나 재발하지 않으면 절제수술을 받고 장기 생존이 가능하며, 다른 장기를 수술 받았을 때와 달리 부작용도 크지 않다. 다만 췌장암의 경우처럼 초기증상이 뚜렷하지 않아서 조기발견이 어려워 대부분 상당히 진행된 상태로 발견되기 때문에 절제수술이 가능한 경우가 많지 않은 것이 문제다.

---

3) 세계암연구기금(World Cancer Research Fund), Diet and cancer, cancer-trends, Gallbladder cancer
4) 통계청, 국가통계 포털, 2016년 사망원인통계
5) 통계청, 국가통계 포털, 암등록통계

담낭암은 흔히 간이나 담관, 위, 십이지장으로 전이되는데, 전이되어 완전절제 수술이 어려워 항암치료나 방사선치료, 표적치료를 받게 되면 예후가 별로 좋지 않아 생존율이 매우 낮다. 담관암도 담낭암과 크게 다르지 않다. 안타깝게도 운 좋게 일찍 발견되어 절제 수술을 받을 수 있는 소수를 제외하고는 담낭암과 담관암에 대한 마땅한 대책이 별로 없다는 뜻이다.

담낭암과 담관암의 늘어나는 추세와 조기발견의 어려움, 걸렸을 때 낮은 생존율을 감안할 때 최선의 대비책이 예방임은 두말할 필요가 없다. 발암물질(1권 18편 참조)에의 노출을 줄이고, '암 도우미(1권 20편 참조)'의 생활을 버리며, '생명 도우미(1권 21편 참조)'의 삶을 생활화하여야 한다. 이미 걸린 사람도 같은 방법으로 자연치유를 추구하는 것이 최선이다.

담낭암과 담관암의 뚜렷한 원인에 대해서는 불확실한 측면이 있지만, 특히 담낭암과 담관암의 주요 위험 요소로 지적되고 있는 담석과 석회화 담낭, 담낭 용종, 담낭염, 담관염을 앓는 사람들은 생활습관을 개혁하여 이를 개선할 필요가 있다. 미국 암학회가 권장하는 대로 적당한 운동과 식물성 음식 위주의 건강한 식사로 일생 동안 건강한 체중을 유지하는 것도 예방에 큰 도움이 될 것이다.

(아시아경제신문 2018.7.13)

123
유방암이 먼 나라 이야기일까

30여년 전 유방암은 우리나라에는 환자가 그리 많지 않은 생소한 질병이었다. 1983년 유방암 사망자는 408명으로 여성 사망자의 0.4%, 여성 암 사망자의 3.7%에 불과하였으나, 1999년에 1천명, 2013년에 2천명을 넘더니, 2016년에는 2,456명이 사망하여 여성 사망자의 1.9%, 여성 암 사망자의 8.2%를 차지하였다. 이제는 여성 암 가운데 폐암과 대장암, 위암, 췌장암에 이어 다섯 번째로 사망자가 많으며, 더 이상 먼 나라 이야기가 아니다.[1]

유방암은 전 세계적으로 여성들에게 가장 많이 걸리는 암으로 여성 암의 25%를 차지한다. 10만 명당 발생자 수는 동아시아와 중부 아프리카의 27명부터 많게는 북아메리카의 92명까지 지역별 편차가 크다. 선진국들은 발생률이 대체로 높은데, 개발도상국들도 생활이 서구화되면서 계속 높아지고 있다. 유방암 사망자는 여성 암 사망자의 15% 정도를 차지한다.[2]

---

1) 통계청, 국가통계 포털, 암등록통계
2) 세계암연구기금(World Cancer Research Fund), Diet and cancer, cancer-trends, Breast cancer

유방암 환자는 절제수술, 방사선치료, 항암치료, 호르몬치료 등 다른 암과 비슷한 방법으로 치료하는데, 우리나라의 유방암 5년 상대생존율은 92.3%로 다른 암보다 훨씬 높고,[3] 환자 수에 비해 사망자 비율은 낮지만, 환자 수가 많아 사망자도 적지 않으며, 환자 수도 사망자 수도 꾸준히 늘고 있다.

2016년 연령별 사망자를 보면, 50세 미만 24.9%, 60세 미만 55.7%, 70세 미만 76.0%, 75세 미만 83.0%로 젊은 사망자 비율이 높으며, 연령 구간별로는 55~59세 구간이 411명으로 가장 많았다.[4]

2000년 5,906명이던 유방암 발생자는 2005년 1만 명을 넘었고, 2015년에는 19,219명을 기록하여 여성 암의 18.9%를 차지하였다. 연령별로는 50세 미만 44.4%, 60세 미만 75.0%, 70세 미만 90.6%, 75세 미만 95.4%로 젊은 여성이 많았고, 연령 구간별로는 45~49세 구간에서 가장 많은 3,675명이 발생하였다.[5]

우리나라 여성들이 평생 동안 암에 걸릴 확률 32%와 유방암 비율 18.9%, 현재의 발생 추세가 당분간 지속된다면, 여성의 6%가 유방암에 걸릴 것으로 추정되는데, 그 시기는 70세 이전, 특히 40~59세에 걸릴 가능성이 높다.[6]

---

3) 보건복지부, 암발생과 생존율(2017.12.20 보도자료)
4) 통계청, 국가통계 포털, 2016년 사망원인통계
5) 통계청, 국가통계 포털, 암등록통계
6) 통계청, 국가통계 포털, 암등록통계

서구 사회의 유방암 발생비율이 우리보다 높고, 우리 사회도 생활이 서구화되면서 발생자와 사망자가 꾸준히 늘어나고 있어 유방암에 걸려 죽을 가능성은 높아지는 추세인데, 예방을 위한 노력을 하지 않으면서 조기 발견하여 조기 치료 받을 수 있도록 열심히 검진만 받는 것이 좋은 전략일까?

현대의학의 치료가 완벽하지 않다면, 유방암에 대한 최선의 대비책은 예방에서 찾는 것이 현명하다. 발암물질(1권 18편 참조)에의 노출을 줄이고, '암 도우미(1권 20편 참조)'의 생활을 버리며, '생명 도우미(1권 21편 참조)'의 삶을 생활화하여야 한다. 이미 걸린 사람도 같은 방법으로 자연치유를 추구하는 것이 최선이다.

특별히 유방암의 위험을 높이는 요인으로 과음과 폐경 이후 과체중이나 비만, 육체적 비활동, 과체중이나 비만의 원인이 되는 고지방 식사, 오랜 기간의 과다 흡연 등을 개선하여야 한다.

또한 유방암 세포는 여성호르몬 에스트로겐(oestrogen)과 프로게스테론(progesterone) 수용체를 가지고 있어서 이 두 호르몬은 유방암 세포의 성장에 중요한 역할을 하기 때문에 12세 이전의 초경이나 55세 이후의 폐경, 출산하지 않았거나 30세 이후의 첫 임신 등은 유방암의 위험을 높이며, 반대의 경우와 장기간 수유는 위험을 낮추는 점도 참고할 필요가 있다.

(아시아경제신문 2018.7.20)

124
갑상선암 과잉검진의 그늘

지난 2016년 8월 18일 세계보건기구(WHO)산하 국제암연구소(IARC)는 '갑상선암 급증의 주요 원인은 과잉검진'이라는 보도자료에서 고소득 국가들 여성들이 걸린 갑상선암의 50-90%는 과잉검진으로 추정되는데, 특히 가장 최근의 충격적인 예로 우리나라를 지목하면서 2003-2007년 한국 여성들 갑상선암의 경우 90%가 과잉검진 때문으로 추정된다고 밝혔다.[1]

암 과잉검진은 아무런 암 치료를 하지 않더라도 사는 동안 암 증세가 나타나거나 죽을 가능성이 매우 낮은 암을 검진하는 것을 의미하는데, 갑상선암의 과잉검진은 1980년대 미국과 이탈리아, 프랑스에서 초음파 검진기를 갑상선암 검진에 사용하면서 비롯되었다. 과잉검진 비율은 대체로 50%, 높아도 70-80%로 추정하는데, 검진 열풍이 불었던 우리나라 여성들은 유독 더 높았다.

---

1) 국제암연구소(International Agency for Research on Cancer), Overdiagnosis is a major driver of the thyroid cancer epidemic: up to 50-90% of thyroid cancers in women in high-income countries estimated to be overdiagnose(press release, 18 August 2016)

우리나라 여성 갑상선암의 과잉검진은 통계로 쉽게 확인할 수 있다. 새 환자는 2000년 2,806명에서 2005년 11,012명으로 늘어났고, 2010년부터 매년 3만 명을 넘으며 여성 암 1위를 차지하고 있는데, 2014년 24,854명, 2015년 19,643명으로 줄었다.[2] 2012년 10만 명당 발생자는 영국의 15배, 미국의 5.6배이며, 1cm미만 비율이 1962년 6.1%에서 2009년 43.1%로 높아졌다.[3]

갑상선은 목의 전면에 튀어나온 부분인 울대의 2~3cm 아래에 나비모양을 한 장기로 갑상선 호르몬을 분비하여 신진대사의 조절을 돕는다. 호르몬 분비량이 너무 많으면 갑상선 기능 항진증이라 부르는 증상, 즉 더위를 심하게 느끼고, 불규칙한 심장 박동, 수면 장애, 몸무게 감소 등이 나타나며, 너무 적으면 성격과 행동이 느려지고, 몸무게가 증가하는 갑상선 기능 저하증이 나타난다.

갑상선암의 과잉검진이 문제가 되는 것은 곧바로 절제수술이라는 과잉진료로 이어지기 때문이다. 우리나라는 갑상선암을 진단받은 90%이상이 갑상선 절제수술을 받은 것으로 추정되는데, 갑상선을 절제하면 호르몬이 분비되지 않거나 분비량이 줄어들어 갑상선 기능 저하증이 나타나므로 평생 동안 갑상선 호르몬을 먹어야 하는 불편한 삶을 살아야 한다.

갑상선암은 매우 흔한 암으로 남성보다 여성에게 세 배 정도 많

2) 통계청, 국가통계 포털, 암등록통계

3) Jae Ho Lee, Sang Won Shin, The Lancet, 22 November 2014, Overdiagnosis and screening for thyroid cancer in Korea

이 발생하는데, 2011-2015년 여성 갑상선암의 5년 상대생존율이 100.2%에 이를 정도로 생존율이 높아 암을 굳이 찾아서 서둘러 치료하여야 할 실익이 크지 않다. 2000년 이후 우리나라 여성 갑상선암 환자는 급증하였지만, 사망자는 2002년 200명을 넘은 이래 2016년까지 여전히 200-300명을 유지하고 있다.[4]

갑상선암의 80%를 차지하고 있는 유두암은 검진 받으면 흔히 발견되는데 성장이 매우 느리고 사망하는 경우는 매우 드물다. 1973-2005년 미국 갑상선암 조사에서도 유두암은 크기나 1년 이내의 조기 치료 여부, 한쪽 엽 절제냐 두 엽 모두 절제냐에 관계없이 20년 생존율이 매우 높았다. 최근의 연구들도 크기가 작은 유두암은 발견되더라도 바로 치료하지 말고, 관찰할 것을 권고한다.

갑상선암은 절제수술의 실익은 작고 수술 후유증은 크므로 과잉 검진보다는 예방에서 답을 찾는 것이 현명하다. 발암물질(1권 18편 참조)에의 노출을 줄이고, '암 도우미(1권 20편 참조)'의 생활을 버리며, '생명 도우미(1권 21편 참조)'의 삶을 생활화하여야 한다. 이미 걸린 사람도 같은 방법으로 자연치유를 추구하면 훨씬 더 좋은 결과를 얻는 것은 물론이다.

(아시아경제신문 2018.7.27)

---

4) 통계청, 국가통계 포털, 2016년 사망원인통계

125

전립선암이 걱정된다면

10여년 전만 해도 전립선암은 매우 생소한 암이었는데, 최근에는 전립선암 수술 받았다는 이야기를 종종 듣게 된다. 전립선암 환자는 2000년 1,304명이 발생하여 남성 암 환자의 1.6%에 불과하였는데, 2015년에는 10,212명으로 급증하여 9%를 차지하면서 위암, 폐암, 대장암, 간암 다음으로 환자가 많은 암이 되었다.[1] 무슨 일이 일어난 걸까?

전립선은 남성의 방광 아래에 위치하여 요도를 둘러싸고 있으며, 정액의 일부를 만들어내는 남성 생식기관이다. 최근 나이가 들면서 전립선이 너무 커지면 방광 아래 소변이 나오는 길을 막아 요도의 소변 흐름이 나빠지는 전립선 비대증에 걸리게 되며, 전립선에 생긴 암이 전립선암이다.

전립선암은 전 세계 남성들에게 폐암 다음으로 많이 걸린다. 2012년 111만 명이 걸려 남성 암의 15%를 차지하였다. 주로 북서

---

1) 통계청, 국가통계 포털, 암등록통계

유럽과 북아메리카, 오세아니아를 포함한 선진국과 카리브해 국가에서 많이 발생한다.[2] 전립선 특이 항원 검사인 PSA 검사가 늘어나면서 1980년대와 1990년대에 환자가 급증하였다. 남성 암 사망자 수로는 다섯 번째로 많다.[3]

최근 우리나라 전립선암 환자가 급증하는 이유는 우리의 식습관이 서구화되면서 환자발생이 늘어나는 측면도 있지만, 전립선암의 조기검진에 이용하는 PSA 검사가 옛날에 찾지 못하던 전립선암을 쉽게 찾아내는 영향이 훨씬 더 크다.

암에 대한 선입견 때문에 전립선암도 빨리 찾아 수술 받고 마음 편하게 살고 싶을지 모르지만, 더위나 태풍도 센 놈뿐만 아니라 약한 놈도 있듯이 암도 종류에 따라 천차만별인데, 전립선암은 갑상선암과 함께 조기발견 조기수술이 좋다고 보기 어려운 암이다.

전립선암은 주로 65세 이상의 남성들이 걸리는데, 대체로 성장도 느리고, 다른 장기로 전이되는 경우도 많지 않아서 아무런 치료를 받지 않아도 대부분의 환자는 전립선암 때문에 죽지 않는다. 환자도 의사도 암에 걸린 사실을 모른 채 살다가 다른 원인으로 죽는 경우도 많다.

전립선암이 가장 많이 걸리는 미국 남성의 경우 평생 동안 아홉

2) 세계암연구기금(World Cancer Research Fund), Diet and cancer, cancer-trends, Breast cancer
3) 세계암연구기금(World Cancer Research Fund), Diet and cancer, cancer-trends, Prostate cancer, Incidence and survival rates

명에 한 명꼴인 11%가 전립선암에 걸리는데, 전립선암으로 죽는 사람은 41명에 한 명꼴인 2.4%p이며, 나머지 8.6%p는 전립선암에는 걸리지만, 다른 원인으로 죽는다.[4] 우리나라 전립선암 환자들의 2011-2015년 5년 상대생존율은 94.1%로 갑상선암 다음으로 높으며, 환자 아닌 사람들의 사망률과 차이가 크지 않다.[5]

전립선암의 조기검진에 많이 이용되고 있는 PSA 검사는 정확성이 떨어지는 것도 문제이지만, 정확하게 진단하는 경우에도 대부분 치료할 실익이 크지 않은 암을 굳이 절제 수술하는 경우가 많아 과잉진료로 이어지는 과잉진단이라는 비판을 면하기 어렵다. 절제 수술 후 자신도 모르게 소변이 흘러나오는 요실금이나 성기능 장애와 같은 부작용을 안고 사는 사람도 많다.

전립선암은 절제수술의 실익이 크지 않으므로 걱정이 된다면 과잉검진보다는 예방에서 답을 찾아야 한다. 발암물질(1권 18편 참조)에의 노출을 줄이고, '암 도우미(1권 20편 참조)'의 생활을 버리며, '생명 도우미(1권 21편 참조)'의 삶을 생활화하여야 한다. 이미 걸린 사람도 같은 방법으로 훨씬 좋은 결과를 얻을 수 있다.

이밖에 미국 암학회(ACS)가 '암 예방을 위한 영양과 육체적 활동에 관한 가이드라인'에서 특별히 지적하고 있는 ①건강한 체중 유지, ②적당한 육체적 활동, ③가공육과 붉은 고기, 정제된 식품, 알콜을

---

4) Cancer.net, Prostate Cancer: Statistics

5) 보건복지부, 암발생과 생존율(2017.12.20 보도자료)

제한하면서 다양한 채소와 과일, 통곡식을 충분한 섭취하는 건강한 식사에도 관심을 기울이자.

(아시아경제신문 2018.8.3)

126

식도암 복병을 피하려면

식도암은 주변에서 쉽게 볼 수 있는 흔한 암은 아니며, 환자 수는 상당 기간 큰 변화를 보이지 않고 있다. 2005년 새 환자가 2천 명을 넘어선 이래 매년 2,400명 정도 발생하는데, 2015년에는 전체 암의 1.1%인 2,420명이 발생하였다. 사망자는 1990년대 말부터 매년 1,400-1,500명 선을 유지하고 있으며, 2016년에는 1,524명이 사망하여 전체 암 사망자의 1.9%를 차지하였다.[1]

환자 수는 많지 않지만, 환자 수에 비하여 사망자가 많고, 5년 상대생존율이 췌장암 9.5%, 폐암 19.6%에 이어 간암 23.6%와 비슷한 24.9%로 낮아서 복병인 암이라 말할 수 있다.[2]

식도암은 세계적으로는 여덟 번째로 많이 걸리는 암으로 대체로 남성들이 훨씬 많이 걸리고, 연령별로는 60세 이상이 많다. 지역적으로는 아시아와 아프리카에서 많이 발생하는데, 환자의 반이 중

---

1) 통계청, 국가통계 포털, 암등록통계
2) 보건복지부, 암발생과 생존율(2017.12.20 보도자료)

국에서 발생하며, 북아메리카와 유럽의 발생률은 낮다. 2012년 45만 6천명이 걸렸는데, 2015년 사망자가 40만 명에 이를 정도로 사망률이 높다.[3]

식도암은 세포의 형태에 따라 편평 세포암과 선암(腺癌, 샘암)의 두 가지 형태가 있다. 편평 세포암은 식도의 윗부분 점막의 상피세포에 생기며 식도암의 대부분을 차지하며, 선암은 식도와 위의 연결 부분에 생기는데, 위산의 장기간 역류와 관련이 깊다.

식도암의 주요 원인으로 흡연과 음주, 비만이 지적되는데, 흡연과 음주가 합쳐지면 암에 걸릴 확률은 훨씬 높아진다. 세계 암연구기금(WCRF)에 따르면 흡연은 식도암의 주요 원인으로 편평 세포암을 180%, 선암을 70% 증가시키며, 알콜은 하루 10g당 편평 세포암을 25% 증가시키고, 비만은 선암을 48% 증가시킨다.

식도암은 외과적 절제술과 방사선치료, 항암화학요법으로 치료한다. 생존율이 높아 가장 선호되고 있는 절제수술의 경우 식도의 점막에만 있는 조그만 암은 내시경으로 점막만을 제거하기 때문에 부작용이 대체로 크지 않지만, 식도의 일부나 전부를 절제하는 경우 위를 끌어올려 식도의 윗부분과 연결해야 하는데, 수술로 인한 불편이나 부작용이 나타나는 경우가 많다.

---

3) 세계암연구기금(World Cancer Research Fund), Diet and cancer, cancer-trends, Oesophageal cancer, Incidence and survival rates

방사선치료나 항암화학요법은 수술 진행 중 또는 전후에 보조적으로 시행되기도 하고, 외과적 절제가 불가능하거나 다른 부위로 전이된 경우에 시행되는데, 주변으로 확산되거나 멀리 떨어진 장기로 전이된 경우 치료효과는 높지 않아서 5년 상대생존율이 매우 낮다.

식도암 환자의 생존율이 높지 않은 이유는 음식을 삼키기 어렵고 가슴에 통증을 느끼며 체중이 감소하는 식도암의 증상이 나타나 암이 상당히 진행된 상태에서 병원을 찾기 때문이다. 조기 발견을 위한 정기 검진은 아직까지 시행되지 않고 있으며, 식도암 사망률이 훨씬 높은 미국에서도 일반 국민들의 정기검진은 성과가 없어서 추천하지 않고 있다. 바렛 식도와 같이 식도암의 위험이 높은 사람은 개별 검진을 받으면 조기발견에 도움이 될 수 있다.

식도암이라는 복병을 만나 불행을 당하지 않으려면 예방에 힘써야 한다. 발암물질(1권 18편 참조)에의 노출을 줄이고, '암 도우미(1권 20편 참조)'의 생활을 버리며, '생명 도우미(1권 21편 참조)'의 삶을 생활화하여야 한다. 이미 걸린 사람도 같은 방법으로 좋은 결과를 얻을 수 있다.

미국 암학회(ACS)가 특별히 지적하고 있는 ①담배와 알콜을 피하고, ②건강한 식사를 통하여 건강한 체중을 유지하며, ③위산의 역류 치료에 관심을 기울일 필요가 있다.[4]

(아시아경제신문 2018.8.10)

---

4) 미국암학회(American Cancer Society), Esophagus cancer, Prevention

8 장

뇌와 **정신 건강**을 지키는 생활습관

127

당신의 뇌는 행복합니까

사람들은 늘 행복한 삶을 추구하고, 물질적으로 더욱 풍요로워지고 있는데, 뇌의 건강과 행복은 개선되고 있을까? 세계보건기구에 따르면 2016년 흔히 중풍이라 불리는 뇌졸중 사망자는 2000년보다 12% 증가하여 뇌졸중은 심장질환에 이어 2위의 사망원인 자리를 차지하고 있다. 같은 기간 알츠하이머를 포함한 치매 사망자는 148% 증가하여 치매는 사망원인 14위에서 5위로 높아졌다.[1]

우리나라는 양상이 조금 다르다. 뇌혈관질환 사망자는 세계 추세와 달리 2000년 34,965명에서 2017년 22,745명으로 꾸준히 줄었는데, 같은 기간 알츠하이머를 포함한 치매 사망자는 4,473명에서 9,291명으로 급증하여 세계 추세와 같은 흐름을 보여준다. 특히 알츠하이머 사망자는 147명에서 5,019명으로 가파르게 증가하였고, 뇌종양 사망자는 연 1,200명 안팎으로 큰 변화가 없다.[2]

1) 세계보건기구(World Health Organization), Global Health Estimates 2016: Estimated deaths by age, sex, and cause

2) 통계청, 국가통계 포털, 2017년 사망원인통계

2018년 치매 진료환자는 약 51만 명으로 4년 전보다 46.8% 늘었고, 우울증 진료환자는 약 75만 명으로 같은 기간 28.1% 증가하였다[3]. 2017년 우리나라 10만 명당 연령표준화 자살률은 23명으로 OECD 평균 11.9명의 두 배나 된다.[4] 치매 사망자와 치매 및 우울증 환자가 가파르게 늘어나는 추세나 높은 자살률을 보면 우리의 뇌는 그다지 건강하거나 행복한 수준이 아닌 것 같다.

사람의 신경계는 중추신경계와 말초신경계로 이루어져 있는데, 중추신경계는 외부나 내부로부터 받은 자극을 종합·분석하여 판단하고 필요한 반응을 명령하는 기능을 수행한다. 머리뼈(두개골)로 둘러싸여 있는 뇌는 척추뼈로 둘러싸여 있는 척수와 함께 중추신경계를 구성하고 있으며, 무게 1.2~1.4kg으로 가장 큰 장기 가운데 하나로 약 1천억 개의 신경세포(뉴런)로 이루어져 있다.

뇌는 우리의 생각과 행동, 의사결정, 신진대사, 그리고 몸의 움직임과 기능을 통제하여 몸과 마음의 의도의 대부분을 조절한다. 숨 쉬고 심장이 뛰는 것과 같은 생명과 관련된 기능에서부터 먹고 자는 기본적인 기능은 물론, 생각하고 기억하고 말하는 고차원적인 기능에 이르기까지 간단하게 보이는 어떤 일도 적절하게 수행하기 위한, 수천 번에 이르는 뇌의 과정이 뒷받침되어 있다.

뇌는 몸무게의 2%에 지나지 않으나, 인체 에너지와 산소 소비량의 20%를 차지할 만큼 활동이 왕성한 장기이므로 뇌의 건강을 위

---

3) 건강보험심사평가원, 보건의료빅데이터개방시스템
4) 통계청, 2017년 사망원인통계(2018.9.19 보도자료)

해서는 무엇보다 에너지와 산소를 원활하게 공급해 주는 것이 중요하다. 뇌는 에너지의 공급원으로 주로 혈당에 의존하며, 전체 혈당의 25%를 사용한다.[5] 혈당은 뇌혈관을 통하여 공급받기 때문에 건강한 뇌혈관이 뇌의 활동에 결정적인 영향을 준다.

혈당과 산소의 원활한 공급을 포함하여 뇌세포가 살아가는 환경이 좋지 못하면 뇌는 다양한 질병에 걸리게 된다. 뇌 질환의 유형에는 뇌졸중과 같이 뇌혈관이 망가져 걸리는 뇌혈관 질환, 치매나 파킨슨병과 같은 뇌세포 퇴행성 질환, 정상적인 뇌세포가 암세포로 변하는 뇌종양, 우울증이나 불안증, 조현병과 같은 정신적·심리적 질환, 뇌진탕과 같은 부상이 있다.

뇌질환에 걸리면 뇌가 본래의 기능을 제대로 수행하지 못하므로 뇌혈관 질환이나 뇌종양, 치매의 경우와 같이 치명적이거나 삶의 질이 크게 떨어지는 경우가 많으며, 뇌질환은 한 번 발병하면 쉽게 낫지 않으므로 걸린 다음에 치료하는 방법은 별로 효과적이지 못하다. 뇌세포에게 일하기 좋은 환경을 제공하여 행복하게 만들어 뇌질환을 사전에 예방하는 것이 매우 중요한 이유다.

뇌질환은 부상을 제외하고는 악화되기까지 대체로 긴 시간이 걸리므로 뇌질환이 의심되는 증상들이 오랫동안 나타나게 마련이다. 이럴 때 어떤 질병 때문인지를 확인하고 뇌세포에게 나쁜 환경을 찾아 개선하는 현명함이 필요하다.

(아시아경제신문 2019.7.26)

---

5) Wikipedia, Human brain, Metabolism

128
뇌세포의 헌신적인 일생

오늘날 우리 생활수준은 선진국에 거의 근접할 만큼 높아졌음에도 불구하고, 우리 주변에는 자신이 행복하지 않다고 생각하는 사람들이 많다. 그 중요한 이유 가운데 하나는 뇌의 건강과 행복이 만족할만한 수준에 이르지 못하기 때문이므로 뇌세포의 삶을 잘 들여다보고 그 특징을 이해할 필요가 있다.

뇌세포에는 전기신호나 화학신호를 이용하여 다른 뇌세포와 정보를 주고받는 기능을 수행하는 신경세포(뉴런)와 신경세포를 지원하는 역할을 하는 신경교세포가 있다. 세포 수는 신경교세포가 더 많지만, 뇌세포라는 말은 대체로 신경교세포를 제외하고 정보전달 기능을 수행하는 뉴런만을 이야기한다.

세포들의 수명은 대부분 인간의 수명보다 훨씬 짧은데, 세포가 수명이 다하거나 손상되어 죽을 때 그 자리를 새 세포로 대체하는 방법에는 세 가지 형태가 있다. 대부분의 세포들은 평소에는 분열하지 않다가 세포가 죽어 새로운 세포가 필요할 때 남아있는 세포가 분열하여 죽은 세포를 대체한다. 피부에 상처가 나거나 간을 절제할 때 신속하게 분열하여 재생하는 경우가 좋은 예다.

두 번째 형태는 태아 때 대부분 만들어져 사람이 죽을 때까지 살면서 분열하지 않는 경우인데, 뉴런이 여기에 해당한다. 세 번째는 수명이 2~5일부터 수개월까지 대체로 짧은데, 직접 분열하지 않으며, 줄기세포가 분열한 다음 분화하여 새로 만들어지는 세포가 죽은 세포를 대체하는 경우다. 혈구세포와 위장관의 상피세포가 여기에 해당한다.

뉴런은 다른 세포들과는 다른 점이 많다. 태아 때 대부분 만들어지며, 사람이 죽을 때까지 사는, 수명이 가장 긴 세포 가운데 하나다. 늙은 쥐의 뉴런을 장수한 다른 쥐의 뇌에 이식한 한 실험에서 뉴런은 두 세대를 살고도 여전히 건강함이 확인되었다.[1]

뉴런은 분열하지 않는데, 그 이유는 뉴런이 가지고 있는 대부분의 자원을 정보를 전달하는 데 사용하도록 최적화되어 있어서 분열할 수 있는 시간도 자원도 가지고 있지 않으며, 새로운 뉴런이 추가되면 1천억 개나 되는 뉴런 사이의 복잡한 소통망을 혼란에 빠뜨릴 위험이 있기 때문이다. 뉴런은 분열하지 않기 때문에 20년 전까지도 '죽으면 다시 만들어지지 않는 세포'로 알려져 있었다.

뉴런의 세포막은 정보를 전달하는 데 편리하도록 가지돌기(dendrite)와 축색돌기(axon)로 변경되어 있다. 가지돌기는 뉴런의 신경

---

1) Ed Yong, National Geographic, Neurons Could Outlive the Bodies That Contain Them

세포체 주위에 나뭇가지처럼 여러 개가 뻗어 있어 자극이나 신호를 잘 받아들인다. 축색돌기는 뉴런의 신경세포체서 길게 뻗어 나온, 절연체 안에 들어있는 전기선처럼 생긴 돌기로 신경세포체의 전기화학신호를 다른 세포에 전달한다.

뉴런이 다른 뉴런으로 신호를 전달할 때는 시냅스(synapse)라고 하는 연결 구조를 이용하는데, 시냅스는 전기적 시냅스와 화학적 시냅스의 두 형태가 있다. 전기적 시냅스에서는 두 뉴런의 세포막이 시냅스 틈이라 부르는 통로로 연결되어 있어 전기 신호가 신속하게 직접 전달된다.

화학적 시냅스에서는 뉴런의 전기적 활동이 신경전달물질이라는 화학물질을 분비하게 하고, 이 신경전달물질이 다른 뉴런의 세포막에 있는 수용체와 결합하는 방식으로 신호를 전달한다. 신경전달물질은 수백 종이 존재하는 것으로 추정되는데, 엔돌핀, 도파민, 아세틸콜린, 세로토닌 등 100종 이상이 확인되었으며, 부족할 경우 알츠하이머나 파킨슨병과 같은 질병의 원인이 된다.

뉴런은 이처럼 분열하지 않고 사람이 죽을 때까지 살아 있으면서 오로지 정보전달 기능만을 헌신적으로 수행하는데, 뉴런의 정보전달 기능에 차질이 생기거나 뇌혈관이 망가져 뉴런에 에너지와 산소를 원활하게 공급하지 못하면 각종 뇌질환에 걸리게 된다. 뇌질환의 예방과 치유를 위해서는 뉴런의 정보전달 기능의 원리를 잘 이해하고 환경을 개선하는 것이 가장 효과적이다.

(아시아경제신문 2019.8.2)

129
신경전달물질의 신비

알츠하이머병, 파킨슨병, 우울증 --- 이런 질병들은 어떤 공통점이 있을까? 이들은 뇌세포와 관련된 질병, 좀 더 구체적으로 말하면 뇌세포에서 만들어지는 신경전달물질의 부족과 관련이 있는 질병들이다. 최근 발병과 직간접 사망자가 급증하고 있는데, 치료가쉽지 않은 공통점을 가지고 있다.

뇌세포인 뉴런이 메시지를 제대로 전달하기 위해서는 다른 뉴런과 신호를 잘 주고받아야 하는데, 뉴런은 서로 연결되어 있지 않다. 뉴런 사이에는 시냅스라 부르는 미세한 틈(갭)이 있는데, 이 갭을 건너 다른 뉴런에 신호를 전달하는 물질이 신경전달물질이다. 신경전달물질은 뉴런의 축색돌기 말단에서 분비되며, 시냅스 갭을 통과하여 건너편 뉴런의 수용체에 결합하여 신호를 전달한다.

신경전달물질은 100종 이상이 확인되었는데, 결합하는 수용체의 화학적 성질에 따라 각각의 기능이 다르다.[1] 예를 들면, 세로토

---

1) Kendra Cherry, Verywell.com, Identifying a neurotransmitter

닌은 식욕과 잠, 기억과 학습, 정서를 통제하며, 도파민은 운동 동작, 동기와 관련된 만족, 정서적인 각성을 통제한다. 아세틸콜린은 골격근을 활성화시키고, 글루탐산염은 뇌와 척수 안에서 대부분의 뉴런을 흥분시키며, GABA는 뉴런을 억제시킨다.

어떤 뉴런에서 다른 뉴런으로 신호가 전달될 때 신경전달물질은 열쇠 역할을 하며, 수용체는 자물쇠처럼 행동한다. 어떤 수용체를 작동시키기 위해서는 여기에 딱 맞는 신경전달물질이 필요하므로 신경전달물질마다 신호를 전달할 수 있는 뉴런이 정해져 있다는 뜻이다. 뇌세포가 정상적으로 작동하기 위해서는 언제든지 모든 신경전달물질을 적절히 분비하는 것이 중요한 이유다.

모든 신경전달물질이 적절히 분비되지 않아서 어떤 신경전달물질의 불균형이나 혼란이 심하면 문제가 된 신경전달물질의 종류에 따라 다양한 질병이 나타난다. 대표적인 질환으로는 알츠하이머병이나 파킨슨병과 같은 뇌세포 퇴행성 질환과 우울증을 포함한 다양한 정신질환이 있다.

치매의 대부분을 차지하는 알츠하이머병에 걸리면 기억력과 사고력이 망가지고, 더 진행되면 단순한 일도 하지 못하게 된다. 원인은 뚜렷하지 않지만, 유전적인 요인과 환경적 요인, 생활습관이 복합적으로 작용하는 것으로 추정하고 있다. 알츠하이머병 환자들은 신경전달물질 가운데 아세틸콜린이 부족하거나 글루탐산염이 높은 특징을 보인다. 글루탐산염이 넘치면 파킨슨병이나 다발성 경화증, 뇌졸중과도 관련이 많다.

도파민이 부족하면 원하는 동작을 제대로 할 수 없고, 몸이 굳어지며 떨리는 파킨슨병에 걸리기 쉬운데, 도파민의 과부족은 조현병이나 주의력 결핍 과잉 행동장애와 같은 정신질환의 원인도 된다. 우울증 환자들은 세로토닌이 정상보다 낮은 수준을 보이고, 글루탐산염의 생산이나 사용에 문제가 생기면 자폐증이나 조현병, 우울증과 같은 정신질환에 걸릴 수 있다.

신경전달물질과 관련된 질환은 수용체 작용제나 수용체 길항제로 치료하는데, 효과는 그다지 성공적이지 못하다. 수용체 작용제는 특정 신경전달물질 수용체를 활성화시키는 물질로 진통제로 쓰이는 몰핀과 도파민의 지속시간을 연장시키는 코카인이 그 예다. 수용체 길항제는 특정 신경전달물질이나 호르몬, 약물과 같은 수용체 작용제의 작용을 억제하는 물질이다.

신경전달물질과 관련하여 꼭 기억해야 할 것이 있다. 우리는 언제든지 적절한 신경전달물질을 적절히 분비하여 필요한 모든 신호를 정상적으로 전달하는 '신경전달물질의 신비스러움' 덕분에 하루하루를 건강히 살 수 있다.

그런데, 수많은 신경전달물질 가운데 어떤 순간에 어떤 신경전달물질이 얼마만큼 분비되어야 하는지 알지 못하며, 더구나 일일이 약으로 조절하는 것은 불가능하다. 부족한 지식에 근거를 둔 불완전한 치료에 의존하지 말고, 훼손된 '신경전달물질의 신비스러움'을 회복시킬 수 있도록 잘못된 생활을 개선하고, 치유는 신비스러운 신경전달물질에게 맡기는 것이 현명하지 않을까?

(아시아경제신문 2019.8.9)

130

뇌세포의 생명줄 뇌혈관

뇌세포가 제 역할을 하지 못하면 다양한 뇌질환에 걸리게 되는데, 뇌질환은 뇌세포인 뉴런이 많이 죽는 경우와 살아있는 뉴런이 제 기능을 못하거나 오작동을 하는 경우로 나누어 생각해 볼 수 있다. 뉴런이 죽는 경우는 어떤 뉴런이 죽느냐에 따라 파킨슨병, 헌팅턴병, 알츠하이머병을 포함한 치매와 같이 다양한 증상이 나타나는데, 어떠한 치료로도 좀처럼 개선되지 않는다.

뉴런은 태아 때 대부분 만들어져 사람이 죽을 때까지 사는, 수명이 가장 긴 세포인데, 수명을 다하지 못하고 죽는 이유는 무엇일까? 뉴런이 죽는 이유로는 외상에 의한 뇌손상, 환경적인 독소, 세균 감염, 유전성 질환, 뇌혈관 질환 등을 들 수 있는데, 이 가운데 가장 심각한 것은 많은 사람이 걸리고, 세계 사망원인 2위, 우리나라 3위를 차지할 정도로 많은 사람이 죽는 뇌혈관 질환이다.

뇌혈관 질환으로 인한 뉴런의 죽음을 최소화하기 위해서는 뉴런의 특성을 이해할 필요가 있다. 뉴런은 정보 전달에만 전념하고, 정보 전달과 직접 관련 없는 다른 기능은 최소화되도록 설계되어 있다. 뉴런은 몸무게의 2%에 지나지 않으나, 뉴런의 기능을 수행하기 위해 인체 에너지와 산소 소비량의 20%를 차지할 만큼 매우 많은 에너지와 산소를 소비한다.[1]

많은 에너지와 산소를 소비하는 뉴런이 제 역할을 하기 위해서는 뉴런의 에너지 생산에 필요한 산소와 혈당을 원활하게 공급해 주어야 하는데, 이것은 뇌혈관의 몫이다. 뇌혈관은 혈액을 통하여 산소와 혈당을 뉴런에 공급하는 생명줄 역할을 하는데, 뉴런에 혈액을 원활하게 공급할 수 있는 최적의 구조로 설계되어 있다.

혈액은 경동맥과 척추동맥의 두 동맥을 통하여 뇌혈관으로 공급되는데, 각 동맥은 좌우 한 쌍으로 이루어져 있다. 경동맥에서 갈라져 나온 외부 경동맥은 얼굴과 두개골에 혈액을 공급하며, 내부 경동맥은 대뇌 앞부분의 대부분에 혈액을 공급한다. 척추동맥은 대뇌 뒷부분과 소뇌, 뇌줄기에 혈액을 공급한다. 1분 동안 뇌에 공급되는 혈액은 약 750ml로 전체 혈액의 15%를 차지한다.

뇌의 기저에서는 경동맥과 척추동맥이 윌리스 고리(Circle of Willis)라고 부르는 교통 동맥 고리를 만들며, 여기에서 전뇌동맥과 중뇌동맥, 후뇌동맥을 통하여 뇌의 모든 부분에 혈액을 공급한다. 윌리스 고리는 여기에 혈액을 공급하는 좌우 경동맥과 좌우 척추동맥의 어느 하나가 막혔을 때 막히지 않은 다른 동맥의 혈액을 공급받아

---

1) Wikipedia, Human brain, Metabolism

모든 소동맥에 차질 없이 공급해 주는 역할을 한다.

뉴런은 단 몇 분만 산소 공급을 받지 못하면 쉽게 죽으므로 뇌혈관에 질환이 생겨 뉴런에 혈액이 원활하게 공급되지 않으면 뇌 기능이 일시적으로 또는 영구적으로 손상되는데, 이런 일이 갑자기 생기면 뇌혈관 사고라고 부른다. 뇌혈관 질환에는 뇌졸중, 일과성 뇌 허혈증(TIA), 뇌혈관 동맥류, 뇌혈관 기형, 혈관성 치매 등 여러 가지가 있는데, 뇌졸중이 가장 흔하다.

뇌졸중은 혈관에 들어가는 음식 쓰레기와 공기 쓰레기를 포함한 각종 쓰레기들이 혈관을 돌아다니다 뇌혈관을 굳게 하여 동맥경화를 일으키고, 덩어리(혈전)를 만들어 뇌혈관을 막거나(허혈성 뇌졸중), 약해진 혈관이 터져 혈액이 뇌로 새나감으로써(출혈성 뇌졸중) 뉴런에 혈액이 제대로 공급되지 않아 뉴런이 죽는 병이다. 허혈성 뇌졸중이 대부분을 차지한다.

뉴런의 죽음을 예방하려면 뇌혈관을 건강하게 유지하는 것이 무엇보다 중요하다. 설탕과 포화지방, 트랜스지방, 저밀도 콜레스테롤, 소금, 알콜과 같은 음식 쓰레기와 담배연기와 미세먼지, 오존, 이산화질소, 아황산가스, 일산화탄소와 같은 공기 쓰레기가 음식이나 호흡을 통하여 혈관에 많이 들어가지 않도록 각별히 주의하여야 한다(1권 33, 34, 35편 참조).

(아시아경제신문 2019.8.16)

131
뇌세포 재생의 축복

뇌세포인 뉴런이 죽거나 기능을 상실하면 기억이나 의사 결정과 같은 인식능력을 차츰 잃게 되는데, 이런 현상을 뉴런 퇴화(neurodegeneration)라 부른다. 오늘날 알츠하이머병이나 파킨슨병, 헌팅턴병과 같은 뉴런 퇴화 질병 환자가 급증하면서 삶의 질이 심각하게 낮아지고, 사망자도 급증하고 있는데, 이런 질병에 대한 마땅한 치유 방법은 아직까지 찾지 못하고 있다.

우리가 살아가는 동안 세포들은 수명이 다하거나 다치거나 독성물질에 노출되거나 영양이나 산소 부족, 스트레스 등 여러 이유로 끊임없이 죽거나 손상된다. 하나의 세포에 들어있는 60억 개의 DNA 가운데 하루 동안 수십만 개가 손상되는데, 이처럼 손상되는 세포들이 정상으로 회복되고, 죽은 세포들의 자리는 새 세포로 채워지기 때문에 우리는 건강하게 살 수 있다.

뉴런도 다른 세포와 마찬가지로 한편으로는 끊임없이 퇴화되지만, 다른 한편으로 끊임없이 회복(neurorestoration)되고, 적

응(neuroplasticity)하며, 새로 생성(neurogenesis)되는 방법으로 재생
(neuroregeneration)되기 때문에 우리가 건강하게 살 수 있는데, 이러한
사실이 알려진 것은 최근의 일이다.[1][2]

뉴런의 회복은 뉴런을 구성하고 있는 DNA의 일부가 손상되었을
때 정상적인 상태로 복구되는 것으로 다른 세포와 별 차이가 없다.
뉴런의 적응은 어떤 뉴런이 다른 뉴런들과 새로운 연결을 만들거
나 기존의 연결을 강화하여 뉴런 사이에 소통 기능이 향상되는 것
을 뜻하는데, 뉴런의 의사소통 특성 때문에 다른 세포와 달리 뉴런
만이 가지고 있는 기능이다.

뉴런의 생성은 죽은 뉴런을 대신해 줄 뉴런이 새로 만들어지는
것을 말하는데, 만들어지는 방법이 대부분의 세포와 다르다. 세포
가 죽으면 남아있는 세포가 분열하여 죽은 세포를 대체하는 방법
으로 재생되는 다른 세포들과 달리 뉴런은 태아 때 대부분 만들어
져 사람이 죽을 때까지 살고 분열하지 않는데, 이 때문에 20년 전
까지도 뉴런이 새로 만들어지는 것을 알지 못했다.

20세기 중반까지도 과학자들은 새 뉴런이 만들어지는 것은 태아
와 유아기에 한정된다고 믿고 있었는데, 새와 쥐, 원숭이의 어른 뇌
에서 뉴런의 생성이 차례로 확인되면서 100년 가까이 지켜져 온
'어른의 뇌에서는 뉴런이 새로 만들어지지 않는다'는 신화가 깨지

---

1) Regina Bailey, Thoughtco.com, Regeneration of brain cells

2) National Institutes of Health, US National Library of Medicine, Neurogeneration in
neurodegenerative disorder

게 되었다. 1998년에는 마침내 사람 어른의 뇌에서도 새 뉴런이 만들어지는 것이 확인되었다.[3]

뉴런이 새로 만들어진다는 사실을 최근에야 알게 된 것은 뉴런은 일반적인 세포와 달리 직접 분열하는 방법으로 만들어지지 않기 때문이다. 어떤 뉴런이 죽어 새 뉴런이 필요하게 되면 여러 단계의 신비스러운 과정을 거쳐 새 뉴런이 만들어져 뉴런의 기능이 정상화된다.

뇌 해마와 같은 특별한 영역에서 잠자고 있던 신경줄기세포가 활성화되어 세포 분열하는 방법으로 증식한 다음, 특수한 형태의 필요한 뉴런으로 분화된다. 새로 만들어진 뉴런은 필요한 곳으로 이동하여 다른 뉴런과 소통이 가능한 전형적인 형태로 성숙한 다음, 다른 뉴런과 필요한 시냅스 연결을 만들어 기존의 뉴런 회로에 통합된다.

뉴런의 생성과 관련한 연구들은 사람이 살아있는 동안 뉴런이 지속적으로 만들어진다는 사실과 어떤 행동을 할 때 뉴런이 잘 만들어지는지를 밝혀 주고 있다(136편 참조).[4] 뉴런의 생성은 뉴런이 많이 죽어서 걸리는 알츠하이머병과 파킨슨병, 헌팅턴병과 같은 질병의 예방과 치유에 큰 희망을 주고 있으며, 특히 치매 예방에 결정적으로 기여할 수 있는 길을 열어 주었다.

---

3) Ananya Mandal, News-medical.net, What is neurogenesis?

4) Neurohacker.com, What is neurogenesis? Definition, mechanisms, and its role in brain plasticity, Neurogenesis is impacted by our environment and behaviors

다만 뉴런의 퇴화를 최소화하고, 재생을 극대화하기 위해서는 '생명스위치를 켜는 친생명적인 생활'인 뉴스타트(NEWSTART) 생활(1권 62편 참조)을 실천하는 것이 중요하므로 뉴런의 생성이 축복이 될지의 여부는 각자의 노력여하에 달려 있다고 하겠다.

(아시아경제신문 2019.8.23)

132
뇌세포를 신바람 나게

수많은 뇌질환 가운데 2017년 우리나라에서는 전체 사망자의 11.7%가 뇌혈관 질환과 치매, 뇌종양의 세 질병으로 사망하였는데, 질병별로는 각각 8%, 3.3%, 0.4%였고, 치매 사망자에는 알츠하이머병 1.8%가 포함되어 있다. 또한 4.3%를 차지하는 자살 사망자에는 우울증 환자가 많이 포함되어 있다.[1]

뇌질환은 사망의 주요 원인이 되는 것도 문제지만, 일단 발병하면 치료를 받아도 투병하는 동안 삶의 질이 매우 낮으며, 증세가 좀처럼 개선되지 않기 때문에 예방이 특히 중요하다. 뇌질환의 예방과 치유를 위해서는 질병별로 발병 원인을 아는 것이 중요한데, 아직까지 명확하게 밝혀지지 않은 질병도 많다.

뇌질환은 부상, 뇌혈관 질환, 뇌종양, 뇌세포 퇴화 질환, 정신 질환의 다섯 유형으로 나눌 수 있다.[2][3] 뇌의 부상은 사고 가능성이 높

---

1) 통계청, 국가통계 포털, 2017년 사망원인통계
2) Lauren Reed-Guy, Healthline, Brain disorders
3) Synapse/Australia's brain injury organization, Types of brain disorder

은 활동을 할 때 안전 장비를 착용하는 등 안전에 유의하면 많이 줄일 수 있고, 뇌혈관 질환은 혈관에 버려지는 음식 쓰레기와 공기 쓰레기를 줄여 혈관을 건강하게 만들면 심장 질환까지 함께 줄일 수 있다(130편 참조).

뇌종양은 정상 뇌세포가 암세포로 변질되는 질병인데, 다른 곳에 생긴 암이 뇌로 전이되는 경우도 많다. 암세포 제거 수술을 하거나 항암제나 방사선을 이용하여 암세포를 죽이는 방법으로는 잘 낫지 않는다. 예방과 치유를 위하여 발암물질에의 노출을 줄이고(1권 18편 참조), '암 도우미'의 생활을 버리며(1권 20편 참조), '생명 도우미'의 삶을 생활화하여 한다(1권 21편 참조).

뇌세포 퇴화 질환은 뉴런이 많이 죽거나 정상적으로 활동하지 못하는 질병으로 알츠하이머병과 파킨슨병, 헌팅턴병이 있다. 특히 알츠하이머병을 포함한 치매는 환자와 사망자가 급증하는 추세인데, 기억력, 언어 능력 등의 인지기능이 심하게 저하되면 일상생활에 심한 장애가 생기고, 인간의 존엄성마저 상실된다.

뇌세포 퇴화 질환의 구체적인 원인은 명확하게 밝혀지지 않았지만, 뉴런이 정상적으로 활동하기 어려운 환경 때문임은 쉽게 짐작할 수 있다. 뇌세포는 에너지의 20%를 소비할 정도로 왕성하게 활동하는 장기이므로 필요한 영양소와 산소가 원활하게 공급될 수 있도록 건강한 혈관을 유지하고 건강식을 하는 것이 무엇보다 중요하며, 혈액에 독성물질이 많이 들어가지 않도록 하여야 한다.

뇌세포의 퇴화를 최소화하는 것 못지않게 새로운 뇌세포가 잘 만들어지도록 생활(136편 참조)하는 것도 중요하다. 유산소운동과 두뇌활동이나 지속적인 학습과 같은 뇌세포의 훈련을 생활화하고, 스트레스를 지혜롭게 해소하며, 충분한 수면과 건강식에도 힘써야 한다.

정신질환은 생각이나 감정, 행동 또는 타인과의 관계가 비정상적인 특성을 말하는데, 우울증, 조울증, 인격장애, 지적장애 등 다양한 형태로 나타난다(139편 참조). 우울증 진료 환자는 최근 연평균 6.4%씩 증가하였는데, 이런 증가세는 OECD 최고수준의 자살 사망률과 무관하지 않은 것으로 추정된다.

우울증의 원인으로는 유전적 취약성, 스트레스, 약물 복용이나 질병 등 여러 가지가 지적되는데, 세로토닌과 도파민 같은 신경전달물질의 공급부족이 우울증의 원인인 것으로 알려져 있다. 신경전달물질들은 그때그때 종류별로 필요한 만큼 생산되는데, 이 기능이 훼손되어 소요량만큼 공급하지 못할 때 우울증에 걸리기 때문에 이 기능을 회복시키는 것이 중요하다.

수많은 뇌질환의 원인을 낱낱이 파악하여 모두 실천하는 방법으로 모든 뇌질환을 예방하는 길은 복잡하고 어려워 보인다. 그런데, 반드시 기억해야 할 것이 있다. 우리가 어떤 질병에 걸리는 이유는 일 잘하던 '몸 안에 있는 의사'가 어느 날부터 잘 하지 못하기 때문이다. 히포크라테스의 말처럼 '몸 안에 있는 의사'가 일을 잘 할 수 있도록 도와주고 적어도 방해하지 않는 것이 중요하다.

　뇌질환도 마찬가지다. 뇌세포 안에 있는 의사인 유전자가 신바람 나게 일할 수 있도록 좋은 환경을 만들어주는 뉴스타트(1권 62편 참조)를 생활화하는 것이 최선의 방법이다. 이 점을 염두에 두고 질병을 이해한다면 질병을 예방하는 방법은 그리 복잡하고 어려운 일이 아니다.

(아시아경제신문 2019.8.30)

133
내가 만드는 행복의 크기

우리가 세상을 살아가면서 여러 가지로 행복을 느낄 때 우리 뇌에서는 엔돌핀, 세로토닌, 도파민, 옥시토신과 같은 다양한 화학물질들이 만들어진다고 한다. 엄밀히 말하면 이러한 행복물질들이 만들어질 때 우리가 느끼는 결과가 행복이기 때문에 행복물질은 우리를 행복하게 만드는 원인 물질인 셈이다.

예를 들어보자. 어떤 기쁜 소식을 들을 때 느끼는 행복의 크기는 사람마다 다르다. 같은 소식을 들어도 어떤 사람은 매우 기뻐하지만, 어떤 사람은 그다지 큰 기쁨을 느끼지 못한다. 그것은 어떤 행복 요소가 행복의 크기를 바로 결정하는 것이 아니고, 만들어지는 행복물질의 양에 따라 행복의 크기가 결정되는데, 행복물질의 양은 사람들마다 다르게 만들어지기 때문이다.

행복물질은 종류별로 각각의 역할이 다르다. 엔돌핀(endorphine)은 몸 안을 뜻하는 'endogenous'와 아편 진통제를 뜻하는 'morphine'의 합성어로 '몸 안에서 만들어지는 모르핀'이라는 뜻을 가지고 있는데, 통증을 완화시키고, 스트레스나 불안감을 줄여주며, 즐거움을 극대화시킨다. 주로 먹고, 마시고, 운동하거나 성활동이나 임신 중에 뇌하수체와 중앙신경시스템에서 생산된다.[1]

신경세포 사이에서 다른 신경세포에게 정보를 전달하는 신경전달물질의 하나인 세로토닌은 잠잘 때와 깨어있는 주기를 통제하고, 통증을 줄여주며, 기분을 향상시킨다. 세로토닌의 분비가 줄어들면 우울증과 자살의 위험이 높아진다. 부정적인 생각을 행복한 생각으로 바꾸거나 햇빛을 쬘 때, 현미, 참깨, 땅콩처럼 필수 아미노산의 하나인 트립토판이 풍부한 음식을 먹을 때 잘 만들어진다.[2]

또 하나의 신경전달물질인 도파민은 불안감이나 흥미를 잃어버리는 것과 같은 우울증 증세를 이겨내는데 도움을 준다. 스포츠에서 득점하거나 목표를 달성하거나 임무를 완수했을 때, 다른 사람들에게 친절한 행동을 했을 때 많이 분비되기 때문에 종종 '보상의 물질'로 불린다. 좋아하는 음악을 듣거나 좋아하는 음식을 먹을 때, 건강한 생활습관을 가질 때도 많이 분비된다.[3]

옥시토신은 호르몬이면서 출산과 모유 수유에 관계된 신경전달물질인데, 공감과 신뢰, 성적 활동, 관계 형성과도 관련이 많다. 포옹하거나 성적 오르가슴 때 증가하기 때문에 사랑 호르몬으로 불리기도 하며, 뇌의 시상하부에서 생산되어 성 행위나 분만, 모유 수

---

1) Kaia Roman, Mindbodygreen.com, The brain chemicals that make you happy

2) Kaia Roman, Mindbodygreen.com, The brain chemicals that make you happy

3) Kaia Roman, Mindbodygreen.com, The brain chemicals that make you happy

유할 때 분비된다. 스트레스 반응을 감소시키고, 우울증이나 불안의 치료에 도움을 준다.[4]

이처럼 다양한 행복물질이 충분히 만들어질 때 우리는 정신건강을 지키며 행복한 삶을 살 수 있으므로 행복물질을 충분히 생산하는 것은 매우 중요하다. 그런데, 우리는 어느 순간에 어떤 행복물질을 얼마만큼 생산하여야 건강하게 살 수 있는지는 물론, 필요한 행복물질을 어떻게 만들 수 있는지 정확하게 알지 못한다.

참으로 감사하게도 우리의 뇌에는 어느 때 어떤 행복물질이 얼마만큼 필요한지를 정확하게 알고, 모든 행복물질을 충분히 생산할 수 있는 완벽한 시스템을 갖추고 있는데, 이 점을 반드시 기억해야 한다. 내가 느끼는 행복의 크기는 오로지 내가 이 시스템을 얼마만큼 가동하여 얼마만큼 행복물질을 만드느냐에 달려 있기 때문에 내 행복의 크기를 결정하는 것은 바로 나인 것이다.

이 고마운 시스템 덕분에 우리는 다양한 행복물질들의 특성과 필요한 양을 모두 파악하여 충분히 만들어지게 하는 방법을 몰라도 된다. 시스템의 주인인 우리는 생명스위치를 켜는 뉴스타트(1권 62편 참조) 생활을 통하여 이 시스템이 정상적으로 작동할 수 있는 환경만 만들어주면, 이 고마운 시스템이 알아서 행복하게 만들어 줄 것이기 때문이다.

(아시아경제신문 2018.10.5)

---

4) Kaia Roman, Mindbodygreen.com, The brain chemicals that make you happy

134
행복물질의 생명 메시지

우리가 하루하루를 살아가면서 어떤 행복을 느낄 때 우리 뇌에서 만들어지는 엔돌핀, 세로토닌, 도파민, 옥시토신과 같은 행복물질들은 저절로 만들어지지 않는다. 뇌세포 안에는 행복물질을 만드는 공장인 다양한 유전자들이 완벽하게 준비되어 있지만, 만들어지는 행복물질의 양은 뇌세포의 주인인 내가 유전자에게 얼마나 좋은 환경을 제공하여 얼마나 유전자를 잘 켜느냐에 달려 있다.

행복물질들은 종류별로 다르게 설계되어 있어 다양한 행복을 느끼게 해주는데(133편 참조), 모든 행복물질들이 필요할 때 적절히 만들어지면 우리는 하루하루를 행복하게 살아갈 수 있지만, 부족하거나 지나치게 많이 만들어져 적정한 상태를 유지하지 못하면, 다양한 형태로 정신장애가 나타나며, 육체적 질병으로 고생할 수도 있다.

가장 흔한 우울증에 걸리면 삶에 대한 흥미를 잃어버리거나, 식욕 상실, 슬픈 생각, 낮은 자존감, 자살 충동으로 발전할 수 있고,

조울증으로 기쁨이 갑자기 우울증으로 변하여 예측하기 어려운 상황에 빠질 수도 있다. 불안 장애로 두통이나 땀 흘림, 메스꺼움, 피로와 함께 극도의 긴장이나 걱정, 지나친 생각, 공황장애가 나타나기도 한다.

어린이들에게 많이 나타나는 주의력 결핍 과잉행동 장애(ADHD)로 주체할 수 없을 만큼 달리고, 놀고, 올라가는 것과 같은 지나친 육체적 활동을 하기도 하고, 불면증이나 수면 장애로 밤잠을 제대로 자지 못하고 휴식하지 못하는 상황에 빠지기도 하며, 잠을 자기 위해 또는 고통이나 불안으로부터 벗어나기 위해 알콜이나 약물을 반복적으로 마시거나 먹고 중독에 빠질 수 있다.

이밖에 특별한 행복물질이 부족할 때만 나타나는 증상도 있다. 신경전달물질이기도 한 도파민은 정신적인 행복뿐만 아니라 육체적인 활동을 통제하는 데도 중요하기 때문에 부족하면 몸 움직임 장애인 파킨슨병에 걸리기도 한다.

또 하나의 신경전달물질인 세로토닌은 부족하면 불안장애나 우울증의 원인이 되는데, 소화과정에서도 중요한 역할을 한다. 대부분의 세로토닌은 위장에서 만들어져 위장의 수축을 통해 음식물의 이동을 원활하게 한다. 해로운 세균이나 앨러지 항원이 들어있는 음식이 들어오면 구토나 설사의 방법으로 재빨리 밖으로 내보낸다. 세로토닌이 부족하면 이러한 기능에 장애가 오고 변비의 원인이 되기도 한다.

이처럼 행복물질들의 불균형에 따른 다양한 증상들이 나타날 때 어떻게 대처하는 것이 현명할까? 이러한 증상들을 완화시키는 약에 의존하는 것은 좋은 방법이 아니다. 배가 고플 때 음식은 먹지 않고 배고픔을 못 느끼게 하는 약을 먹거나, 몸에 통증이 있을 때 통증의 원인은 해결하지 않고 진통제를 먹고 잠시 통증이 없어졌다고 좋아하는 어리석음에 빠지지 말아야 한다.

이러한 증상들이 나타날 때 가장 나쁜 대응방법은 마약과 같은 약물을 복용하거나 알콜에 의존하는 것이다. 코카인이나 헤로인, 몰핀, 마리화나, 니코틴과 같은 각종 약물들은 행복물질의 분비를 촉진하여 일시적으로 증상이 개선되는 것처럼 보이지만, 중독성이 강하여 상습적으로 복용하면 신경전달 시스템을 혼란에 빠뜨려 치유하기 어려운 심각한 건강문제를 일으킨다.

행복물질의 불균형에 따른 증상들은 행복물질을 정상적으로 생산할 수 없는 유전자의 환경을 개선해 달라는 강력한 생명 메시지임을 반드시 기억해야 한다. 우리 몸 세포 안에 들어 있는 생명스위치를 켜는 뉴스타트(1권 62편 참조) 생활로 행복물질을 만드는 유전자들에게 나쁜 환경을 개선하면, 유전자들이 기능을 회복하여 다시 행복물질을 정상적으로 생산하게 될 것이다.

(아시아경제신문 2018.10.12)

135
치매의 예방은 선택이 아닌 필수

　노인성 질환인 치매는 환자는 물론 가족들에게도 경제적인 부담과 함께 행복하고 인간다운 삶을 송두리째 빼앗아 가는, 모두가 피하고 싶은 무서운 질병이다. 환자의 수가 많고, 꾸준히 증가하고 있으며, 적절한 치료방법이 없으므로 치매로부터 자유로운, 정신적으로 건강한 삶을 살기 위해서는 예방이 최선이다.

　건강보험심사평가원에 따르면 우리나라 치매 진료환자는 2011년 29만 5천명에서 2015년 46만명으로 연평균 11.7%씩 증가하였다. 89%가 70대 이상인 노년층에서 발생하였고, 80대는 10명 중 2명이, 90대 이상은 3명이 치매 진료를 받았다.[1] 진료를 받지 않은 환자를 더하면 실제 환자는 이보다 훨씬 많은데, 85세 이상은 절반 이상이 치매 증상이 있다는 조사도 있다.

　치매에 걸리면 기억, 언어, 시공간능력, 판단력 등 인지 기능이 현저히 감소하여 일상생활을 제대로 하지 못한다. 기억력이 일시

---

1) 건강보험심사평가원, 보건의료빅데이터개방시스템

적으로 저하되지만 언어나 판단력 등 다른 능력이 정상인 건망증과는 다르다. 뇌세포가 많이 손상될 때 나타나는데, 뇌세포의 손상 형태에 따라 여러 가지 유형으로 나눌 수 있다.

알츠하이머병은 뇌세포가 서서히 손상되어 기억력과 인지능력에 장애가 생기는 질병으로 치매의 50~70%를 차지하는데, 손상 원인은 알려져 있지 않다. 혈관성 치매는 뇌 안에서 혈액순환이 잘 안되거나 큰 뇌혈관이 막히거나 터져 뇌세포가 죽어서 생기는데, 치매의 20~25% 정도를 차지한다. 이밖에 뇌에 비정상적인 구조가 만들어지거나(루이소체 치매) 뇌의 앞면과 측면의 뇌세포가 손상되어 생기는(전두측두엽 치매) 경우도 있다.

치매의 원인은 뚜렷하게 알려져 있지 않지만, 새로 만들어지는 뇌세포보다 죽는 뇌세포의 수가 훨씬 많을 때 걸리는 것은 확실하다. 그 차이가 클수록 남아있는 뇌세포는 줄어들므로 빨리 걸리게 된다. 치매를 예방하려면 새로 만들어지는 뇌세포를 최대한 늘리고, 죽는 뇌세포를 최소한으로 줄여야 한다.

뇌세포는 태아 때 대부분 만들어져서 사람이 죽을 때까지 살아있는, 수명이 가장 긴 세포 가운데 하나다. 뇌세포가 자기 수명대로 살기 위해서는 잘 살 수 있는 환경이 필요한데, 이 조건이 충족되지 못해 뇌세포가 빨리 죽을 때 치매환자가 된다. 치매를 예방하는 첫 단추는 빨리 죽는 뇌세포를 최소화시키는 것이다.

뇌세포의 환경은 생명스위치를 켜는 뉴스타트 생활(1권 62편 참조)로 최상으로 만들 수 있다. 뇌는 산소의 20%를 소비하는 기관으로 수면 무호흡증이나 뇌 저산소증, 뇌졸중과 같은 각종 혈관질환은 산소 공급에 장애를 만들어 뇌세포를 죽게 한다. 뇌에 산소를 충분히 공급할 수 있도록 혈관에 버려지는 각종 쓰레기를 최소화하여 혈관을 최상으로 유지하여야(1권 33, 34, 35편 참조) 하며, 숨을 깊이 들이마시는 복식호흡도 중요하다.

뇌의 75%는 물이 차지할 정도로 물은 뇌세포에게 매우 중요하므로 뇌에 탈수현상이 생기지 않도록 하루 2리터 정도의 물을 마셔 뇌세포에 충분한 물을 공급하여야 한다.

마약이나 스테로이드, 코르티졸, 포름알데히드, 마취제, 항암제와 같은 각종 약물은 물론, 담배 연기, 일산화탄소를 포함한 공기오염 물질, 방사선, 중금속, 살충제도 뇌세포를 많이 죽이므로 피해야 한다.

스트레스는 코르티졸과 아드레날린을 분비하게 하여 맥박과 혈압이 상승하고 소화가 억제되는 긴장상태(싸움-도주 반응)를 가져오는데, 이 상태가 오래 지속되면 뇌세포를 손상시키므로 스트레스를 잘 해소하여야 하며(1권 100편 참조), 뇌세포를 손상시키는 뇌진탕이나 타박상과 같은 외상에도 주의하여야 한다.

(아시아경제신문 2018.8.31)

136
치매를 예방하려면

치매는 물론, 어떤 병이든 낫게해 주는 만병통치약이 있다면 질병 때문에 걱정할 일은 없겠지만, 세상에 그런 약은 없다. 그런 약이 없다면 예방할 수 있는 길을 찾는 것이 현명하지 않을까?

치매는 살아있는 뇌세포가 많이 줄어들어 걸리기 때문에 치매를 예방하려면 죽는 뇌세포는 최소한으로 줄이고, 새로 만들어지는 뇌세포는 최대한 늘려야 한다. 죽는 뇌세포를 최소한으로 줄이기 위해서는 뇌세포가 잘 살 수 있는 환경을 만들어야 하겠지만(135편 참조), 현실적으로 뇌세포가 전혀 죽지 않게 할 수는 없으므로 죽어 없어지는 뇌세포를 보충할 수 있도록 새로운 뇌세포를 만드는 노력을 병행해야 한다.

20년 전까지도 과학자들은 뇌세포가 새로 만들어진다는 사실을 알지 못했다. 1980년대 초 카나리아라는 새의 수컷이 짝 짖기 철에 암컷을 유혹하기 위해 노래를 배워야 할 시기에 전뇌의 신경세포가 급격히 증가하는 사실이 확인되었고, 1990년대 말 성숙한 원숭이의 뇌에서 신경세포가 만들어지는 것을 알게 되었으며, 얼마 뒤에는 인간의 뇌세포도 새로 만들어지는 사실이 확인되었다.

사람의 뇌세포가 새로 만들어진다는 사실을 최근에야 알게 된 것은 뇌세포는 일반적인 세포와 달리 하나의 세포가 두 개로 분열하는 방법으로 만들어지지 않기 때문일 것이다. 뇌에는 정보를 학습하고, 장기 기억을 저장하며, 정서를 통제하는 기능을 수행하는 "뇌 해마"라는 부분이 있는데, 여기에 있는 신경줄기세포가 분열하여 수가 늘어난 다음, 뇌세포로 분화한다.

새로운 뇌세포의 생산에 관한 연구가 지속되면서 새로운 사실들이 끊임없이 밝혀지고 있다. 수많은 연구를 통하여 뇌세포는 놀랍게도 살아있는 동안 지속적으로 만들어지며, 어떤 생활을 하느냐에 따라 새로 만들어지는 뇌세포의 편차가 크다는 사실도 확인되었다. 치매 예방에 큰 도움을 줄 수 있는 많은 방안들이 알려지고 있는 것이다.

새로운 뇌세포를 많이 만드는 생활을 한마디로 말하면 '생명스위치를 켜는 친생명적인 생활'인 뉴스타트(NEWSTART) 생활을 하면 된다(1권 62편 참조). 뉴스타트는 암은 물론, 혈관질환이나 면역성질환 등 모든 질환을 예방하는 생활이기 때문에 새로 밝혀지는 새로운 뇌세포를 잘 만드는 방안들도 뉴스타트에 포함되어 있음은 물론이다.

특히 사이클, 수영, 하이킹, 조깅과 같이 큰 근육을 사용하여 몸 전체를 움직이는 유산소운동(1권 87편 참조)은 새로운 뇌세포를 잘 만들어 주는 최고의 방안으로 알려지고 있는데, 지속적으로 하는 것이 중요하다. 성숙한 쥐의 실험에서 8주 동안 지속적으로 유산소 운동을 한 쥐들은 운동하지 않은 쥐보다 두세 배 많은 뇌세포가 만들어졌다.

뇌세포의 훈련은 물론, 어떤 생각이나 관심에 집중하는 두뇌활동이나 지속적인 학습도 기존 뇌세포의 생존은 물론, 새로운 뇌세포의 생산에 큰 효과가 있다고 한다. 알츠하이머병 연구로 유명한 미국 미네소타 대학 스노든(David Snowdon) 박사의 '수녀연구'에 따르면 언어밀도가 높은 일기를 쓴 수녀들의 경우 노년기에 10%만이 알츠하이머병이 발병하였으나, 언어밀도가 부족한 수녀들의 80%는 알츠하이머병을 앓았다고 한다.[1]

스트레스는 새로운 뇌세포의 생산을 방해하기 때문에 잘 해소하는(1권 99, 100편 참조) 것이 매우 중요한데, 이러한 사실은 쥐의 실험에서 확인되었다. 이밖에도 충분한 수면, 다양한 색깔의 과일과 채소를 많이 먹고 포화지방 섭취 줄이기, 약물과 음주의 절제, 간헐적인 금식과 소식(小食), 성 생활도 새로운 뇌세포의 생산에 도움을 주는 방안으로 제안되고 있다.

(아시아경제신문 2018.9.7)

---

1) Wikipedia, Nun study

137
알츠하이머병의 경고

"신께서 내게 허락하신 남은 시간들도 내가 이 세상에서 늘 해왔던 일들을 하면서 살아가려 합니다. 나는 사랑하는 아내와 가족들과 함께 삶의 여행을 계속할 것입니다. 야외에서 즐거운 시간을 보내고, 나의 친구들과 후원자들과도 늘 함께 할 것입니다."[1] 미국인들에게 가장 사랑받는 대통령 가운데 한 사람인 로널드 레이건 전 대통령이 알츠하이머병에 걸린 사실을 알리는 편지 중 일부다.

편지에서 밝힌 소망대로 그는 사랑하는 가족들, 친구들, 후원자들과 행복하게 살다가 아름답게 삶을 마감했을까? 얼마 동안은 그렇게 지낼 수 있었겠지만, 병이 악화되어 나중에는 자신이 미국 대통령이었다는 사실은 물론, 가족들도 알아보지 못하고, 진단받은지 10년 뒤 합병증인 폐렴으로 세상을 떠났다.

알츠하이머병은 초기에는 새로운 정보를 잘 기억하지 못하는 데서 출발하는데, 증세가 심해지면 어떤 일이나 시간, 장소에 심한 혼

---

1) Wikipedia, Ronald Reagan, Alzheimer's disease

란을 겪으며, 가족이나 친구들을 근거 없이 의심하는 등 기억, 언어, 시공간 능력, 판단력 등 인지 기능이 현저히 떨어져 혼자서는 일상생활을 전혀 못하게 된다. 환자 본인에게는 삶의 의미가 없어지고, 가족들의 삶까지 망가뜨리는 무서운 질병인 것이다.

알츠하이머병은 치매의 60~70%를 차지하며, 혈관성 치매가 20~25% 정도를 차지한다. 알츠하이머병에 걸리면 시간이 지남에 따라 삶의 질이 점점 낮아져 보통 4년에서 8년 정도 살다가 죽는데, 마땅한 치료방법이 없어 증세 악화를 늦추고, 삶의 질을 높이는 것을 치료 목표로 삼는 것이 안타까운 현실이다.

알츠하이머병이 무서운 또 하나의 이유는 어쩌다 재수 없이 걸리는 병이 아니며, 세계적으로 환자와 사망자가 급증하고 있기 때문이다. 세계보건기구(WHO)에 따르면 알츠하이머병으로 인한 전 세계 사망자는 2000년 약 80만 명으로 전체 사망자의 1.5%를 차지하였는데, 2016년에는 199만 명이 사망하여 3.5%를 차지할 만큼 증가하였다.[2]

미국에서는 85세 이상 노인의 32%가 앓고 있고, 머지않아 심장질환과 암에 이어 세 번째의 사망원인이 될 것으로 전망하고 있으며, 노인들 사망의 1/3은 알츠하이머병을 포함한 치매에 기인한다.[3] 우리나라도 알츠하이머병으로 인한 사망자가 2000년에는

---

2) 세계보건기구(World Health Organization), Global Health Estimates 2016: Estimated deaths by age, sex, and cause

3) 미국 국립보건원(National Institutes of Health), Alzheimer's disease fact sheet

147명에 지나지 않았으나, 2017년에는 5천 명을 넘어 전체 사망자의 1.8%를 차지할 정도로 급증하고 있다.[4]

알츠하이머병이 주는 재앙은 예방에 전념하라는 경고로 받아들여야 한다. WHO도 예방의 중요성을 강조하고 있는데, 예방을 위해서는 원인을 아는 것이 중요하다. 아직까지 명확한 원인은 밝히지 못하고, 유전적인 요인과 환경적인 요인, 생활습관 요인이 복합적으로 작용하는 것으로 추정하는데, 유전적인 요인은 통제가 어렵고, 급증하는 현실을 설명할 수 없으므로 환경적인 요인과 생활습관의 개선에서 답을 찾아야 한다.

알츠하이머병의 예방을 위해서는 뇌세포가 필요한 정보를 효율적으로 교환할 수 있도록 만들어져 있으며, 손상을 입은 세포는 복구하고, 죽은 세포는 새 세포를 만들어 대체하는 시스템을 갖추고 있다는 사실을 이해하고 감사하는 마음을 가져야 한다. 이 훌륭한 시스템을 정상적으로 작동하지 못하게 만드는 나쁜 환경과 잘못된 생활습관을 개선하는 것이 알츠하이머병을 예방하는 길이다.

뉴스타트 생활(1권 62편 참조)을 통하여 뇌세포 안에 있는 고마운 유전자가 신바람 나게 일할 수 있도록 좋은 환경을 만들어주는 것이 중요하다. 특히 뇌세포에게 필요한 영양소와 산소가 원활하게 공급될 수 있도록 건강한 혈관을 유지하고, 건강식을 하며, 혈액에 독성물질이 많이 들어가지 않도록 주의하여야 한다.

---

4) 통계청, 국가통계 포털, 2017년 사망원인통계

새로운 뇌세포가 잘 만들어지도록 유산소운동과 두뇌활동이나 지속적인 학습과 같은 뇌세포의 훈련을 생활화하고, 스트레스를 지혜롭게 해소하며, 충분한 수면에도 힘써야 한다(136편 참조).

(아시아경제신문 2019.9.6)

138
잠 못 자게 만드는 이유들

우리 몸의 세포는 60억 개의 DNA 가운데 하루 동안 수십만 개가 손상되지만, 날마다 대부분 정상 상태로 복구되는데, 이것은 세포 안에 준비된 유전자 형태의 시스템 덕분이다. 이 유전자들은 우리가 휴식할 때 일을 가장 잘 하는데, 우리의 생각이나 행동이 이 유전자의 활동을 방해하는 경우가 많기 때문에 우리 몸에는 잠들게 만들어 휴식하게 하는 유전자도 준비되어 있다.

우리 뇌의 중앙에 위치한 내분비 샘에서는 밤 아홉시 무렵부터 아침까지 멜라토닌이라는 호르몬을 분비하여 잠을 자게 만들고,[1] 잠자는 휴식시간을 이용하여 망가진 세포를 복구하며, 뼈와 근육과 같은 각종 조직을 회복시키고, 암세포나 독성 물질을 제거하며, 성장도 대부분 이때 일어난다. 휴식은 건강 개선과 일의 능률, 삶의 질의 향상에도 크게 기여한다(1권 94편 참조).

우리는 삶의 1/3에 가까운 시간을 잠자는데 사용할 만큼 잠은 우

---

1) Healthline.com, How Melatonin Can Help You Sleep and Feel Better

리의 생애 가운데 많은 부분을 차지한다. 그만큼 잠이 중요하기 때문이다. 이를 뒤집어 보면 잠을 제대로 자지 못할 때 세포의 회복과 성장이 잘 이루어지지 못한다는 뜻이 된다. 잠을 잘 자지 못하여 휴식이 부족함에 따라 고통을 겪는 현상을 수면장애라 부른다.

수면장애는 잠이 드는 시간(타이밍), 잠자는 시간, 잠의 질의 측면에서 여러 가지 형태로 나타나는데, 미국 성인들의 1/3이 일부 불면증 증상을 나타낼 정도로 불면증이 가장 흔하다.[2] 이밖에도 잠자는 도중 호흡이 멈추는 수면 무호흡증, 비정상적인 행동이나 동작을 하는 반응소실증, 자면서 다리를 떠는 하지불안증후군, 낮 시간에 졸음이 쏟아지는 수면발작 등 다양하다.

우리 주변에는 불면증을 포함한 여러 가지 수면장애로 고생하는 사람들이 많은데, 정도가 좀 심하여 병원에서 처방해 준 약을 먹거나 좋다고 알려진 여러 요법을 사용하더라도 대체로 큰 효과를 보지 못한다. 수면장애가 잘 낫지 않는 이유는 유전자를 이해하면 명확해진다.

우리 뇌는 잠 잘 시간이 되면 멜라토닌을 만드는 유전자가 켜져서 멜라토닌을 생산하여 잠을 잘 수 있도록 설계되어 있어서 유전자가 켜지는 것을 방해하지 않으면 잠을 잘 잘 수 있다. 수면장애는 유전자가 꺼진 이유가 해소될 때 낫는 것이지 꺼진 유전자를 켜줄 수 없는 약이나 치료로는 좀처럼 낫지 않는다. 잠을 잘 못 잔다면

---

2) 미국 National Sleep Foundation, Insomnia

유전자가 켜지는 것을 방해하는 요인이 무엇인지를 심각하게 고민해 봐야 한다.

다양한 수면장애의 원인 가운데는 그 원인이 육체적 또는 정신적 건강 상태가 좋지 않은 때문인 경우도 많다. 앨러지나 감기, 호흡기 감염으로 호흡이 불편한 경우나 비뇨기 질환으로 밤중에 소변을 자주 보는 경우, 만성 질환으로 인한 통증, 소화 장애, 심한 정신적 충격, 스트레스나 불안감으로 마음이 편하지 않은 경우에는 이러한 원인을 해소하면 수면장애는 대체로 개선된다.

원인이 뚜렷하지 않은 불면증으로 고생하는 사람들도 많은데, 우리 몸 세포 안에 들어 있는 생명스위치를 켜는 뉴스타트(1권 62편 참조) 생활로 유전자들에게 나쁜 환경을 개선하면, 유전자들이 기능을 회복하여 수면장애는 물론, 수면장애의 원인이면서 잘 낫지 않던 다른 질병도 함께 해결될 수 있다.

특히 뉴스타트 생활로 산소와 물, 햇빛을 충분히 공급하고, 생체시계에 맞춰 규칙적으로 자도록 노력하며, 잠을 방해하는 습관을 개선하여야 한다. 저녁식사는 가볍게 일찍 먹고, 금연하며, 알콜과 카페인의 섭취를 제한하고, 잠자리에 스트레스나 걱정을 가져가지 않는 것도 중요하다. 일시적으로 수면제와 같은 약을 먹을 경우 근본적인 해결방안이 아님을 기억해야 한다.

(아시아경제신문 2018.10.19)

139
정신건강의 위기

우리사회가 물질적으로 풍요로워지면서 우리 국민들의 수명도 많이 길어졌는데, 건강도 좋아졌을까? 건강하다고 말할 수 있으려면 육체적으로는 물론, 정신적, 사회적, 영적으로도 문제가 없어야 한다. 세계보건기구(WHO)도 건강이란 단순히 질병이 없거나 허약하지 않은 상태를 넘어서 육체적, 정신적, 사회적, 영적으로 완전한 상태를 의미한다는 입장을 보이고 있다.

정신건강은 우울증이나 걱정, 불안, 과도한 스트레스, 중독, 그밖의 심리적인 문제로부터 우리를 자유롭게 하여 삶의 질을 향상시키므로 그 자체로도 육체적 건강 못지않게 중요할 뿐만 아니라 육체적 건강에 직접적인 영향을 주므로 건강한 삶을 살아가는 데 있어 매우 중요하다.

WHO는 정신건강을 단순히 정신 질환이 없는 상태만을 의미하는 것이 아니고, 나아가 자신의 능력을 깨닫고, 정상적인 삶의 스트레스에 대처할 수 있으며, 생산적으로 일할 수 있고, 지역사회에 기여할 수 있는 행복한 상태라고 정의하여 단순히 정신 질환이 없는 상태보다 넓게 해석하는데, 현실은 정신질환을 앓는 사람들이 늘어나는 것을 막지도 제대로 치료하지도 못하고 있다.

정신질환(mental illness)과 정신장애(mental disorder)는 흔히 혼용하며, 생각이나 감정, 행동 또는 다른 사람들과의 관계가 비정상적인 특성을 말하는데, 여러 특성이 함께 나타나는 경우도 많다. 우울증, 양극성 정서장애인 조울증, 정신 및 행동장애인 조현병과 기타 정신병, 치매, 인격 장애, 자폐증을 포함한 지적장애 등 다양한 형태로 나타난다.

미국정신의학협회(APA)에 따르면 미국 성인의 19%는 정신질환을 앓고 있으며, 이 가운데 4.1%는 심각한 상황이고, 8.5%는 약물 사용 장애를 가지고 있다.[1] WHO는 정신질환을 앓고 있는 사람들이 제대로 치료받지 못하는 상황이 큰 문제라고 지적한다. 개발도상국의 경우 정신질환자의 80%정도가, 선진국은 35~50% 정도가 전혀 치료를 받지 못한다고 한다.[2]

정신질환을 앓고 있는 사람들이 매우 많고, 꾸준히 증가하며, 제대로 치료받지 못하는 상황은 우리나라도 크게 다르지 않다. 건강보험심사평가원에 따르면 정신질환 가운데 치매 진료환자는 2011년 약 29만 5천명에서 2015년 약 46만 명으로 연평균 11.7%씩 증

---

1) American Psychiatric Association, What Is Mental Illness?
2) 세계보건기구(World Health Organization), Mental disorders, Health and support

가하였다. 89%가 70대 이상인 노년층에서 발생하였고, 80대는 10명 중 2명이, 90대 이상은 3명이 치매 진료를 받았다.[3]

우울증 진료인원은 2009년 55만 6천명에서 2013년 66만 5천명으로 5년간 연평균 4.6%씩 증가하였으며, 여성 진료인원이 남성 진료인원에 비해 2.2배 정도 더 많았다. 조울증 진료인원은 2011년 6만 7천명에서 2015년 9만 2천명으로 연평균 8.4%씩 증가하였으며, 전체 진료인원 3명 중 1명 이상은 40~50대 중년층이었고, 70세 이상 진료인원이 가장 많이 증가하였다.[4]

정신질환의 심각성을 잘 보여주는 지표에 자살이 있다. 2016년 우리나라의 인구 10만명당 자살률은 OECD 국가 중 가장 높은 24.6명으로 OECD 평균 12.0명보다 훨씬 높았다. 자살은 10대부터 30대까지 사망원인 1위이고, 40대와 50대 사망원인 2위이며, 2000년 5천명 수준이던 60세 미만 자살 사망자 수는 2010년에 1만명을 넘었고, 최근에는 8천~9천명 수준을 유지하고 있다.[5]

이처럼 육체적인 건강과 함께 정신건강마저 심각하게 위협받는 위기 속에 살고 있는 우리는 육체적인 질병과 정신질환을 함께 예방하고 치유하여 삶의 질을 높일 수 있도록 생명스위치를 켜는 뉴스타트(1권 62편 참조)를 생활화하여야 한다.

(아시아경제신문 2018.9.14)

---

3) 건강보험심사평가원, 보건의료빅데이터개방시스템

4) 건강보험심사평가원, 보건의료빅데이터개방시스템

5) 통계청, 2016년 사망원인통계(2017.9.22 보도자료)

140
정신건강을 좀먹는 우울증

우리가 하루하루를 살아감에 있어 삶의 질을 향상시켜 행복한 삶을 살기 위해서는 육체적 건강 못지않게 정신건강도 중요한데, 우울증은 정신건강을 위협하는 가장 흔한 정신질환 가운데 하나다. 최근 우리나라의 우울증 진료인원은 꾸준히 늘어나고 있으며, 우울증과 관련이 많은 자살 사망자 수가 여전히 많은데, 우울증의 예방과 치유를 위한 노력이 부족한 것은 심각한 문제다.

우울증의 증상으로는 기분저하, 흥미와 즐거움의 상실, 죄의식이나 낮은 자존감, 수면과 식욕의 혼란, 기력 저하, 낮은 집중력 등을 들 수 있는데, 격렬한 불안감, 절망, 부정적인 상황, 속수무책인 상황이 장기간 지속되는 점에서 특별한 원인에 의해 일시적으로 우울하거나 슬픈 것과는 다르다. 느끼고 생각하는 것은 물론, 일상생활에서 즐거움을 빼앗아 가고, 자살에 이르는 경우도 많다.

우울증은 누구에게나 찾아올 수 있다. 성공한 사람이나 저명인사도 예외가 아니며, 나이도 가리지 않고, 호전되었다가 다시 찾아오는 경우도 많다. 항우울제 약물로 치료하면서 정신치료를 함께 하기도 하고, 전기경련요법을 사용하기도 하는데, 치료효과가 꽤 높은 것으로 알려져 있지만, 여전히 많은 문제를 가지고 있음을 부정하기 어렵다.

우울증의 예방과 치료를 위해서는 신경전달물질(neurotransmitter)에 대한 이해가 필요하다. 신경세포들은 서로 연결되어 있지 않고, 세포 사이에 시냅스라 부르는 작은 틈이 존재하기 때문에 한 신경세포에서 가까이 있는 다른 신경세포에 어떤 정보를 전달하기 위해서는 이 틈을 건너 연결해주는 물질이 필요한데, 이것이 신경전달물질이다. 현재까지 100여종이 확인되었다.

신경전달물질 가운데 뇌세포에서 만들어지는 것으로 세로토닌, 노레피네프린(노르아드레날린), 도파민 등 여러 종류가 알려져 있는데, 이들이 우울증과 깊은 관계가 있다. 신경전달물질은 종류별로 기능이 다른데, 예를 들면 세로토닌은 전반적인 마음의 상태에 영향을 주며, 노레피네프린은 혈당과 심장박동을 높여주고, 도파민은 기쁨과 가장 큰 관련이 있다.

우울증의 원인으로는 뇌의 분위기 통제기능의 악화와 유전적 취약성, 삶의 스트레스, 약물 복용이나 질병 등 여러 가지가 지적되고 있는데, 우울증이 발병하는 과정에 화학물질인 신경전달물질이 관계된다. 주로 세로토닌과 노레피네프린, 도파민이 적게 생산되거나 적게 전달되거나 너무 빨리 소멸되는 등 다양한 이유로 공급이

부족하면 우울증의 원인이 되는 것으로 알려져 있다.[1]

여기에서 주목할 일은 우리 몸에서는 필요한 신경전달물질을 그때그때 종류별로 정확히 파악하여 소요량만큼 생산함으로써 정신건강을 양호한 상태로 유지한다는 사실인데, 잘못된 생활습관으로 이 기능이 훼손되어 소요량만큼 공급하지 못할 때 우울증에 걸린다.

우울증 환자에게 처방하는 항우울제는 부족한 신경전달물질의 공급을 늘려주는 약들인데, 신경전달물질의 적절한 소요량과 실제 공급량은 개인별·종류별로 다르기 때문에 약물로 적정량을 공급하여 치유하기는 쉽지 않다. 적절한 소요량에 맞추어 뇌세포에서 생산하는 기능을 회복하지 못하면, 지속적으로 약에 의존하여야 하는 문제도 있다.

질병의 원리는 우울증도 다른 질병과 크게 다르지 않다. 몸 안에서 신경전달물질을 적정히 공급하는 기능이 일시적으로 작동하지 않아서 우울증에 걸리면 이 기능을 회복할 수 있도록 생명스위치를 켜는 뉴스타트(1권 62편 참조)를 생활화하여야 한다. 특히 사랑하는 가족과의 사별이나 극심한 경제적 어려움, 실직과 같은 심한 충격을 받을 때 스트레스를 잘 해소하는(1권 99, 100편 참조) 슬기가 필요하다.

(아시아경제신문 2018.9.21)

---

1) Harvard Medical School, What causes depression?

141
조울증의 예방과 치유

정신질환 가운데 우울증과 매우 유사하지만 좀 다른 양극성 장애가 있다. 양극성 장애는 어떤 때는 우울증 환자처럼 우울증 증상이 나타나고, 어떤 때는 과도한 기쁨이 나타나는 것이 특징인데, 흔히 조울증(躁鬱症)이라 부른다.

건강보험심사평가원에 따르면 우리나라의 조울증 진료환자는 2011년 6만 7천명에서 2015년 9만 2천명으로 연평균 8.4%씩 증가하였으며, 진료인원 3명 중 1명은 40~50대 중년층이고, 70세 이상 진료인원이 가장 많이 증가하였다. 조울증 진료환자 수는 우울증 진료환자의 1/7수준이지만, 우울증 환자보다 증가속도가 더 빠르다.[1]

조울증 환자는 조증(과도한 기쁨) 치료제인 기분 안정제나 항정신병 약물, 우울증 치료제인 항우울제와 같은 약물이나 정신치료, 전기충격치료로 치료하는데, 이러한 치료방법들은 조울증의 원인을 찾

---

1) 건강보험심사평가원, 보건의료빅데이터개방시스템

아내 근본적으로 해결하지 못하고, 조울증의 증세를 완화시키려는 방법으로 효과에 한계가 있다.

조울증이 개선되지 않으면 삶의 질이 낮고 조기사망으로 이어지기 쉽다. 스웨덴의 한 국책연구에 따르면 조울증 환자들은 환자가 아닌 사람들보다 평균수명이 9년 정도 짧은데, 심혈관질환과 당뇨병, 만성 폐쇄성 폐질환, 독감, 폐렴, 자살 등이 주요 사망 원인이었다. 자살은 환자가 아닌 사람들보다 여성은 10배, 남성은 8배 높았다.

조울증 환자의 자살이 많기는 미국도 마찬가지다. 미국 정신건강협회에 따르면 자살 사망자의 30~70%가 우울증을 앓았는데, 특히 남자는 75%나 되었다. 조울증 환자의 15%가 자살하는데, 이 비율은 일반인들보다 30배나 높은 수준이다. 조울증 환자의 자살을 시도한 비율은 우울증 환자의 두 배인 50%나 된다.[2]

조울증 환자의 조기사망이나 자살은 우리나라도 스웨덴이나 미국과 크게 다르지 않을 것이다. 조울증 진료인원은 꾸준히 늘어나는데, 조울증의 예방과 치유를 위한 노력이 부족한 것은 심각한 문제다. 조울증 예방 노력은 소홀히 하면서 증세 완화를 위한 약물을 사용하는 방법으로는 한계가 있으므로 예방과 근본적인 치유를 위해 조울증의 원인에 대한 이해가 필요하다.

조울증의 원인은 세로토닌, 노르아드레날린, 도파민처럼 뇌세포

---

2) WebMD, Bipolar disorder and suicide

에서 만들어지는 여러 신경전달물질이 정상적으로 공급되지 않기 때문이다. 우리 몸은 이러한 신경전달물질들을 그때그때 필요한 만큼 만들어 필요한 곳에 공급하도록 설계되어 있다는 사실을 반드시 기억해야 한다. 우리의 잘못된 생각이나 생활이 이 완벽한 시스템의 작동을 방해하기 때문에 조울증에 걸리는 것이다.

우리 몸 안에 만들어져 있는 이 시스템을 이해하면 예방과 치유의 길이 보인다. 어떤 생각이나 행동이 이 시스템을 도와주거나 방해하는지만 알면 예방도 치유도 그리 어려운 일이 아니다.

흔히 조울증의 원인으로 지적되는 유전적인 요인이나 극심한 스트레스를 주는 환경이나 상황도 이 고마운 시스템의 정상작동을 방해하지만, 조울증의 직접 원인은 아니다. 가까운 가족이나 사랑하는 사람과의 사별, 육체적·성적·정서적인 학대, 질병이나 수면장애, 생활고나 직장 문제도 어떤 사람에게는 조울증의 원인이 될 수 있지만, 모두가 조울증에 걸리지는 않는다.

조울증의 예방과 치유를 위해서는 이 시스템이 정상 작동할 수 있도록 생명스위치를 켜는 뉴스타트(1권 62편 참조)를 생활화하여야 한다. 환자는 물론, 가족이나 주변에서도 자고, 먹고, 운동하는 것과 같은 일상생활을 규칙적으로 하고, 알콜이나 약물은 물론, 자극적인 음식이나 활동도 자제할 수 있도록 협조해야 한다. 심한 충격을 받을 때는 스트레스를 잘 해소하는(1권 99, 100편 참조) 슬기가 필요하다.

(아시아경제신문 2018.9.28)

142
잠재의식이 원인이 되는 정신장애

　정신장애는 우리의 생각이나 우리가 먹는 음식, 약물, 운동, 사회적 활동과 같은 다양한 행동이 뇌 속에서 신경전달물질의 기능을 방해하는 것처럼 나쁜 방향으로 생화학반응을 일으킬 때 발생한다. 모든 질병은 그 원인을 해결하여야 낫기 마련인데, 이점에 있어서는 정신장애도 마찬가지다. 정신장애를 일으키는 원인이 되는 수많은 행동 가운데 잠재의식이 원인이 되는 경우도 많다.

　잠재의식은 어떤 욕망이나 동기, 두려움 같은 생각이나 마음이 뇌 속에 남아있지만, 잘 깨닫지 못하는 상태를 의미하는데, 해결이 안 된 채 남아 있을 때 문제가 된다. 잠재의식과 혼용하는 말로 무의식이 있는데, 무의식은 원래 의식이 없는 상태를 의미하며 잠재의식과 다르지만, 무의식을 잠재의식과 같은 의미로 사용하는 경우가 많은데, 이 때 잠재의식보다는 무의식을 더 많이 사용한다.

　오스트리아의 유명한 심리학자인 프로이드는 우리의 마음을 의식과 무의식으로 나누고, 우리가 알고 있는 모든 정신적 과정을 의식으로, 이러한 의식이 접근하지 못하는 정신적 과정을 무의식으로 설명한다. 또한 무의식은 우리 행동의 주요 원천으로 행동의 많은 부분을 통제한다고 한다.

프로이드는 우리가 의식에서 일어나는 모든 것을 알고 있지만, 무의식에 저장되어 있는, 마음의 가장 중요한 정보에 대해서는 빙산의 물 아랫부분처럼 아무것도 볼 수 없다고 한다. 또한 의식하지 못하는 상태로 존재하는 갈등이 심리적인 장애의 주요 원인이며, 이처럼 의식하지 못하는 행동 요소에 초점을 맞춰 개성과 동기, 정신장애를 설명한다[1].

해결되지 못하고 갈등상태로 남아있는 잠재의식이 정신장애의 주요 원인이라는 프로이드의 생각은 정신장애가 꾸준히 증가하지만, 좀처럼 낫지 않는 오늘날의 실태를 설명하는데 많은 도움을 주며, 이러한 정신장애의 예방과 치유의 바람직한 방향을 제시해 준다. 정신장애가 늘어나는 현실은 방치하고, 어떤 질병이든 약물 치료에 의존하려는 고정관념을 바꿀 필요성을 제공한다.

연구에 따르면 심한 정신적인 충격이나 무의식적인 심리적 두려움이 정신장애의 원인이 되는 경우가 많은 것으로 알려져 있다. 특히 어렸을 때 받은 극심한 정신적 충격은 해결되지 않은 채 잠재의식에 남아서 뇌세포에 생화학적으로 파괴적인 손상을 일으키기 때문에 이러한 정신장애는 잘 낫지 않는다. 어렸을 때 가까운 가족으

---

1) Saul McLeod, Psychology.org, What are the most interesting ideas of Sigmund Freud?

로부터 받은 성적 학대나 5·18 민주화운동과 세월호 사고 생존자들의 예에서 보듯이 이러한 정신장애는 치유하기 쉽지 않다.

마음속에 해결되지 않고 남아 있는 잠재의식은 비단 정신장애만 일으키는 것은 아니다. 우리의 생각은 여러 형태로 몸 구석구석에 전달되기 때문에 해결 안 된 잠재의식은 불면증이나 우울증과 같은 정신장애는 물론, 편두통, 신체마비와 같은 육체적 장애도 일으킬 수 있다.

모든 질병은 원인이 해소되어야 낫듯이 해결 안 된 잠재의식 때문에 생긴 질병은 잠재의식에 남아있는 문제를 해결해 주어야 나을 수 있으며, 어떤 약물로도 낫는 것이 불가능하다.

어떤 정신장애가 설탕이나 쓰레기 음식(정크푸드), 알콜, 약물을 너무 많이 먹어 자신을 파괴하는 행동을 함으로써 무의식적으로 정신건강을 손상시키는 것처럼 원인이 뚜렷한 경우가 아니라면, 해결되지 않은 잠재의식이 정신장애의 원인이 아닌지 생각해 보는 지혜가 필요하다. 가족이나 가까운 친구가 환자의 입장을 이해하고 공감하는 노력이 잠재의식 속의 문제를 해결해 줄 수도 있다. 이 때 신앙이 큰 도움을 줄 수 있음은 물론이다.

(아시아경제신문 2018.10.26)

143

악령에 시달리는 정신질환

우리의 일상생활과 매우 밀접한 관계가 있으면서도 이해하기 쉽지 않은 영역이 영적(靈的)인 세계다. 영적인 세계는 물질세계와 달리 명확하게 확인하기 어려운 부분이 많아서 사람들마다 다르게 해석하기 때문에 많은 사람들이 동의하는 개념 정의조차 어렵다. 영은 종교나 믿음과 관련이 많지만, 여기에 국한되지 않으며, 영의 세계를 부정할 수는 있지만, 그렇다고 피할 수는 없다.

영의 정의에 대해서는 사람들에 따라 차이가 있지만, 영이 우리의 정신건강에 막대한 영향을 준다는 점에 대해서는 대체로 많은 사람들이 공감한다. 세계보건기구(WHO)도 건강에서 영적 측면의 중요성을 인정하여 건강을 '질병이 없거나 허약하지 않은 상태를 넘어 육체적, 정신적, 사회적, 영적으로 완전한 상태'로 해석할 것을 권장하고 있다.[1]

---

1) 세계보건기구(World Health Organization), World Health Organization Resolution WHA37.13, May 17,1984, which made the "spiritual dimension" part and parcel of WHO Member States' strategies for health

영의 존재가 우리에게 중요한 것은 영이 육체적으로나 정신적으로 우리의 건강에 큰 영향을 주기 때문이다. 영은 스트레스나 고통을 이겨내고 좋은 정신건강을 유지하도록 도움을 줄 수도 있고, 오히려 정신건강을 해쳐 정신질환의 원인이 될 수도 있다.

성경에는 '예수의 열두 제자 가운데 하나인 가룟 유다에게 사탄이 들어가니 유다가 대제사장과 성전 경비대장들에게 예수를 넘겨줄 방도를 의논(누가복음 22:3~4)'한다는 구절이 있어 영적 존재가 사람의 생각에 영향을 줄 수 있고, '18년 동안 귀신들려 앓으며 꼬부라져 조금도 펴지 못하는 여자가 있었다(누가복음 13:11)'라는 구절이 있어 질병의 원인이 될 수도 있음을 보여준다.

성경에는 악한 영(악령)만 있는 것은 아니다. '그리스도 예수 안에서 생명을 주는 성령의 능력이 죄와 죽음의 굴레에서 너를 해방시켜 주었다(로마서 8:2)'는 구절에서 보듯이 좋은 영(성령)도 많이 나온다.

다양하고 수많은 정신질환은 어떤 이유로 신경전달물질이나 행복물질이 제대로 생산되지 않거나(133, 134, 140, 141편 참조) 잠재의식에 어떤 문제가 남아 있어서 발생하는 경우(142편 참조) 이외에 그 원인이 악령의 영향 때문인 경우도 많다.

가 본 적도 없는 지역의 언어를 유창하게 구사하는 경우를 포함하여 한 사람 속에 여러 명의 인격이 동시에 존재하며, 흔히 해리성(解離性) 정체성 장애라고 부르는 다중 인격 장애는 영이 아닌 다른 원인으로 설명하기는 쉽지 않다.

표준 체중 이하인데도 비만을 두려워하여 식사를 거부하는 거식증이나 짧은 시간에 지나치게 많이 먹는 폭식증과 같은 식사장애, 여러 측면에서 광범위한 이상을 보이는 정신분열증인 조현병(調絃病), 그 밖에 자신의 합리적인 사고로 보기 어려울 만큼 정상에서 크게 벗어나 악령의 영향으로 보이는 정신질환은 수없이 많다.

우리 대뇌의 앞쪽에 위치한 전두엽은 기억력과 사고력을 담당하는데, 인간보다 더 강한 능력을 가진 영적 존재인 악령이 이 전두엽을 공격할 때 이 악령이 주는 나쁜 생각을 쉽게 받아들이면 정신질환에 걸린다. 이러한 정신질환은 악령이 뇌를 떠나지 않으면 좀처럼 낫지 않으며, 자살로 이어지는 경우가 많다.

성경은 '예수께서 꾸짖으시니 귀신이 나가고 아이가 그때부터 나았다(마태복음 17:18)'거나 '내가 하나님의 성령을 힘입어 귀신을 쫓아내면 하나님의 나라가 이미 너희에게 와 있는 것이다(마태복음 12:28)'고 기록하여 성령의 도움을 받으면 악령을 내쫓을 수 있음을 보여준다.

뇌에 자리 잡은 악령은 쉽게 나가지 않으므로 악령으로부터 정신건강을 지키기 위해서는 악령이 주는 나쁜 생각을 받아들이지 않는 것이 중요하며, 뇌에 자리 잡은 악령은 성령의 도움을 받아 내쫓아야 한다.

(아시아경제신문 2018.11.9)

9 장

소화기 건강을 지키는
식습관

144
설계된 소화와 건강식

음식은 먹기만 하면 소화는 요술처럼 저절로 되는 것으로 생각하는 사람들이 많다. 몸에 좋다고 생각하는 음식은 많이 먹어야 한다고 생각하고, 숙제하듯이 열심히 챙겨 먹지만, 어떻게 먹느냐에는 별로 관심이 없다. 우리 삶에서 맛있는 음식을 먹는 즐거움 못지않게 필요한 영양소를 잘 흡수할 수 있도록 소화시키는 것도 중요하다는 사실을 기억할 필요가 있다.

음식물 분자들은 대부분 크고 물에 녹지 않아서 몸 안에서 바로 흡수하지 못하므로 작고 물에 녹는 분자로 쪼개주어야 잘 흡수할 수 있는데, 이것이 소화다. 소화는 여러 기관들이 정교하게 설계된 유전자의 프로그램에 따라 복잡한 과정을 거쳐 이루어진다.

소화는 기계적 소화와 화학적 소화로 나눌 수 있다. 기계적 소화는 음식을 큰 조각에서 작은 조각으로 물리적으로 쪼개서 화학적인 소화가 잘 이루어지도록 만드는 것을 말하며, 화학적 소화는 소화효소가 음식물의 큰 분자를 작은 분자로 분해하여 몸에서 흡수할 수 있도록 만드는 것을 말한다.

인간의 소화는 입에서 시작하여 8~9m의 관을 통과하며 항문에서 끝이 나는데, 24시간에서 72시간이 걸린다. 음식을 먹기 전에 음식 냄새나 생각이 뇌에 전해지면 침샘에서 침이 생산되면서 소화가 시작된다. 음식물을 씹을 때 기계적인 소화가 이루어지고, 침샘에 들어있는 소화효소(아밀라제)는 탄수화물을 맥아당(엿당)으로 화학적으로 분해한다.

식도를 거쳐 위에 들어온 음식이 위액과 섞이면, 위액에 들어있는 염산은 수소이온농도(pH)가 1~3이나 되는 강한 산(酸)이어서 음식에 들어있는 세균들을 죽이며, 비활성상태의 펩시노겐을 펩신으로 활성화한다. 펩신은 단백질을 폴리펩티드로 분해하며, 위벽에서 분비되는 점액은 위산이 위벽을 손상시키는 것을 막아준다. 위에서는 물과 알콜의 일부가 흡수된다.

음식물이 위에서 십이지장으로 내려오면 이자액과 쓸개즙이 들어와 음식물과 섞여 소화가 진행된다. 이자액에 들어있는 탄산수소나트륨은 산성 음식물을 중화하고, 아밀라제는 탄수화물을 맥아당으로, 트립신은 단백질을 펩티드와 아미노산으로, 리파제는 지방을 지방산과 글리세롤로 화학적으로 분해하며, 간에서 만들어져 쓸개에 저장되어 있던 쓸개즙은 지방의 분해를 돕는다.

작은창자에 들어온 음식물은 장액에 들어있는 소화효소들이 화학적인 소화를 마무리한다. 펩티다제는 펩티드를 아미노산으로, 수크라제는 설탕을 포도당과 과당으로, 락타제는 유제품에 들어있는 젖당을 포도당과 갈락토스로, 말타제는 맥아당을 포도당으로 분해한다. 작은창자에서는 화학적인 소화가 끝난 영양소를 대부분 (95%이상) 흡수한다.

큰창자 윗부분에서는 작은창자에서 나온 소화효소에 의해 마지막 소화가 이루어지며, 남아있는 수분과 영양소를 흡수하고, 대변을 항문으로 보낸다. 음식이 소화되어 위장의 혈관으로 흡수되는 영양소를 포함한 모든 물질은 문맥이라는 혈관을 통하여 간으로 이동한다. 간에서는 유해한 물질을 제거하고, 영양소 그대로 또는 필요한 물질을 합성하여 필요로 하는 곳으로 보내거나 저장한다.

흔히 영양소가 적절히 들어있는 음식만을 건강식으로 생각하기 쉬운데, 소화의 중요성을 감안, 이러한 음식들을 잘 소화시킬 수 있도록 식사하는 것을 포함하여 건강식으로 이해하는 것이 바람직하다. 소화가 성공적으로 이루어지려면 유전자에 설계된 대로 필요한 소화효소가 필요한 시각에 필요한 만큼 분비되고, 소화기관들이 설계된 대로 정확한 시각에 한 치의 오차 없이 활동하여야 한다.

소화기관이 설계된 대로 일하려면 소화기관의 주인이 해야 할 역할이 있다. 소화과정의 이해를 바탕으로 소화기관들이 일하기 좋은 환경을 만들어주고, 소화를 방해하는 나쁜 습관을 버려야 한다. 음식은 꼭꼭 씹어 먹고, 소화를 어렵게 만드는 과식을 삼가야 한다.

식사나 소화 중에 물이나 차 마시는 것을 자제하고, 한 번에 너무 많은 종류의 음식을 먹지 말아야 한다.

소화기관의 휴식을 위하여 간식을 삼가는 것도 중요하다. 몸이 아플 때는 소화기관의 휴식을 통하여 면역 활동에 전념할 수 있도록 짧은 금식을 하거나 과일식을 하는 것이 좋다. 소화 도중 음식의 부패를 초래하는 식후 과일 먹는 습관을 개선하고, 영양불균형을 가져오는 편식이나 식이요법을 삼가며, 정제식품이나 가공식품, 패스트 푸드를 자제하여야 한다.

(KB자산운용 사보 2019.7)

145
내 몸 안의 의사를 돕는 식사

건강에 관한 관심이 높아진 요즘, 사람들은 맛있는 음식에 대한 관심 못지않게 건강을 위해 무엇을 먹을 것인가에도 많은 관심을 가지고 있다. 어떤 음식이 몸에 좋다고 알려지면 갑자기 유행하다가 어느 순간에 또 다른 음식이 그 자리를 차지하곤 한다. 이러한 유행에는 우리의 통상적인 식사에는 어떤 중요한 영양소가 부족하며, 어떤 음식을 먹으면 문제가 해결된다는 전제가 숨어 있다.

태양에너지를 직접 이용할 수 있는 식물과 달리 동물이나 사람은 음식을 통해서 생활에 필요한 영양소를 공급받는다. 우리 몸은 음식을 소화시켜 음식에 들어있는 영양소를 흡수할 수 있는 효율적인 시스템을 갖추고 있으므로 우리는 필요한 영양소가 적절히 들어있는 음식을 먹기만 하면 된다. 음식에 어떤 문제가 있으면 문제의 형태에 따라 다양한 질병에 걸릴 수 있다.

식사와 관련된 질병의 원인은 어떤 영양소가 부족하거나 넘칠 때와 잘못된 식습관이 소화를 방해할 때로 나누어 생각해 볼 수 있다.

먹고 살기 힘들던 시절에는 영양소 부족으로 인한 질병이 많았으나, 요즘에는 영양이 부족한 경우보다는 오히려 일부 영양소의 과잉으로 발생하는 질병이 많은 가운데 일부 영양소가 부족하여 발생하는 경우가 혼재되어 있다.

영양소가 부족하여 걸리는 질병은 부족한 영양소가 들어있는 음식을 먹으면 쉽게 낫는다. 탄수화물과 단백질, 지방의 3대 영양소와 무기질, 비타민은 심하게 편식하지 않으면 부족할 가능성이 높지 않으므로 비타민이나 무기질 영양제, 기타 건강보조식품의 필요성은 높지 않다. 영양소는 음식을 통해 섭취하는 것이 바람직하다는 전문기관들의 의견에 따라 골고루 먹는 습관이 중요하다.

건강에 좋다고 유행하는 음식은 대체로 항산화제와 관련된 식물성 식품이 많다. 미국인들처럼 육식위주로 식사하면 영양소 가운데 주로 식이섬유와 항산화제가 부족하여 건강에 문제가 생기기 쉽다. 다양한 색깔의 채소와 과일을 통째로 골고루 충분히 먹으면(1권 69편과 70편 참조) 식이섬유와 항산화제는 부족할 가능성이 거의 없으므로 이런 유행에 귀를 기울이지 않아도 된다.

영양소가 넘쳐서 생기는 고혈압이나 당뇨병, 비만과 같은 질병은 대부분의 선진국들과 마찬가지로 급증하고 있어 영양소 부족으로 인한 질병보다 심각하다. 세계보건기구(WHO)나 미국 연방정부, EU 각국 정부의 식사 가이드라인이 좋은 참고가 된다. 설탕, 포화지방과 트랜스지방, 소금, 알콜의 섭취를 제한하는 것이 중요하다.

설탕은 소화효소에 의해 포도당과 과당으로 분해되는데, 주로 간에서 이용되는 과당이 빠르게 흡수되어 간의 대사능력을 넘어서면 사용되지 못한 과당은 지방으로 바뀌어 혈관 속에서 저밀도(LDL) 콜레스테롤과 중성지방을 증가시키고 고밀도(HDL) 콜레스테롤을 감소시켜 심장질환과 같은 혈관질환을 가져오며, 지방간의 원인이 된다. 하루 소요 칼로리의 10% 이하로 제한하여야 한다.

포화지방은 지방산 사슬이 좌우대칭의 안정적인 구조를 이루고 있어 실온에서 고체이며, 쉽게 굳는 특성이 있어 혈액속의 양이 많아지면 혈관벽에 달라붙거나 덩어리를 만들어 혈관을 막기 때문에 심혈관질환이나 고지혈증의 원인이 된다. 대부분의 동물성 지방에 많이 들어 있다. 하루 소요 칼로리의 10% 이하로 제한하여야 한다. 트랜스지방은 마가린이나 쇼트닝에 많이 들어 있는데, 포화지방보다 더 해로우므로 조금도 섭취해서는 안 된다.

소금은 과다섭취하면 혈압을 상승시켜 고혈압이나 심근경색, 뇌졸중과 같은 혈관질환의 원인이 되며, 위벽을 손상시켜 헬리코박터균의 성장과 활동에 취약하게 하므로 위암의 발생을 높인다. 또한 콩팥에서 나트륨을 배출할 때 콩팥속의 칼슘도 함께 배출되므로 뼈속의 칼슘을 소모시켜 골다공증과 신장결석의 원인이 된다.[1] 하루 섭취량을 5g이하로 줄이는 것이 중요하다.

술의 주성분인 알콜은 '잠깐 행복'을 얻는 대가로 당사자는 물론,

---

1) World Action on Salt & Health, Osteoporosis

제3자에게도 엄청난 해를 끼칠 수 있다. 세계보건기구에 따르면 1년 동안 전 세계 사망자의 5.9%와 20·30대 사망자의 25%가 알콜 때문에 죽는다.[2] 국제암연구소(IARC)는 술을 담배와 함께 1그룹 발암물질로 분류하고 있다.[3] 남성은 하루 표준음주량(10-14g)의 2배 이하, 여성은 표준음주량으로 제한하는 것이 좋다.

(아시아경제신문 2018.12.21)

---

2) 세계보건기구(World Health Organization), Health topics, Alcohol

3) 국제암연구소(International Agency for Research on Cancer), List of carcinogens

146
소화를 돕는 식사

요즘 우리는 비교적 먹을거리가 풍족한 세상에 살고 있다. 지구 상에는 식량이 부족하여 굶어죽는 사람도 적지 않고, 우리 주변에도 물질적으로 풍족하게 살지 못하는 사람도 많지만, 옛날처럼 끼니를 걱정하는 사람은 많지 않다. 먹고 싶은 음식을 다 먹지는 못하지만, 대체로 영양이 부족하지는 않다는 뜻이다.

그럼에도 유난히 소화기 암에 많이 걸리는 것은 소화를 방해하는 식습관 때문일 것이다. 위암과 간암은 여전히 많으며, 옛날에 드물던 대장암도 발병률이 세계 1위를 차지하였고, 담관암과 췌장암도 급증하고 있다.[1] '몸 안에 있는 의사가 일을 잘 할 수 있도록 도와야 하며, 최소한 방해하지 말아야 한다'는 히포크라테스의 말처럼 소화를 도와주는 방향으로 식습관을 고쳐야 할 때다.

역사적으로 보면, 제2차 세계대전 이전에는 식량은 대체로 풍족하지 못한 편이었기 때문에 식량을 어떻게 구하느냐는 항상 가장

---

1) 세계암연구기금(World Cancer Research Fund), Diet and cancer, cancer-trends

큰 과제 가운데 하나였다. 당연히 어떻게 먹을 것인지를 고민할 여유가 별로 없었다. 이러한 환경에서는 능력이 된다면 먹고 싶은 대로 먹는 것이 행복한 삶이었을지도 모른다.

그런데, 먹는 즐거움이 건강을 심각하게 훼손시킬 수도 있다면 어느 정도 자제하는 것이 현명하지 않을까? 음식은 먹는 대로 저절로 소화되지 않는다. 음식이 통과하는 입안, 식도, 위, 십이지장, 작은창자, 큰창자, 항문은 말할 것도 없고, 소화효소를 만들어내는 침샘이나, 간, 위, 췌장의 활동과 이를 통제하는 뇌까지 수많은 장기가 사흘 동안 열심히 일해야 겨우 끝이 난다.

소화는 음식을 잘게 부수는 기계적인 소화와 탄수화물과 단백질, 지방의 복잡한 구조를 흡수하기 쉬운 단순한 구조로 바꾸는 화학적인 소화가 이루어진 뒤, 필요한 영양소를 흡수하고 남는 찌꺼기를 몸 밖으로 배출할 때 끝난다. 기계적인 소화는 입안에서 시작하여 위에서 대부분 완성된다.

화학적인 소화는 여러 샘에서 만들어지는 다양한 소화효소가 물분자를 첨가하여 연결을 분리하는 방법으로 이루어진다. 입에서는 침샘에서 만들어지는 효소(아밀라제)가 탄수화물을 분해하고, 위에서 분비되는 효소(펩신)는 단백질을 분해한다. 췌장에서 만들어진 효소(아밀라제, 리파제, 트립신과 키모트립신)는 십이지장에서 탄수화물과 지방, 단백질을 분해한다.

소화효소가 화학적인 소화를 잘 하기 위해서는 적정한 수소이온 농도(pH)가 매우 중요하다. 침에 들어있는 효소는 pH 6.8 정도의 매우 약한 산성에서, 위에서 분비되는 효소는 2 정도의 강한 산성에서, 췌장에서 만들어지는 효소는 8.5 정도의 알칼리에서 활동이 효율적이기 때문에 위에서는 염산이, 십이지장에서는 쓸개즙과 중탄산염이 pH를 적절히 조절한다.[2]

우리의 식습관이 이처럼 복잡하고 정교한 소화과정을 방해하면 소화가 잘 되기 어려우며, 소화기 질병에 걸리기 쉽다. 특히 위에서 기계적인 소화와 화학적인 소화가 잘 될 수 있도록 음식을 잘 씹어 먹고, 과식하거나 한꺼번에 너무 많은 종류의 음식을 먹지 않아야 하며, 식사 30분 전부터 식후 두 시간 이내에 물 마시는 것을 자제해야 한다.

소화기의 적절한 휴식도 중요하기 때문에 간식을 자제해야 한다. 소화기는 장기별로 역할이 끝나면 쉬는 시간을 활용하여 손상된 유전자를 복구하는데, 손상된 유전자가 바로바로 복구되지 않으면, 나중에 큰 질병에 걸리게 된다. 동물들은 질병에 걸리면 입맛이 떨어져 식사를 중단하는데, 이것은 소화에 필요한 에너지 사용을 억제하여 질병의 치유에 집중하기 위한 몸의 조치다.

소화기에서 쉽게 흡수할 수 있도록 가공한 식품을 많이 먹는 것은 일시적으로는 소화를 돕는 것처럼 보이지만, 기계적인 소화나

---

2) Allegany Nutrition, The Human Digestive Tract pH Range Diagram

각종 소화효소의 생산과 분비 같은 기능이 차츰 사라지고, 단순한 흡수 기능만 남을 것이므로 장기적으로는 바람직하지 못하다. 원료를 사서 요리하지 않고 완전히 가공된 식품을 계속 사 먹는다면 요리솜씨가 차츰 줄어들 것은 너무나 뻔한 일이다.

(아시아경제신문 2018.12.28)

147

몸에 좋은 음식, 나쁜 음식

사마천이 쓴 중국의 역사서 사기(史記)에는 2200여 년 전 중국을 최초로 통일한 진시황의 명을 받아 서복이라는 사람이 수천 명을 데리고 불로초를 구하러 한반도로 떠났다는 기록이 있다. 영원히 살고 싶은 욕망으로 불로초를 기다리던 진시황은 불로초는 구경도 못하고 얼마 지나지 않아 병들어 죽었다.

몸에 좋은 음식을 찾기 위하여 수많은 사람들이 수천 년 동안 노력하였지만, 진시황이 꿈꾸던 효능을 가진 음식은 아직 찾지 못하고 있다. 백년 넘게 자란 산삼도 발견되었다거나 얼마에 팔렸다는 뉴스는 들은 적이 있지만, 산삼이나 녹용, 웅담의 특별한 효능이 과학적으로 입증되었다는 이야기는 듣지 못했다.

몸에 특별히 좋은 음식이 있다는 생각은 신진대사의 원리를 생각하면 가능성이 높지 않다. 음식은 저절로 소화되지 않으며, 소화효소가 포도당이나 아미노산처럼 작고 간단한 물질로 분해하여야 장에서 혈관으로 흡수된다. 세포 속 유전자는 흡수된 물질을 원료로 사용하여 필요한 물질을 합성하여 뼈도 만들고 근육도 만든다. 심하게 편식하지 않으면 합성에 필요한 재료가 충분히 확보되므로 어떤 음식에 들어있는 특별한 성분이 요술을 부릴 여지는 별로 없다.

음식과 관련 있는 질병에 걸리면 의사의 처방에만 의존하려 하지 말고, 식습관에 무슨 문제가 있어 질병에 걸리게 되었는지 그 원인을 찾아서 고치는 것이 중요하다. 다른 원인도 개선하여야 하겠지만, 음식 차원에서는 자신이 알고 있는 정보가 잘못되었을 가능성과 몸에 좋은 음식을 충분히 먹지 않거나 좋지 않은 음식을 너무 많이 먹었을 가능성을 생각해 볼 수 있다.

음식의 정보 측면에서는 지금까지 우리가 알고 있는 정보가 정확하지 않을 가능성도 있음을 알아야 한다. 2018년 노벨 생리의학상 공동 수상자인 혼조 다스쿠 교토대 교수가 "네이처나 사이언스에 나오는 연구 결과의 90%는 거짓말로, 10%만 10년 후에도 살아 남는다"[1]고 지적하였듯이 잘못된 정보도 많다.

모르고 있었거나 잘못 알고 있던 사실이 밝혀지는 경우는 흔하다. 1992년 사이언스지가 '올해의 분자'로 정한 산화질소의 기능이 알려진 것이나 1990년대 말에 뇌세포가 재생된다는 사실이 확인된 것도 그런 경우다. 산화질소(NO)는 질소 원자 하나와 산소 원자 하나가 결합하여 만들어진 기체물질로 혈관을 확장시켜 각종

---

1) 조선일보, "좌우명은 有志竟成… 스스로 납득될 때까지 어떤 연구도 안 믿는다"(2018.10.3)

혈관질환과 당뇨병의 예방과 치료에 탁월한 효과가 있음이 밝혀졌다.

산화질소는 질산염(NO_3)을 원료로 하여 몸 안에서 만들어지는데, 질산염은 브로콜리와 같은 녹색 채소나 무, 비트에 많이 들어 있으므로 이러한 채소를 잘 먹지 않는 사람들은 부족할 가능성이 많다. 산화질소의 기능에 관한 연구 공로를 인정받아 세 명의 과학자가 1998년 노벨 생리의학상을 받았다.[2]

식습관의 두 번째 문제는 잘 알면서도 필요한 음식을 충분히 먹지 않거나 나쁜 음식을 너무 많이 먹는 점이다. 우리도 대부분의 선진국들과 마찬가지로 일부 영양소는 부족하고, 일부 영양소는 넘치는 영양불균형 때문에 고혈압이나 당뇨병, 비만, 암과 같은 질병이 급증하고 있다. 세계보건기구(WHO)나 미국 연방정부, EU 각국 정부의 식사 가이드라인이 문제해결에 좋은 참고가 된다.

영양소가 부족하여 걸리는 질병은 부족한 영양소가 들어있는 음식을 먹으면 쉽게 낫는다. 많은 사람들이 고기와 가공된 음식을 좋아하여 영양이 풍부한 식물성 음식을 적게 먹으므로 식이섬유와 항산화제, 산화질소가 부족하여 건강에 많은 문제가 생긴다. 다양한 색깔의 채소와 과일, 곡식을 골고루 통째로 충분히 먹는 것이 중요하다.

---

2) The Nobel Prize Organization, Nobel Prizes & Laureates

영양소가 넘쳐서 생기는 질병들을 예방하고 치유하기 위해서는 설탕, 포화지방과 트랜스지방, 소금, 알콜의 섭취를 제한하는 것이 중요하다. 설탕을 많이 먹으면 각종 혈관질환을 가져오며, 비만과 지방간의 원인이 된다. 동물성 지방에 많이 들어 있는 포화지방은 심혈관질환이나 비만, 고지혈증의 원인이 된다. 설탕과 포화지방은 각각 하루 소요 칼로리의 10% 이하로 제한하여야 한다.

소금을 과다섭취하면 혈압을 상승시켜 각종 혈관질환의 원인이 되며, 위벽을 손상시켜 위암의 발생을 높인다. 또한 칼슘 배출을 촉진하여 골다공증과 신장결석의 원인이 된다. 하루 섭취량을 5g이하로 줄이는 것이 중요하다.

술의 주성분인 알콜은 담배와 함께 1그룹 발암물질로 분류된다.[3] 전 세계 사망자의 5.9%와 20·30대 사망자의 25%가 알콜 때문에 죽는다.[4] 남성은 하루 표준음주량(10-14g)의 2배 이하, 여성은 표준음주량으로 제한하는 것이 좋다.

(KB자산운용 사보 2019.1)

---

3) 국제암연구소(International Agency for Research on Cancer), List of carcinogens
4) 세계보건기구(World Health Organization), Health topics, Alcohol

148
입에 맞는 음식과 몸에 맞는 음식

요즘 사람들은 입에 맞는 음식을 마음껏 먹으면서 즐겁게 살아간다. 맛있는 음식을 먹는 것도 큰 즐거움을 주니 좋은 일이다. 미식가가 아니라도 소문난 맛집은 먼 길을 마다하지 않고 열심히 찾아다니고, 때로는 한두 시간씩 줄을 서서 기다리는 수고를 아끼지 않는 사람도 적지 않다. 맛있는 음식을 먹기 위하여 지불하여야 하는 비용은 웬만큼 기꺼이 지불할 준비가 되어 있는 것이다.

입에 맞는 음식을 먹으면 입은 즐거운데, 몸에도 좋을까? 그러면 좋겠지만, 그렇지 않을 가능성이 더 높다. 좋아하는 음식, 곧 입에 맞는 음식은 많이 먹을 가능성이 많고, 지나치게 많이 먹는 편식을 하면 두 가지 문제가 생긴다. 우리 몸에 필요한 다양한 영양소는 식사를 통하여 적절히 섭취하여야 하는데, 어떤 영양소는 넘치고 어떤 영양소는 부족하여 건강에 이상이 생기기 쉽다.

입에 맞는 음식 위주로 편식을 할 때 생기는 더 심각한 문제는 몸에 들어와 해가 되는 독성물질이 몸에서 처리하기 어려울 만큼 많이 들어오는 것이다. 몸에서 처리할 수 있는 능력범위를 넘어 제거하지 못하는 독소는 몸 안에 쌓여 다양한 질병의 원인이 된다. 지방조직을 비롯하여 연결조직, 근육조직, 신경조직에 쌓이면서 통증과 기능장애로 인한 각종 질병이 나타난다.

입에 맞는 음식은 개인별로는 매우 다양하지만 대체로 설탕이나 동물성 지방이 많이 들어있는 깡통칼로리(empty calories) 식품이거나 소금이나 식품첨가물이 많이 들어있는 경우가 많다. 몸에 맞는 식품과 상당한 거리가 있을 수 있다는 이야기다. 입에 맞는 음식 위주의 편식이 장기화되면서 나타나는 수많은 생활습관병은 선진국들에서 쉽게 찾아볼 수 있다.

미국은 국민들의 잘못된 식습관이 오랫동안 지속되자 성인의 반 이상이 고혈압과 당뇨병, 비만 가운데 하나 이상을 앓을 만큼 국민 건강이 악화된 아픈 경험을 가지고 있다. 이 문제를 개선하기 위하여 1990년 음식 가이드라인법을 제정하기에 이르렀는데, 음식과 관련이 많은 보건인적자원부와 농무부의 두 부처에게 5년마다 음식 가이드라인을 만들어 발표하라는 내용이 이 법의 요지다.

2015년 미국의 음식 가이드라인에 따르면 건강한 식습관의 내용으로 적당한 칼로리의 범위 안에서 반드시 섭취하여야 할 음식과 섭취를 제한하여야 할 음식을 열거하고 있다. 오랜 연구를 바탕으로 입에 맞는 음식을 주로 섭취할 때 생기는 생활습관병들을 예방하고 치유하기 위해 입에는 맞지만 몸에는 맞지 않는 음식 섭취를 줄이고, 몸에 맞는 음식 섭취를 늘리라는 내용을 담고 있다.

우리나라 사람들의 식습관은 어떨까? 한국 음식은 건강식으로 알고 있는 사람들이 많은데, 음식과 관련된 질병과 소화기에 생기는 질병이 유난히 많은 불편한 현실을 어떻게 설명할 수 있을까? 과거에는 위암과 간암 정도만 많았지만, 지금은 위암과 간암은 여전히 많고, 대장암도 1등이 되었으며, 췌장암과 담도암도 많아졌다.[1] 거기다 과거에는 많지 않던 고혈압이나 당뇨병, 비만도 무서운 속도로 선진국들을 따라가고 있다.

음식과 관련된 질병과 소화기에 생기는 질병이 유난히 많은 현실을 무시하고 입에 맞는 음식만 고집하는 것은 현명한 식사법이 아니다. 입은 즐겁지만 몸이 병드는 것을 원하지 않는다면, 입에 맞는 음식에 편중된 식사는 개선해야 한다. 잘못된 식사로 인한 생활습관병을 줄이는 데는 세계보건기구(WHO)와 미국 연방정부, EU 각국 정부의 식사 가이드라인이 좋은 참고가 된다.

기본적으로 몸에 필요한 칼로리를 초과하지 않도록 하는 것이 중요하며, 식이섬유와 항산화제, 비타민, 미네랄과 같은 필수 영양소가 풍부한 다양한 색깔의 채소와 과일, 곡식을 골고루 통째로 충분히 먹어야 한다. 아울러 일부 영양소가 넘치거나 독성물질이 쌓여 생기는 질병들을 예방하고 치유하기 위해 설탕, 포화지방과 트랜스지방, 소금이 많이 들어있는 음식과 알콜의 섭취를 자제하여야 한다.

(KB자산운용 사보 2019.6)

---

1) 세계암연구기금(World Cancer Research Fund), Diet and cancer, cancer-trends

149
식물성 단백질과 동물성 단백질

채식주의자들은 부족한 단백질을 어떻게 보충하느냐 하는 질문을 자주 듣는다. 식물성 음식에는 단백질이 없거나 적게 들어있으므로 단백질이 많이 들어있는 고기를 먹어야 한다고 생각하기 때문일 것이다. 고기를 꼭 먹어야 하는 이유로 동물성 단백질은 완전하지만 식물성 단백질은 그렇지 않기 때문이라고 주장하는 사람들도 있다.

이러한 생각이나 주장이 사실이라면 지구상에 있는 채식주의자들은 말할 것도 없고, 초식동물들도 단백질이 부족하여 건강상태가 좋지 않아야 할 것이다. 그런데, 채식주의자들은 대부분 큰 문제없이 건강하게 살고 있고, 건강상태는 오히려 더 좋은 사람들이 많다. 소나 말, 코끼리 같은 초식동물들은 육식동물들보다 덩치가 더 크고, 힘이 세며, 지구력도 훨씬 강하다.

단백질은 기본단위인 아미노산이 수백 개 이상 다양하게 결합되어 만들어지는데, 단백질을 구성하는 아미노산에는 20가지 이상이 있다. 사람의 몸에는 아미노산의 종류별 구성 비율이 다른 1만 가지 이상 다양한 형태의 단백질이 존재하는 것으로 알려져 있다.

식물들과 미생물들은 모든 종류의 아미노산을 필요한 만큼 직접 만들어 성장하고 살아간다. 반면에 자급자족 능력이 없는 동물이나 사람은 단백질이 들어 있는 식품으로부터 아미노산을 얻으며, 이러한 아미노산을 원료로 사용하여 일부 아미노산을 합성하여 살아간다.

동물이나 사람의 입장에서 보면 아미노산을 몸 안에서 합성할 수 없어 반드시 음식으로 얻어야 하는 아미노산과 합성이 가능한 아미노산으로 나눌 수 있는데, 전자를 필수 아미노산이라 하며, 아홉 가지가 있다.

식물과 동물은 단백질을 얻는 방법은 다르지만, 단백질을 구성하고 있는 아미노산의 종류는 같은데, 아미노산별 구성 비율에는 차이가 있다. 동물성 단백질에는 아홉 가지의 필수 아미노산이 적당한 비율로 들어있어서 어떤 동물성 식품을 먹어도 필수 아미노산 부족 문제가 생기지 않기 때문에 동물성 단백질은 흔히 완전 단백질이라고 부른다.

식물성 단백질은 콩처럼 완전단백질인 경우도 있지만, 대체로 하나 이상의 필수 아미노산이 필요량보다 적게 들어있어 완전단백질이 아니라고 하는데, 실생활에서는 의미 없는 말이다. 어떤 식품에도 필요한 영양소가 모두 들어있는 경우는 없기 때문에 다양한 식품을 먹어야 하는데, 그럴 경우 한 식품에서 부족한 필수 아미노산은 자연스럽게 다른 식품에서 보충하게 된다. 설령 한 식품에 모든 영양소가 다 들어있다 하더라도 그 한 가지 음식만 먹을 사람은 없다.

동물성 식품에는 단백질이 많은데, 식물성 식품에는 적은 것으로 잘못 알고 있는 사람도 많다. 동물이 가지고 있는 단백질은 식물에서 직간접으로 온 것으로 식물성 식품에 단백질이 없다면 어떤 동물이나 사람도 단백질을 공급받을 수 없다. 콩이나 팥 종류의 단백질 함량은 소고기나 돼지고기와 비슷한 20~30%이고, 현미 8%, 통밀 14%, 호두나 땅콩과 같은 견과류는 15~25%정도 된다.

단백질은 많이 섭취하는 것이 좋다고 생각하는 사람들이 있는데, 탄수화물이나 지방과 달리 저장되지 않기 때문에 매일 적정량을 섭취하는 것이 중요하다. 부족하면 제대로 성장하지 못하고, 면역력이나 심장, 폐의 기능이 약화되는 원인이 되지만, 쓰고 남는 단백질의 일부는 포도당으로 바뀌고, 나머지는 모두 요소로 변경되어 배설되기 때문에 하루에 많은 단백질을 먹을 필요도 없다.

식물성 단백질과 동물성 단백질은 단백질을 구성하고 있는 아미노산의 종류나 함량을 고려할 때 심한 편식을 하지 않는다면 단백질 측면에서는 아무런 차이가 없으므로 취향에 따라 적절히 섞어 먹으면 된다. 다만 고기를 좋아하여 동물성 단백질을 많이 먹는 사람들이 주의할 일이 있다.

동물성 단백질은 가능하면 살코기로 먹되, 동물성 지방은 너무 많이 먹지 말아야 한다. 예를 들면 삼겹살에는 단백질은 별로 없고 지방이 대부분인데, 동물성 지방에는 건강에 많은 문제를 일으키는 포화지방이 많이 들어 있다.

동물성 단백질을 너무 많이 먹으면 함께 들어 있는 다른 성분이 문제를 일으킬 수도 있다. 국제암연구기금(WCRF)과 미국암연구소의 암 예방법에는 소고기나 돼지고기와 같은 붉은 고기의 소비를 제한하고, 가공육은 거의 먹지 말라는 내용이 들어 있음을 참고할 필요가 있다.[1]

(KB자산운용 사보 2018.8)

---

1) 세계암연구기금(World Cancer Research Fund), Diet and cancer, Cancer Prevention Recommendations

150
가공식품의 습격

오늘날 가공식품은 생산자에게는 경제적으로 많은 이익을 가져다주고, 소비자에게는 비싸지 않은 가격으로 다양한 편리함을 제공해 주면서 우리의 식탁을 빠른 속도로 점령해 가고 있다.

가공식품이 주는 편익은 대단히 크다. 장기보존과 장거리 운송이 가능하고, 독성 물질이나 세균을 제거할 수 있으며, 맛을 향상시킬 수 있다. 대량생산으로 값싸게 공급할 수 있으며, 요리에 필요한 시간과 노력을 줄여준다. 균일한 품질을 유지할 수 있고, 마케팅과 유통을 원활하게 해 준다. 앨러지나 당뇨병을 앓고 있는 사람들처럼 어떤 음식을 먹을 수 없는 사람들에게 선택의 폭을 넓혀주고, 비타민과 같은 필수 영양소를 첨가할 수도 있다.

가공식품은 이러한 장점 덕분에 많은 사람들의 사랑을 받고 있지만, 다른 한편으로는 건강을 해치기 때문에 비난도 함께 받고 있다.

가공식품의 첫째 문제는 주로 가공하는 과정에서 첨가하는 다양한 첨가물로부터 나온다. 가공할 때 흔히 첨가되는 설탕은 필수 영양소는 없으면서 칼로리만 높기 때문에 흔히 '깡통(empty)' 칼로리라고 부른다. 많이 섭취하면 신진대사에 심각한 영향을 주고, 비만의 주요 원인이 되는 등 해로운 점이 하나둘이 아니다.

식품의 장기보존을 위해 많이 사용하는 소금도 문제가 많다. 채소나 스프, 소스를 캔에 담을 때 소금이 첨가되는 경우가 많은데, 소금은 필수 영양소이지만, 너무 많이 섭취하면 혈압을 높이고, 위암 발생의 원인이 되며, 칼슘의 배출을 촉진시켜 골다공증의 원인이 되기도 한다.[1][2]

상온에서 식품을 장기보관하기 위하여 사용하는 트랜스지방은 지방 가운데 건강에 가장 나쁘다. 저밀도 콜레스테롤을 높이고, 고밀도 콜레스테롤을 낮추어 심장병과 뇌졸중을 일으킨다. 트랜스지방은 섭취량이 적을수록 건강에 좋기 때문에 법으로 사용을 금지하는 나라도 있다.

이밖에도 가공식품에는 색깔이나 맛을 내기 위해서 또는 보존 등 여러 목적으로 다양한 인공 화학물질을 첨가하는데, 이러한 물질들은 하나하나 잘 알 수는 없지만, 모두 자연식품이 아니기 때문에 많이 먹어서 좋을 이유가 없다.

---

1) Healthline, Salt: Good or Bad?

2) Harvard T. H. Chan, Salt and Sodium

가공식품의 둘째 문제는 영양소가 빈약한 정크 푸드가 많다는 점이다. 가공하는 과정에서 많은 영양소가 파괴되거나 제거되기 때문에 대체로 비타민이나 식이섬유, 미네랄, 항산화제의 손실이 심하다. 가공식품에 들어있는 탄수화물은 대부분 정제된 탄수화물로 너무 빠르고 쉽게 소화되어 흡수되기 때문에 혈당을 급격히 올라가게 만든다.

가공식품의 또 하나의 문제는 과소비 가능성이다. 가공식품은 사용하기 편리한 장점과 함께 달콤하고 짭짤하며 지방이 많이 들어 있어 식욕을 돋구기 때문에 이러한 정크 푸드에 중독되면 과소비로 이어져 비만에 걸리기 쉽다. 이러한 식품은 소화에 소요되는 에너지가 훨씬 적기 때문에 짧은 시간에 많이 먹기 쉬워 과소비의 원인이 된다.

이처럼 가공식품은 대체로 건강에 해롭기 때문에 건강을 위해서는 기본적으로 적게 먹는 것이 바람직하다. 바쁜 사회생활 속에서 편리함 때문에 먹더라도 반드시 기억해야 할 것들이 있다.

첫째 햄, 베이컨, 소시지, 핫도그와 같은 가공육은 먹지 않는 것이 좋다. 원료로 사용하는 고기의 질도 믿을 수 없고, 가공할 때 소금과 건강에 해로운 다양한 화학물질이 첨가되기 때문에 신선한 살코기보다 훨씬 나쁘다. WHO산하 국제암연구소(IARC)는 가공육을 1그룹 발암물질로 분류하고 있다.[3]

---

3) 국제암연구소(International Agency for Research on Cancer), List of carcinogens

둘째 가공할 때 설탕이나 소금, 트랜스지방, 기타 첨가물이 많이 들어가는 식품은 특히 자제해야 한다. 설탕이 많이 첨가되는 탄산음료, 말린 과일, 과일 스낵, 쿠키, 케익, 캔디, 저지방 요구르트, 아이스크림, 과일주스, 소금이 많이 들어가는 라면과 같은 인스턴트식품, 트랜스지방이 많이 들어있는 마가린, 쇼트닝, 설탕과 소금이 많이 들어있는 케첩이나 냉동식품 등은 자제해야 한다.

셋째 가공하면서 중요한 영양소가 제거된 정제식품은 자제하고, 가공이나 정제하지 않은 식품을 주로 섭취해야 한다. 백미나 흰 밀로 요리한 밥이나 각종 빵은 가급적 현미나 통밀로 요리한 식품으로 대체하는 것이 바람직하다. 피자를 좋아한다면 흰 밀과 가공육을 건강에 좋은 재료로 바꾸는 것이 좋다.

(KB자산운용 사보 2018.9)

151

술이 주는 작은 행복과 큰 그늘

우리 사회는 술에 대해 역사적으로 매우 관대한 전통을 가지고 있으며, 그 영향은 오늘날에도 곳곳에 남아 있다. 먼 옛날 벼슬에서 멀어졌거나 포기한 선비들은 풍류를 즐기는 삶을 즐겼는데, 그들의 삶에는 술이 빠지지 않았다. 어쩌면 우리 민족은 술을 가장 사랑한 민족인지도 모른다. 술 마시고 저지른 잘못이나 실수에 대해서는 법이나 판결은 물론, 사회에서도 관대한 사례가 많았다.

미국 유학을 앞두고 영어교육을 받던 1984년, 한국인 아내 덕분에 우리 사회를 잘 아는 한 미국인 강사는 미국에서 생활하는 동안 술 취한 상태로는 어떤 실수도 하지 말라고 신신당부했다. 술 마시고 하는 모든 실수에 대해 관대하지 않음은 말할 것도 없고, 오히려 가중처벌을 받는다는 사실을 잠시도 잊지 말라고 했다. 그로부터 30여년이 지난 요즘 우리 사회는 얼마나 바뀌었을까?

술의 주성분인 에탄올은 필수 영양소가 아니고 깡통칼로리(empty calories)만 들어 있기 때문에 반드시 먹어야 할 이유가 없는데도 많은 사람들이 술을 즐기는 것은 술이 주는 행복을 사랑하기 때문이다. 술은 사람들에게 행복감과 자신감을 주고, 근심과 스트레스를 줄여주기 때문에 정신 건강을 향상시키고, 대인관계와 사회활동에도 도움을 주기 때문에 사회적인 건강도 향상시킨다.

술이 주는 짧은 시간의 행복에 길들여진 사람들이 정신적·사회적 건강에 문제가 생길 때 술에 의존하여 손쉽게 해결하려는 유혹을 받는 것은 어쩌면 당연한 일인지도 모른다. 그런데, 술이 주는 행복은 공짜가 아니며, 이 행복을 얻기 위해 지불하여야 하는 대가가 큰 경우가 많다. 술을 마시는 당사자는 물론, 아무런 관련이 없는 제3자에게도 엄청난 해를 끼칠 수 있다.

사람들은 술이 주는 '잠깐 행복'을 얻는 대가로 엄청난 비용을 지불하는 비합리적이고 이기적인 행동을 되풀이한다. 자신의 건강이 심하게 망가지고 가족이나 동료나 제3자가 이겨내기 어려운 고통을 겪어야 하는 안타까운 소식이 수시로 세상을 슬프게 한다. 영국의 한 약물자문위원회(ISCD)는 알콜이 사용자와 다른 사람에게 주는 피해의 합이 마약과 담배를 포함한 어떤 약물보다도 크다는 연구 결과를 발표하였다.[1]

술이 제3자에게 엄청난 피해를 주는 수많은 사례 가운데 하나가 음주운전이다. 최근 음주운전으로 적발되었을 때 처벌을 강화하는

---

1) David Nutt, The Independent Scientific Committee on Drugs, UK, Alcohol 'more harmful than heroin'

내용의 '윤창호법'이 만들어져 이제야 처벌이 많이 강화되었지만, 이 법이 만들어지기까지 우리 사회가 지불한 사회적 비용을 감안하면, 술 마시고 저지른 잘못이나 실수에 대해 관대한 문화를 바꾸기가 얼마나 어려운지를 실감하게 된다.

술 마신 사람의 육체적 건강에 미치는 효과에 대해서는 그동안의 연구결과가 충분히 설명해 준다. 에탄올이 고밀도 콜레스테롤을 높이고 혈액의 응고 가능성을 낮추므로 소량으로 마실 때는 심장병이나 뇌경색을 낮추어 준다는 연구결과도 있지만, 술을 소량으로 마시기가 쉽지 않을 뿐만 아니라 여러 가지로 건강을 심각하게 해치는 정도에 비하면 자랑할 만한 것이 못 된다.

세계보건기구(WHO)에 따르면 1년 동안 전 세계 사망자의 5.9%인 330만명이, 20·30대 젊은이들 사망자의 25%가 알콜 때문에 죽는다.[2] 술이 수명을 10년 정도 단축시킨다는 연구결과도 있다. 200가지 이상의 질병과 부상의 원인이 되며, 건강하지 못한 삶의 5.1%는 알콜 때문이라고 한다. WHO 산하 국제암연구소(IARC)는 술을 담배연기와 함께 1그룹 발암물질로 분류하고 있다.[3]

술이 육체적인 건강에 미치는 나쁜 효과는 음주량이 늘어날수록 급격히 커지지만, 술이 주는 잠깐 행복에 익숙한 사람들이 음주량을 자제하기는 쉽지 않다. 나라별로 대체로 10g~15g 수준으로 표

---

2) 세계보건기구(World Health Organization), Health topics, Alcohol

3) 국제암연구소(International Agency for Research on Cancer), List of carcinogens

준 음주량(one drink)을 정하고, 많은 건강 관련 기관들이 성인 남성의 하루 음주량을 표준 음주량의 2배 이내로, 여성은 표준 음주량 이내로 제한할 것을 권장하는 것은 이 때문이다.

미국 연방정부의 식사 가이드라인은 혹시 술을 마신다면 표준 음주량(남자는 두 배)을 넘지 않는 것은 물론, 식음료와 알콜에 들어있는 칼로리를 합하여 소요 칼로리를 초과하지 않도록 음주량을 제한할 것을 권장한다. 알콜 1g에는 7kcal가 들어 있으므로 알콜이 10g정도 들어있는 술 한 잔에 70kcal, 20도 소주 한 병에 500kcal의 깡통칼로리가 숨어있음을 감안하라는 뜻이다.

술을 마시는 것은 각자의 취향이므로 남이 간섭할 일이 못된다. 그렇지만, 작은 행복을 얻기 위하여 자신의 소중한 건강과 사랑하는 가족과 이웃의 큰 행복을 훼손시키는 어리석음을 줄이는 것이 현명하지 않을까? 술 마시고 손쉽게 얻을 수 있는 값싼 행복을 조금 줄이고, 대신에 가끔은 보람 있는 일을 하고 얻을 수 있는 귀한 행복을 늘리는 것은 지나친 욕심일까?

(KB자산운용 사보 2018.12)

152
환대받는 알콜의 재주

미국은 잘못된 식생활과 신체 활동과 관련이 많은 대표적인 만성 질환, 곧 고혈압과 당뇨병, 비만 가운데 성인의 반 이상이 한 가지 이상을 앓을 정도로 환자가 많았다. 미국 연방정부는 이를 개선하기 위하여 1980년 식생활 가이드라인(dietary guidelines)을 제정하고, 5년마다 이를 개정하여 공표하고 있는데, 1990년에는 법을 제정하여 법적 근거를 마련하였다.[1]

최근 버전인 2015년 가이드라인에는 건강한 식생활의 일환으로 제한하여야 할 음식에 첨가 설탕, 포화 지방과 트랜스 지방, 나트륨을 열거하고, 알콜(에탄올)이 들어있는 음료를 섭취할 경우에는 여성은 하루에 1잔, 남성은 2잔 이내로 제한할 것을 권장하고 있다. 알콜이 건강에 해롭다는 사실을 감안하더라도 지키기 쉽지 않은, 너무나 적은 양이다.

---

1) U.S. Department of Health and Human Services, The 2015□2020 Dietary Guidelines for Americans

세계보건기구(WHO)에 따르면 1년 동안 전 세계 사망자의 5.3%인 300만 명이 알콜 때문에 죽는다. 알콜 소비는 특히 젊은이들의 죽음과 신체장애의 원인이 되어 20·30대 사망자의 13.5%가 알콜 때문에 죽는다.[2] 알콜은 200가지 이상의 질병과 부상의 원인이며, 본인은 물론, 가족과 친구, 동료, 모르는 사람들에게도 해를 끼치고, 경제적·사회적으로 막대한 비용의 지출을 가져온다.

WHO 산하 국제암연구소(International Agency for Research on Cancer; IARC)는 에탄올과 알콜 음료를 담배연기와 함께 1그룹 발암물질로 분류하고 있다.[3] 알콜은 유방암, 결장암, 후두암, 간암, 식도암, 구강암, 인두암의 원인이며, 췌장암의 원인일 수도 있다고 한다.[4] 이밖에도 알콜이 건강에 미치는 부정적인 영향은 너무 많아 다 열거하기가 어려울 지경이다.

알콜 음료를 마시면 우리 몸에서는 무슨 일이 일어날까? 술의 주성분인 에탄올은 소화효소의 도움 없이 위와 작은창자에서 대부분 한 시간 안에 바로 흡수된다. 10% 정도는 오줌과 호흡으로 직접 내보내고, 나머지는 주로 간에서 혈중알콜 농도를 시간당 약 0.016%씩 낮추는 속도로 여러 과정을 거쳐 몸에 해롭지 않은 물과 이산화탄소로 변경시키는데,[5] 이것이 알콜 대사다.

---

2) 세계보건기구(World Health Organization), Health topics, Alcohol

3) 국제암연구소(International Agency for Research on Cancer), List of carcinogens

4) Wikipedia, Alcohol and cancer

5) Verywell mind, How Long Does Alcohol Stay in Your System?

알콜 대사는 세 단계에 걸쳐 이루어진다. 에탄올이 아세트알데히드로, 다시 빙초산이라고도 부르는 아세트산으로, 마지막으로 세 개의 물 분자와 두 개의 이산화탄소(CO_2)로 바뀌면서 알콜 대사가 끝나는데, 에탄올 1g에서 7kcal의 에너지가 생산된다. 분해 과정에서 만들어지는 물질들, 곧 아세트알데히드와 아세트산은 몸에서 조금도 사용되지 않으므로 에탄올을 깡통 칼로리라고 부른다.

술을 마시면 에탄올이 흡수되는 속도에 비하여 분해되는 속도는 매우 느리기 때문에 에탄올은 분해될 때까지 몇 시간 동안 몸 안에 머무르게 되는데, 이 때 건강에 많은 영향을 미친다. 분해 과정에서 생겨 짧은 시간 존재하는 아세트알데히드는 세포와 조직을 손상시키고 암을 일으키는 발암물질이다.

알콜은 분해되기까지 몸 안에 머무르는 동안 무엇을 하길래 사람들은 술을 좋아할까? 술을 마시면 기분이 좋아지고, 스트레스가 줄어들며, 사교적이 되는 것은 에탄올이 뇌세포에 있는 도파민과 엔돌핀, 세로토닌을 만드는 유전자를 켜서 이들 행복물질의 생산을 증가시키기 때문이다. 도파민과 엔돌핀, 세로토닌은 우리에게 기쁘고, 즐거우며, 행복함을 느끼게 해주는 행복물질이다.[6]

연구결과에 따르면 알콜의 행복 효과는 혈중알콜 농도 0.05~0.06% 수준에서 절정을 이루고, 이 단계를 넘어서 더 높아지

---

6) Psychscenehub.com, The Impact of Alcohol on The Brain – Neurobiology of Dependence and Alcohol Related Brain Damage

면, 긍정적 효과는 줄어들고, 부정적 효과가 증가하여 우울함을 느끼고, 시야가 흐려지며, 말이 어눌해지고, 통제력이 떨어진다. 알콜 농도가 더 높아지면, 일시적으로 기억이 소실되고, 인사불성 단계를 지나 의식을 잃고 사망에 이르기도 한다.[7]

원래 도파민이나 엔돌핀, 세로토닌과 같은 행복물질은 특별한 조건이 이루어질 때 분비되는데, 사람들은 그 물질이 분비될 때의 기분을 그리워하는 경향이 있다. 도파민의 경우 스포츠에서 득점하거나 목표를 달성하거나 임무를 완수하거나 다른 사람에게 친절한 행동을 할 때 많이 분비되는데, 그런 노력을 하지 않고도 알콜이 그 기분을 느낄 수 있게 해 주니 좋아하게 되는 것이다.

행복물질의 분비를 도와주는 물질에는 에탄올 이외에도 코카인이나 헤로인, 몰핀, 엑스터시, 마리화나, 카페인과 같은 약물이 있는데, 이러한 약물들은 뇌세포에서 행복물질의 분비를 자극하지만, 다른 한편으로 중독성이 강하고 건강을 해치는 부작용이 있으므로 자제할 필요가 있다.[8]

(아시아경제신문 2020.4.10)

---

7) Northwester Medicine, How Alcohol Impacts the Brain

8) David Nutt, The Independent Scientific Committee on Drugs, UK, Alcohol 'more harmful than heroin'

153
요법이 판치는 세상

건강에 대한 관심이 높아진 요즘, 요법(療法)이라는 말은 병원에서 사용되는 각종 치료부터 민간요법이나 대체요법은 물론, 식이요법이나 운동요법, 웃음요법에서 보듯이 요법 만능시대라 할 만큼 폭넓게 사용되고 있다. 인터넷 서점의 건강분야 베스트셀러 목록을 보면 음식부터 운동, 병원치료에 이르기까지 온통 요법 천지인데, 왜 이렇게 요법이 난무할까?

요법의 사전적인 의미는 '병을 치료하는 방법'이고, 그리스어 'θε ραπεία'에서 유래된 라틴어 'therapīa'나 영어의 'therapy'도 '특히 질병에 걸렸을 때 좋아지고 강해지도록 도와주는 치료'라고 설명하고 있듯이[1] 비슷한 뜻을 가지고 있는데, 오늘날에는 질병치료에 국한하지 않고, 건강에 도움이 되는 것이면 무엇이든지 요법이라 부르는 추세다.

건강에 도움이 된다면, 요법을 넓은 의미로 사용한들 무슨 문제

---

1) Cambridge Dictionary

이겠는가? 아직까지 '요법산업'이라는 말은 사용하지 않지만, 요법이라는 말에 편승하여 많은 돈을 벌고 있는 제약회사부터 식품회사, 각종 장비회사, 병원, 용역회사에 이르기까지 이러한 산업의 규모는 엄청나며, 끊임없이 성장하고 있다. 문제는 돈을 지불하는 만큼 건강이 개선되는 효과가 있느냐이다.

요법은 종류가 대단히 많고 끊임없이 만들어지기 때문에 하나하나의 요법에 대해 일일이 효과를 판단하기는 쉽지 않다. 그렇지만, 한 가지는 명확하다. 수많은 요법을 많은 사람들이 쫓아감에도 불구하고 우리의 건강이 그다지 개선되는 모습을 보여주지 못하고 있는 것은 어느 요법도 효과가 제한적이라는 것을 방증한다.

어느 요법도 확실한 효과를 보여주지 못하는 이유는 무엇일까? 요법은 원칙이 아니기 때문이다. 경제가 펀더멘털(기본)이 약하면 조금의 위기에도 크게 흔들리듯이 우리 몸도 마찬가지다. 평소에 원칙(건강법칙)을 지키지 않으면 기초 체력이 약해져 수시로 질병은 찾아오기 마련이고, 기초 체력이 강해지지 않은 상태에서 요법만으로 낫지 않는 것은 너무나 당연하다.

요법은 어떤 재난을 당했을 때 임시로 복구하는 성격이 강하다. 어떤 질병에 걸렸을 때 그 질병의 증상을 일시적으로 완화시키는 단기처방으로 주로 사용하는데, 종류는 많지만 원인을 완전히 해결하여 낫는 경우는 드물다. 그런데도 사람들의 관심을 끄는 것은 근본적으로 낫게 하는 방법이 없는 상태에서 일시적으로 효과가 있거나 효과가 있는 것처럼 보이기 때문이다.

어떤 영양소가 부족한 사람에게 그 영양소가 많이 들어있는 음식을 먹는 식이요법이나 어떤 영양소가 넘치는 사람에게 그 영양소가 많이 들어있는 음식을 자제하는 식이요법처럼 어떤 요법이 어떤 질병의 원인을 해소하는 경우 그 요법은 치유효과를 보일 수 있지만, 사람마다 처한 환경이 다르기 때문에 어떤 사람에게 효과를 보인 요법이 모든 사람에게 적용되지는 않는다.

또한 요법은 도움이 되기보다는 오히려 해가 되는 경우도 적지 않으므로 어떤 사람에게 효과가 있다는 이유만으로 따라가는 것은 현명하지 못하다. 일시적으로 단기처방이 필요한 상황이라면 기대되는 효과와 예상되는 부작용을 잘 따져보고 일시적으로 사용할 수는 있겠지만, 곧바로 기본으로 돌아가는 것을 잊지 말아야 한다.

그럴싸한 요법들이 유혹할 때 우리 몸 안에 준비되어 있는 최고의 명의인 자연치유시스템을 먼저 생각해야 한다. 내 몸 안의 명의가 일을 잘 할 수 있도록 돕는 삶이 바로 편작, 화타, 허준, 히포크라테스와 같은 명의가 추구하였던 질병을 예방하고, 동시에 치유하는 왕도. 잠시 어떤 요법의 도움을 받더라도 결국은 환자가 과거의 잘못된 생활습관을 버리고 명환자가 될 때(101편 참조) 질병은 치유된다는 사실을 명심하여야 한다.

(아시아경제신문 2018.11.30)

154
식이요법의 속임수

다양한 요법 가운데 음식과 관련된 식이요법은 종류도 많고, 많은 사람들이 관심을 가지고 있다. 식이요법은 식사로 인체에 적절한 영양을 공급하여 각종 질병상태를 개선·회복시키려는 치료방법으로 식사요법이라고도 부른다. 원래는 의사의 지도를 받아 보조 치료 수단으로 사용되었지만, 요즘은 살빼기(다이어트)의 의미로도 많이 사용한다.

식사의 목적은 필요한 영양소를 적절히 공급하는 것이기 때문에 식사에서 음식의 맛이나 동반자, 분위기보다도 영양소의 섭취가 더욱 중요하다. 2차 세계대전 직후까지는 영양소의 부족이 질병의 가장 큰 원인이었는데, 그 이후 선진국들의 농업생산성과 소득이 높아지자 영양 부족으로 생기는 질병은 줄고, 고혈압, 당뇨병, 비만과 같이 영양이 넘쳐서 발생하는 질병이 급격히 늘어났다.

우리나라도 소득이 높아지면서 영양 부족으로 인한 질병이 줄어들자 평균수명이 거의 세계 최고 수준으로 길어졌는데, 소화기에 생기는 여러 암과 옛날에 많지 않던 고혈압과 당뇨병, 비만과 같은 생활습관병은 급격히 늘고 있다. 위암과 간암은 옛날부터 많았지만, 옛날에 별로 없던 대장암도 급증하여 최근에는 세계 1위를 기록하고 있고, 담관암과 췌장암도 급증하고 있다.[1]

소화기 암과 고혈압, 당뇨병, 비만과 같은 생활습관병의 증가는 우리의 식생활에 문제가 많음을 보여주는 증거다. 이를 개선하기 위해서는 명품식사라 할 수 있는 생명식(1권 82편과 83편 참조)을 생활화하여야 하는데, 아직까지 적절히 알려지지 않다 보니, 음식에 대한 높은 관심에 편승하여 돈을 벌려고 만들어진 각종 식이요법들이 우리를 혼란스럽게 만든다.

식이요법은 영양의 균형을 유지하면서 소화를 원활하게 해 주는 원칙적인 식사법이 아니며, 일시적이고 부분적인 효과를 이용하여 화려하게 포장한 짝퉁 식사법이다. 돈벌이가 될 만한 식품을 골라 가공하는 방법을 개발하여 재료와 가공하는 기계 또는 가공한 식품을 비싸게 판다. 다양한 방법으로 홍보하는데, 과학적인 근거가 빈약한 경우가 많고, 요법끼리 서로 상충되기도 한다.

식사를 함에 있어 많이 먹을수록 좋은 영양소는 없으며, 어떤 영양소도 적당량을 먹을 때 몸에 좋은데, 식이요법은 일부 영양소를 많이 먹는 편식을 하기 때문에 영양소의 불균형이 가장 큰 문제다. 일부 식품을 너무 많이 먹으면 그 식품에 많이 들어있는 영양소를 과잉 섭취하게 되는데, 우리가 많이 앓고 있는 생활습관병은 대부

---

1) 세계암연구기금(World Cancer Research Fund), Diet and cancer, cancer-trends

분 일부 영양소의 과다섭취 때문에 생긴다.

식이요법의 또 하나의 문제는 식이요법으로 먹는 식품은 대체로 가공하는 경우가 많아 영양소를 너무 쉽게 섭취하게 만드는 것이다. 수많은 건강 관련 전문기관들은 모든 영양소는 식품을 통해서 섭취하되, 적게 가공한 다양한 식물성 음식을 통째로 먹는 것이 건강에 좋다는 데에 의견을 같이 하고 있으며, 수많은 연구결과들도 이를 뒷받침하고 있다.

미국 연방 정부의 식품 가이드라인이 채소는 다양한 색깔로 골고루, 과일은 통 과일로, 곡물은 반 이상을 통 곡식으로 먹을 것을 권하는 것도 같은 맥락이다.[2] 식이요법으로 가공된 식품을 많이 먹으면, 영양소의 섭취가 쉬워지므로 소화기의 역할이 줄어들어 소화 기능은 약해지기 마련이다.

필요한 영양소가 모두 적절히 들어있는 이상적인 영양제를 만들어 그것만을 먹는다고 가정해 보자. 소화기는 별로 노력하지도 않고 필요한 영양소를 모두 쉽게 흡수할 수 있어 좋아할지 모르지만, 오래 지속되면 음식물 분쇄나 각종 소화효소의 생산과 분비 같은 기능은 차츰 사라지고, 단순한 흡수 기능만 남을 것이다. 합성 비타민C나 건강보조식품을 포함하여 식이요법으로 먹는 각종 식품도 마찬가지가 아니겠는가!

(아시아경제신문 2018.12.7)

---

2) U.S. Department of Health and Human Services, The 2015-2020 Dietary Guidelines for Americans

155
신진대사 질환의 바람직한 해법

　고립된 시스템 안에서 에너지 총량이 일정한 현상을 물리학과 화학에서는 에너지 보존 법칙이라 부른다. 여기서 고립된 시스템이란 시스템의 안과 밖이 격리되어 있어 어떤 물질이나 에너지도 밖에서 안으로 들어오지 못하고, 안에서 밖으로 나가지도 않는 것을 뜻한다. 이 법칙에 따르면 에너지는 새로 만들어지거나 없어지지 않으며, 시스템 안에서 에너지의 형태만 바뀐다.

　자동차의 연료를 태우면 연료의 화학에너지가 운동에너지로 바뀌고, 장작을 태우면 장작의 화학에너지가 빛과 열에너지로 바뀐다. 엄마 배 속 수정란에서부터 죽는 순간까지 우리 몸에서 단 1초도 쉬지 않고 일어나는 신진대사에도 에너지 보존 법칙은 적용된다. 엄마 피 속이나 음식에 들어 있는 화학에너지가 운동에너지와 열에너지, 다른 형태의 화학에너지로 끊임없이 바뀐다.

　세포가 분열하여 성장하고, 손상된 세포를 수리하고, 먹고, 일하고, 놀고, 휴식하고, 잠자는 것을 포함하여 생명체의 모든 활동에는 에너지가 필요한데, 이 에너지를 생산하여 소비하는 모든 화학 반응이 바로 신진대사다. 모든 생물이 살아가기 위해서는 신진대사를 통하여 끊임없이 에너지를 생산해야 하기 때문에 신진대사가 멈추는 순간은 바로 죽음을 의미한다.

신진대사는 에너지를 생산하는 활동과 소비하는 활동으로 나눌 수 있다. 에너지를 생산하는 활동은 복잡하고 큰 물질을 분해하여 작고 간단한 물질로 만드는 것을 말하며, 이화(異化)작용이라 부른다. 반대로 에너지를 소비하는 활동은 작고 간단한 물질을 복잡하고 큰 물질로 합성하는 것을 말하며, 동화(同化)작용이라 부르는데, 동화작용에는 탄소동화작용(광합성)과 질소동화작용이 있다.

식물은 이산화탄소와 물, 빛에너지를 이용하는 탄소동화작용으로 포도당을 합성하고, 토양 속에서 흡수한 무기 질소화합물을 이용하는 질소동화작용으로 아미노산과 같은 유기 질소화합물을 합성(1단계 동화작용)한다. 여기서 만들어진 포도당이나 아미노산과 같은 간단한 물질들을 합성하여 탄수화물이나 단백질, 지방과 같은 복잡한 물질을 만들어(2단계 동화작용) 성장하고 생존한다.

식물과 달리 1단계 동화작용을 하지 못하는 사람이나 동물은 영양소에 들어있는 화학에너지를 이용하여 살 수밖에 없다. 음식 속 탄수화물이나 단백질, 지방을 포도당이나 아미노산, 지방산과 같은 간단한 물질로 분해하여 흡수(소화, 1단계 이화작용)하고, 세포 안에서 산소를 이용하여 이 물질들을 이산화탄소와 물, 질소 화합물로 다시 분해(2단계 이화작용)하여 에너지를 생산한다.

사람이나 동물은 1단계 동화작용은 하지 못하지만, 1단계 이화작용으로 만들어진 포도당이나 아미노산, 지방산의 일부를 다시 합성(2단계 동화작용)하여 탄수화물이나 단백질, 지방을 만든다. 이렇게 만들어지는 단백질은 근육이나 뼈, 혈관, 신경과 같은 여러 조직에 사용하고, 탄수화물의 일종인 글리코겐과 지방은 비상용으로 비축하였다가 필요할 때 다시 분해하여 사용한다.

신진대사는 음식과 산소를 원료로 사용하여 에너지는 물론, 생명 활동에 필요한 모든 물질을 필요할 때 필요한 만큼 적절히 공급하는 기능을 수행한다. 60조 개 모든 세포안의 수많은 유전자가 긴밀하게 협력하여 조화롭게 일을 처리해야 하기 때문에 매우 복잡하면서도 정교한 신비스러운 시스템이다.

잘못된 생활습관이 신진대사와 관련된 유전자의 작동을 혼란시키면 신진대사에도 문제가 생기는데, 신진대사의 과정이 복잡한 만큼 신진대사의 이상으로 나타나는 질환은 매우 다양하다. 이때 신진대사를 정확하게 이해하고 시스템 혼란의 원인이 된 잘못된 생활습관을 개선하면 신진대사는 쉽게 정상을 회복하지만, 생활습관은 개선하지 않고 약에 의존하는 방법은 효과가 일시적이고 제한적이어서 현명한 방법이 아니다.

(아시아경제신문 2019.1.11)

156

신진대사의 중심축 혈당 조절

60조 개나 되는 우리 몸의 세포들은 무엇을 먹고 살아갈까? 세포들은 대부분의 에너지를 혈액 속에 들어있는 포도당, 곧 혈당으로부터 얻는다. 혈당은 세포들의 주식인 셈이다. 신진대사를 기능별로 보면 에너지를 생산하여 이용하는 에너지 대사 기능과 포도당이나 아미노산, 지방산과 같은 물질을 합성하여 필요한 물질을 만드는 성장과 유지보수 기능의 두 축으로 나눌 수 있다.

음식에 들어 있는 탄수화물과 단백질, 지방은 포도당과 과당, 갈락토오스, 아미노산, 지방산으로 분해되어 작은창자에서 혈관으로 흡수되는데, 세포들의 에너지 대사에는 포도당이 주로 이용된다. 혈당 조절이 에너지 대사의 중심축을 이룬다는 뜻이다. 과당이나 갈락토오스의 대부분은 물론, 아미노산과 지방산도 필요할 경우 간에서 포도당으로 전환되어 에너지 대사에 이용된다.

에너지 대사 기능에는 모든 세포가 필요한 에너지를 직접 생산하는 특징이 있다. 우리 몸에는 혈액 속에 항상 4g정도의 혈당이 들어 있어서 모든 세포가 언제든지 에너지 생산에 이용할 수 있다. 혈당을 80~99mg/dl(식사 2시간 후에는 100~140mg/dl) 정도의 적당한 수준으로 유지할 때 에너지 대사가 원활히 이루어지며, 혈당이 너무 높거나 낮으면 심각한 문제가 생긴다.

혈당이 너무 높으면 혈관 벽이 굳어지는 동맥경화, 신장 기능의 상실, 뇌졸중과 심근경색, 시신경의 손상, 면역력의 약화, 다리와 발에 혈액공급 감소, 췌장의 인슐린 생산능력 손상 등 많은 문제가 생긴다. 반대로 혈당이 너무 낮으면 세포의 에너지 생산에 어려움이 있어 비틀거리고, 팔다리 근육이 약해지며, 무기력해지고, 안색이 창백해지며, 식은땀을 흘리고, 의식을 잃을 수도 있다.

우리 몸은 혈당을 적당한 수준으로 유지하는 시스템을 가지고 있다. 음식이 소화되어 포도당이 흡수되어 혈당이 올라가면 췌장에서 인슐린 호르몬을 분비한다. 인슐린은 혈액을 따라 이동하면서 포도당을 세포 안으로 들어가 에너지 생산에 사용하게 하고, 다른 한편으로는 포도당을 글리코겐으로 만들어 간이나 근육에 저장하게 하여 혈당을 낮춘다. 혈당이 낮아지면 인슐린 분비가 멈춘다.

세포에서 포도당의 소비가 증가하여 혈당이 낮아지면, 췌장에서는 글루카곤 호르몬을 분비한다. 글루카곤은 간이나 근육에 저장되어 있는 글리코겐을 포도당으로 분해하여 혈당을 높여준다. 혈당이 적정 수준으로 올라가면 글루카곤 분비가 멈춘다. 이처럼 췌장에서는 혈당이 높으면 인슐린을, 낮으면 글루카곤을 적절히 분비하여 혈당을 적당한 수준으로 유지시킨다.

혈당의 자동조절 기능도 히포크라테스가 말하는 전형적인 '몸 안에 있는 의사' 가운데 하나다. 히포크라테스의 말처럼 '몸 안에 있는 의사'가 일을 잘 할 수 있도록 도와주고 적어도 방해하지 않으면, 혈당의 자동조절 기능에는 아무런 문제가 생기지 않는다. 대부분의 사람들이 당뇨병에 걸리지 않고, 혈당이 원활하게 자동 조절되는 이유다.

혈당의 자동조절 기능이 잘 작동하지 않아서 지속적으로 높은 상태가 당뇨병인데, 두 가지 형태가 있다. 1형 당뇨병은 면역세포가 췌장을 공격하여 인슐린이 충분히 생산되지 않는 경우로 어린이들에게 많이 발생하여 흔히 소아 당뇨병이라 부른다. 일시적으로는 인슐린을 공급하면 해결되지만, 일종의 자가면역질환(1권 56편 참조)으로 면역세포가 공격을 멈춰야 근본적으로 낫는다.

2형 당뇨병은 혈당이 높아져 인슐린이 분비될 때 인슐린에 잘 반응하던 인슐린 수용체가 잘 반응하지 않아서 세포들이 혈당을 잘 받아들이지 않는 병이다. 1형과 달리 당뇨병의 원인이 인슐린의 부족이 아닌 '인슐린 저항성'에 있기 때문에 인슐린 저항성의 원인인 혈당의 과잉공급과 활동량 부족을 개선하여야 혈당의 자동조절 기능이 회복되어 당뇨병이 낫는다(1권 39편 참조).

(아시아경제신문 2019.1.25)

157
주목하여야 할 혈당 소비자의 기능

사오십 년만 거슬러 올라가면 당뇨병은 우리에게 생소한 질병이었다. 의과대학 교수마저 당뇨병 환자를 진료해본 적이 없어 우리나라 사람들은 당뇨병에 걸리지 않는 체질이라는 말을 하던 시절이 있었다. 건강보험심사평가원에 따르면 2017년에는 당뇨병으로 진료를 받은 사람이 285만 명에 이르러 이제는 30세 이상 성인의 15%가 당뇨병 증상이 있는 세상이 되었다.[1]

당뇨병이 약으로 쉽게 낫는 병이라면 별로 걱정할 필요가 없겠지만, 그리 만만한 병이 아니라는 것을 앓아본 사람은 잘 안다. 합병증으로 눈이 잘 안 보이거나 신장기능이 손상되어 신장투석을 해야 하거나, 발이나 다리를 잘라야 하는 경우도 적지 않으며, 이른 나이에 죽음에 이르기도 한다. 이런 현실이라면 혈당에 대해 제대로 알고 잘 관리하는 것이 현명하지 않을까?

혈액 속에 들어있는 혈당 4g은 겨우 16kcal의 에너지를 생산할

---

1) 건강보험심사평가원, 보건의료빅데이터개방시스템

수 있는 적은 양이다. 하루 2,000kcal를 소비하는 성인이 11분 사용하면 바닥날 양이지만, 우리 몸은 혈당이 소비되어 낮아질 때마다 저장된 글리코겐을 포도당으로 분해하여 혈당을 높이고, 음식이 소화되어 너무 높아지면 혈당을 글리코겐으로 합성하여 저장하는 방법으로 혈당을 언제나 적정수준으로 유지한다.

혈당의 공급시스템이 이처럼 정교한 것은 혈당의 수요자가 필요로 할 때 언제든지 사용할 수 있는 최상의 조건을 제공하기 위함이다. 아무리 정교한 혈당 공급시스템도 혈당의 수요자인 세포가 적절히 소비하지 않으면 가치가 빛이 바랠 수밖에 없다. 혈당이 60조 개나 되는 세포 문 앞에 항상 대기하고 인슐린이 문을 두드릴 때 세포 안에서는 무슨 일이 일어날까?

음식이 소화되어 혈당이 올라가면 췌장에서는 인슐린을 분비하여 혈관으로 내 보내는데, 인슐린이 세포막에 있는 인슐린 수용체와 결합하면 세포 문이 열려 혈당이 세포 안으로 들어간다. 세포 안에 들어간 혈당, 곧 포도당은 미토콘드리아라 부르는 발전소에서 에너지 생산에 쓰이고, 일부는 저장이 가능한 형태인 글리코겐이나 지방산으로 바뀐다.

미토콘드리아에서는 포도당을 태워 에너지를 생산하고, 부산물로 이산화탄소와 물이 만들어지며, 이 에너지를 이용하여 아데노신 이인산(ADP)과 인산염을 합성하여 아데노신 삼인산(ATP)으로 만드는데, 이 과정을 세포호흡이라 부른다. ATP는 충전된 전지, ADP

는 방전된 전지와 비슷하여 세포 소기관은 언제든지 ATP를 ADP와 인산염으로 분해하여 방출되는 에너지를 이용할 수 있다.

세포 안에서는 포도당 에너지를 이용하여 ADP와 인산염을 ATP로 합성하고, 에너지가 필요할 때 이 ATP를 다시 ADP와 인산염으로 분해하여 방출되는 에너지를 사용하는 일이 되풀이되는데, 활동량이 적으면 에너지 소비 감소 → ATP 분해 감소 → ATP 합성 감소 → 포도당 소비 감소로 이어져 인슐린 저항성의 원인이 될 수 있으므로 2형 당뇨병에 걸리기 쉽다.

이처럼 활동량 부족이 인슐린 저항성으로 이어지는 악순환 구조를 개선하여 건강을 지키려면 정신적·육체적 활동량을 적절한 수준으로 유지하여 에너지 소비 확대 → ATP 분해 확대 → ATP 합성 확대 → 포도당 소비 확대의 선순환 구조를 유지하는 것이 매우 중요하다. 환자도 몸이 허용하는 범위 안에서 활동량을 어느 정도 유지하는 것이 회복에 큰 도움이 되는 것도 같은 이유다.

세포의 정교한 혈당소비 기능은 미토콘드리아 수로도 확인된다. 미토콘드리아는 간세포나 심장세포, 뇌세포, 근육세포처럼 활동량이 많을수록 그 수가 많다. 같은 세포도 활동량이 줄어 에너지 생산 필요성이 감소하면 수가 줄어들고, 활동량이 늘면 그 수가 늘어난다.

(아시아경제신문 2019.2.1)

158
신진대사의 작품 도우미

우리는 가끔 어떤 음식이 간이나 심장, 폐, 뇌, 신장 또는 혈관에 좋다는 말을 듣는데, 이러한 주장이 맞는지를 판단하기 위해서는 신진대사에 대한 바른 이해가 반드시 필요하다.

신진대사에는 한 가지 중요한 특징이 있다. 어떤 음식을 먹었을 때 아무리 좋은 영양소가 들어있어도 우리 몸은 이를 직접 이용하지 못하며, 포도당이나 아미노산, 지방산과 같은 간단한 물질로 분해하여야 흡수할 수 있다. 흡수된 영양소들을 산화시켜 에너지를 생산하여 이용하는 한편, 이 영양소들을 재료로 사용하여 몸에 필요한 단백질과 지방을 종류별로 필요한 만큼 합성한다.

에너지를 생산하여 이용하는 에너지 대사 기능은 그 과정은 매우 복잡하고 정교하지만(156편과 157편 참조) 단순한 기능이다. 반면에 단백질과 지방을 합성하는 기능은 우리 몸의 성장과 유지관리에 반드시 필요한 다양한 단백질과 지방을 필요할 때 필요한 만큼 정확하게 공급하여 '삶'이라는 하나의 작품을 만들어가는 신비스러운 작업이다.

먼저 하나의 수정란이 태아로 성장하여 갓난아기로 태어나 다시 성인으로 성장하는 과정을 생각해 보자.

수정란은 세포분열을 반복하여 태반과 태아로 성장한다. 태아의 세포들은 세포분열을 지속하여 혈관세포, 신경세포, 피부세포, 근육세포와 같은 여러 세포로 분화하여 심장을 시작으로 순서에 맞게 필요한 곳에서 각종 장기와 조직으로 발전한 다음, 갓난아기로 태어나 성인으로 성장한다. 이 모든 과정은 세포 종류별로 성장 스케줄에 맞추어 세포분열이 원활하게 뒷받침될 때 달성된다.

세포의 유지관리도 합성하여야 할 종류별 단백질과 지방의 규모 결정에 직접영향을 준다. 우리가 생활하는 동안 세포는 다치거나 독성물질에 노출되거나 영양소나 산소 부족 등 여러 이유로 죽거나 손상을 입는다. 손상된 세포는 대부분 스스로 복구하며, 수명이 다하여 늙은 세포나 불필요한 세포, 많이 손상되어 회복이 어려운 세포는 '자멸사(自滅死)' 방법으로 스스로 죽는다.

세포는 일을 많이 하거나 환경이 나쁠수록 빨리 죽어 수명이 짧다. 위산에 노출되는 위세포나 장세포들의 수명은 2~5일에 불과하며, 백혈구는 종류별로 2~3일부터 몇 주, 피부세포는 2주, 적혈구는 120일, 간세포는 1년 반, 뼈세포는 10년쯤 살며, 뇌세포와 수정체 세포, 심장 근육세포는 사람이 죽을 때까지 산다.[1] 죽은 세포의 자리는 재생하여 만들어지는 새 세포로 메운다.

이밖에 세포와 조직의 유지관리를 위해 사용되는 여러 종류의 단백질과 지방도 합성하여야 할 단백질과 지방의 규모 결정에 중요한 변수다. 단백질은 각종 효소와 호르몬, 수소이온 농도의 조절, 항체의 형성 등에 사용되고, 지방은 호르몬과 체온 보호, 내부 기관의 보호로 이용된다.

성장을 위한 세포분열과 죽은 세포를 대체하는 세포 재생, 그리고 세포와 조직의 유지관리는 끊임없이 활발하게 이루어지는데, 이러한 모든 활동은 신진대사를 통하여 단백질과 지방이 종류별로 필요할 때 필요한 만큼 합성되어 공급되어야 가능한 일이다. 감사하게도 세포 안에는 이 일을 완벽하게 처리해 주는 유전자가 '몸 안에 있는 의사'로서 충실히 임무를 수행하고 있다.

우리는 이 고마운 시스템을 잘 이해하고, 히포크라테스의 말처럼 이 시스템 '몸 안에 있는 의사'가 일을 잘 할 수 있는 환경을 만들어주고, 방해하지 말아야 한다. 단백질과 지방의 합성에 필요한 영양소가 적절히 들어있는 음식(145편 참조)과 물, 산소를 잘 공급해 주고, 생명스위치를 켜는 생활(1권 62편 참조)로 '몸 안에 있는 의사'의 충실한 작품 도우미가 되자.

(아시아경제신문 2019.2.15)

---

1) Bionumbers.org, How quickly do different cells in the body replace themselves?

159
아미노산과 단백질 대사의 신비

단백질은 모든 생명체 안에서 수많은 결정적인 역할을 수행한다. 각종 조직과 장기의 구조와 기능, 통제에 반드시 필요한 물질이며, 세포 안에서 일어나는 대부분의 일은 단백질이 한다. 단백질은 아미노산이라는 작은 물질들이 수백, 수천 개가 긴 사슬로 연결되어 크고 복잡한 분자 구조를 가지고 있다. 20종류 아미노산들의 배열이 각 단백질에 고유하고 특수한 기능을 결정한다.

하나의 단백질은 한 가지 기능을 가지고 있으며, 단백질의 기능이 다양한 만큼 단백질의 종류도 대단히 많다. 인간의 세포에 들어 있는 약 25,000개의 유전자 가운데 약 20,000개는 각종 단백질을 만드는 단백질 암호화 유전자인데, 각 유전자는 복수의 단백질을 생산할 수 있으므로 인간의 몸에서는 수만 종류의 단백질을 생산할 수 있는 것으로 추정된다.[1]

---

1) Sciencedaily, Protein 'intentionally' terminates own synthesis by destabilizing synthesis machinery -- the ribosome

우리의 모든 활동에 어떤 세포에서 어떤 시간에 어떤 단백질을 얼마만큼 만드느냐는 매우 중요하다. 예를 들어 밥에 들어있는 탄수화물을 소화시키기 위해서는 침샘과 췌장 세포에 있는 탄수화물을 분해하는 소화효소인 아밀라아제를 생산하는 유전자가 적당한 시간에 켜져서 아밀라아제를 필요한 만큼 생산하여야 한다. 여기에 차질이 생기면 바로 소화불량에 걸리는 것은 물론이다.

잠을 자야 할 시간에 뇌세포에 있는 멜라토닌을 만드는 유전자가 켜져서 멜라토닌을 적당량 생산하지 않으면 잠을 제대로 잘 수 없다. 식사 후에 췌장세포에서 인슐린을 생산하는 유전자가 인슐린을 분비하지 않으면, 혈당이 너무 올라가 여러 가지 문제가 생긴다. 이처럼 수만 종이나 되는 단백질 가운데 그때그때 딱 필요한 단백질만 생산되니 참으로 신비스럽다.

단백질의 부품이 되는 아미노산은 어떻게 만들어질까? 식물과 대부분의 박테리아는 단백질을 구성하는 20종류의 아미노산을 모두 합성할 수 있지만, 동물이나 사람은 일부 아미노산만 만들 수 있다. 사람의 몸에서 합성하지 못하는 9종류는 반드시 음식물로 섭취해야 하는데, 이를 필수 아미노산이라 부른다. 나머지 11종류는 다른 아미노산의 구조를 바꾸는 방법으로 합성한다.

아미노산을 처음 합성하기 위해서는 질소가 반드시 필요한데, 공기의 78%를 차지하는 질소는 두 개의 원자가 삼중으로 결합하여 매우 안정적인 불활성 상태로 존재하므로 소수의 미생물을 제외하고는 직접 이용할 수 없다. 이러한 질소를 반응성이 높은 암모니아나 질산염, 아질산염과 같은 질소화합물로 변환시켜야 이용할 수 있는데, 이러한 과정을 질소 고정(固定)이라고 한다.

질소를 생물학적으로 고정할 수 있는 생명체는 박테리아밖에 없다. 박테리아는 식물의 뿌리 부근에 살면서 철과 같은 금속효소를 이용하여 질소를 고정하여 질소화합물을 만든다. 식물은 박테리아가 만든 질소화합물을 이용하여 아미노산을 만들고, 다시 단백질을 만든다. 뿌리혹박테리아는 고정한 질소화합물을 콩과 식물에 주고 대신 탄수화물을 받는 공생관계를 유지하며 살아간다.

박테리아가 질소를 이용하여 질소화합물을 만들고, 식물은 질소화합물로 아미노산을 만든 다음 다시 단백질을 만들며, 동물이나 사람은 단백질을 아미노산으로 분해한 다음, 일부는 그대로 일부는 모양을 바꾸어 단백질 암호화 유전자의 프로그램에 따라 필요한 단백질을 합성하는 과정이 천연계에서 일어나는 단백질 대사다.

단백질 대사를 이해하면 우리가 할 일은 명확하다. 우리 노력으로 모든 유전자를 일일이 찾아서 켜줄 수는 없다. 히포크라테스의 말처럼 유전자들이 일하기 좋은 환경을 만들어주면(1권 62편 참조) 나머지는 '몸 안에 있는 의사'인 유전자가 다 알아서 할 것이다. 식사는 단백질, 특히 필수 아미노산이 부족하지 않도록 편식하지 않으면 충분하다(145편 참조).

(아시아경제신문 2019.2.22)

160

췌장의 숨은 공로

얼마 전까지만 해도 췌장은 낯익은 이름이 아니었다. 이자라고도 불리는 췌장에 대한 관심이 높아진 것은 췌장의 중요성이 새로 밝혀져서라기보다는 췌장암 환자는 빠른 속도로 늘어나는데, 대부분 얼마 살지 못하고 죽는 것을 자주 보고 들었기 때문일 것이다.

1983년 췌장암 사망자는 전체 암 사망자의 1.4%인 396명에 불과하였으나, 꾸준히 증가하여 2004년에는 3,000명을 넘으면서 4.7%를 차지하였으며, 2017년에는 7.3%인 5,782명으로 증가하였다. 최근 췌장암 사망자는 폐암, 간암, 대장암, 위암 다음으로 많고, 췌장암 5년 상대생존율은 암 가운데 가장 낮은 10.8%를 기록하고 있다.[1]

췌장은 명치끝과 배꼽 사이 상복부에 위치하여 15cm길이에 80g 정도 되는 포도송이 모양의 작은 기관으로 위와 작은창자, 간, 비장에 둘러싸여 있다. 음식물을 소화시키는 데 필요한 소화효소

---

1) 통계청, 국가통계 포털, 2017년 사망원인통계

를 생산하는 기능과 혈당을 조절하는 데 필요한 호르몬을 생산하는 두 가지 기능을 수행하는데, 구조적으로는 각각의 물질을 생산하는 두 종류의 샘이 뒤섞여 있다.

췌장의 대부분(95%)은 탄수화물과 단백질, 지방을 분해하는 소화효소를 생산하는 조직으로 여기에서 생산된 효소는 췌장액의 형태로 췌장관을 통하여 십이지장으로 들어가는데(외분비 기능), 간에서 만들어져 쓸개에 보관되고 있던 쓸개즙도 십이지장으로 들어간다.

혈당을 조절하는 물질인 인슐린과 글루카곤을 생산하는 세포들은 지름 0.1mm 크기로 무리지어 약 300만개가 췌장 곳곳에 섬처럼 흩어져 있는데, 랑게르한스섬이라 부른다. 혈당이 높을 때는 랑게르한스섬의 베타(β)세포에서 인슐린을, 혈당이 낮을 때는 알파(α)세포에서 글루카곤을 혈관으로 분비하여 혈당을 일정 수준으로 유지한다(내분비 기능).

췌장이 정상적으로 기능을 수행할 때에는 소화도 잘 되고 혈당도 잘 조절되므로 아무도 췌장의 공로에 대해 관심을 갖지 않는다. 췌장의 가치는 췌장에 문제가 생겼을 때 비로소 알게 되는데, 췌장에 생기는 질병으로는 췌장염과 췌장암(121편 참조), 그리고 면역세포가 인슐린을 생산하는 베타세포를 공격하는 자가면역질환(1권 55편과 56편 참조)이 있다.

췌장이 이러한 질병에 걸리거나 기능이 약해지면 소화불량이나 식욕부진, 복통, 구토, 설사, 변비처럼 소화가 잘 안 되는 증상이나 혈당이 잘 조절되지 않는 당뇨병(1권 39편 참조)이 나타난다. 이러한 증상이 장기간 지속되면 췌장에 문제가 생겼는지 확인하여 치유하여야 하는데, 평소에 췌장의 기능을 도와주는 생활습관을 가짐으로써 질병을 미리 예방하는 것이 더 현명하다.

췌장은 소화효소를 생산하고 혈당을 조절하는 기관이기 때문에 췌장의 건강을 지키기 위해서는 무엇보다 좋은 식습관을 갖는 것이 중요하다. 지방은 가급적 식물성 지방이나 생선에 들어있는 불포화지방으로 섭취하고, 동물성지방에 많이 들어있는 포화지방과 패스트푸드나 가공식품에 많이 들어있는 트랜스지방의 섭취를 줄여야 한다(1권 67편 참조).

설탕은 혈당을 갑자기 올라가게 만들어 췌장에 과중한 부담을 주기 때문에 최소한으로 소비를 줄이고, 통과일이나 통곡식, 다양한 채소와 견과류를 많이 섭취하는 것도 중요하다. 췌장에 많은 부담을 주는 과식과 간식을 자제하고, 가끔씩 간헐적 금식이나 단기간 금식을 통하여 췌장에 휴식을 주는 것도 좋다.

탈수는 췌장에 과중한 부담을 주므로 날마다 물을 충분히 마셔야 하며, 췌장에 추가적인 부담을 주고, 췌장을 손상시키는 알콜소비를 줄이고, 췌장암의 주요 위험요소인 흡연을 반드시 중단하여야 한다.

(아시아경제신문 2019.3.8)

161
콩팥 사랑의 가치

콩팥은 많은 사람들의 관심을 끄는 장기가 아니다. 콩팥의 주 기능이 혈액 속 찌꺼기를 걸러내는 일로 그다지 빛나는 일이 아니다 보니 정상적으로 기능할 때에는 관심도 별로 없고 가치를 잘 깨닫지도 못한다. 콩팥 이식과 관련한 소식을 듣거나 주변에서 가끔 당뇨 합병증으로 투석한다는 말을 듣는 것이 콩팥의 존재를 알려준다고나 할까?

혈액 속 쓰레기 처리와 함께 체액의 양과 성분을 일정하게 유지하는 기능도 신장이라고도 부르는 콩팥의 몫이다. 강낭콩 모양으로 등 쪽 허리 양쪽에 한 쌍이 있는데, 길이 11cm로 어른 주먹 크기이며, 무게 130~150g정도 된다. 콩팥 하나에는 네프론이라 부르는 작은 조직들이 약 1백만 개 들어있는데, 네프론은 사구체, 보먼주머니, 세뇨관으로 이루어져 있다.

노폐물이 섞여 있는 피가 모세혈관이 덩어리를 이루고 있는 사구체에 들어오면 혈액이 여과되어 노폐물은 사구체를 둘러싼 보먼주머니를 거쳐 세뇨관으로 들어간다. 세뇨관에서 물과 영양소 등 우리 몸에 유용한 물질이 대부분 재흡수되고, 방광에 모아 오줌으로 밖으로 내 보낸다.

콩팥세포들은 독성물질을 만나거나 영양이나 산소 부족, 스트레스 등 여러 이유로 손상되거나 죽는다. 손상된 세포들은 대부분 원래 모습으로 복구되며, 심하게 손상되어 복구하기 어려운 세포는 유전자에 설계된 방법으로 스스로 죽고(自滅死), 그 자리는 새로 만들어지는(재생) 세포가 기능을 대신한다.

망가지는 콩팥세포가 모두 복구되고, 죽는 세포는 재생되는 새 세포로 모두 채워진다면 좋겠지만, 죽거나 손상되는 정도와 복구되고 재생되는 정도는 우리 생각과 생활에 달려 있다. 사람들은 대체로 많이 손상시키고 적게 재생하게 하는 생활을 하므로 정상적인 콩팥세포는 시간이 지날수록 줄어들게 된다.

사람들은 신장 기능의 30~40%가 상실되어도 불편을 느끼지 못하기 때문에 검사받지 않으면 망가진 사실도 모르기 쉽고, 콩팥 한 개로 건강하게 사는 사람도 적지 않다. 신장 기능이 약해져 몸 안에 노폐물이 쌓이면 여러 증상이 나타난다.

소변이 시원하게 나오지 않거나 거품이 많아지는 경우, 쉽게 피로해지거나 손발이 붓는 증상, 소변에 피가 섞여 나오는 혈뇨, 피부가 건조하고 가려운 증상, 빈혈, 구토, 식욕부진 등이 대표적인 증상들이다. 신장기능이 25%보다 낮아지면 증세가 심각해지며, 15% 아래로 떨어지면 투석이나 이식 말고는 할 수 있는 일이 없다.

혈액 속 노폐물을 인위적으로 제거하는 신장투석에는 몸속의 피를 뽑아 찌꺼기를 걸러 깨끗해진 피를 다시 몸속에 넣어 주는 혈액투석과 영구적인 도관을 삽입하고, 이 도관을 통해 수분과 노폐물을 제거하는 복막투석이 있다. 둘 다 콩팥이 좋아지는 것은 아니며, 삶의 질이 낮고, 수명 연장에는 한계가 있다.

신장이식은 투석할 때보다 삶의 질은 높으나, 신장의 공급이 훨씬 부족하고, 평생 먹어야 하는 면역억제제의 부작용도 적지 않다. 평소에 콩팥의 손상을 줄이고, 재생을 도와주는 생활습관을 가짐으로써 신장질환을 예방하는 것이 현명하다. 콩팥을 사랑하는 생활을 하라는 뜻이다.

콩팥의 건강을 지키기 위해서는 깨끗한 물을 하루 2리터 정도로 충분히 마셔서 신장의 부담을 덜어주는 것이 매우 중요하다. 신장은 하루 동안 150~180리터의 물을 걸러 재활용하고, 1.5~2리터의 오줌을 밖으로 내 보낸다. 소변 색깔이 진한 사람은 물을 더 마시는 것이 좋다.

건강에 좋은 균형 있는 식사를 하는 것도 중요하다. 필요한 영양소가 부족하지 않도록 다양한 채소와 통과일, 통곡식으로 만든 음식을 충분히 먹고, 설탕, 포화지방과 트랜스지방, 소금, 알콜의 섭취를 제한하는 것이 좋으며, 금연은 선택이 아닌 필수다(145편 참조).

또한 높은 혈당과 높은 혈압, 비만은 콩팥의 건강을 심각하게 훼손시키므로 '내 몸 안에 준비된 의사'가 이들을 예방할 수 있도록 '생명스위치를 켜는 생활'을 생활화하여야 한다(1권 36, 39, 41편 참조).

(아시아경제신문 2019.3.22)

162
식도의 남모르는 고충

우리 주변에는 역류성 식도염으로 고생하는 사람들이 많다. 통계로도 많은 환자들이 확인된다. 건강보험심사평가원에 따르면 우리나라의 역류성 식도염 진료인원은 2011년 324만 명에서 2015년 401만 명으로 4년간 24.1%가 증가하였고, 78%가 50대 이상이었다.[1] 인구가 우리나라의 6.5배인 미국의 환자 1천 5백만 명과 비교하면 단위 인구당 환자는 우리가 더 많은 편이다.[2]

식도는 입에서 위까지 음식을 보내주는 음식물 관으로 식도 벽의 근육이 수축하거나 팽창(연동운동)해서 식도관을 따라 음식물을 아래로 이동시킨다. 식도의 양쪽 끝에는 조임근(괄약근)이라는 근육이 닫혀 있어서 음식물의 역류를 방지하며, 음식을 삼키는 동안에는 조임근이 열리기 때문에 음식이 위까지 통과할 수 있다.

음식이 혀의 뒷부분에 있는 인두로 들어오면 닫혀 있던 상부식도

---

1) 건강보험심사평가원, 보건의료빅데이터개방시스템

2) Medical News Today, Everything you need to know about GERD

조임근이 열려 음식이 식도로 들어오고, 곧바로 조임근이 닫혀서 음식이 역류하지 않게 한다. 음식이 식도관을 따라 아래로 내려가면 하부식도 조임근이 열려 음식이 위로 들어가고, 하부 조임근이 닫혀 음식과 위산이 역류되는 것을 방지한다.

흔히 역류성 식도염이라 부르는 위식도 역류질환(GERD)은 조임근이 제 기능을 하지 못하여 음식과 위산이 식도로 거꾸로 올라오는 질병이다. 위산의 역류가 자주 재발하여 만성화되면 식도의 점막이 손상되어 식도염이 생기고, 궤양이나 출혈을 일으킬 수 있으며, 식도 협착이 발생할 수 있다. 흉골 뒤쪽의 가슴이 타는 듯한 가슴 쓰림을 느끼고, 시고 쓴 맛을 호소하기도 한다.

위식도 역류질환이 오랜 시간 지속되면 위산에 노출된 식도 점막 세포가 위 점막 세포와 같은 종류의 세포로 변질되는 바렛식도로 변하기도 하는데, 바렛식도의 일부는 식도암으로 진행된다. 합병증에는 식도 벽의 신경이 파괴되어 음식물을 삼키지 못하거나 음식물을 위로 보내지 못하는 이완불능증도 있다.

하부식도 조임근이 정상적으로 기능하면 위식도 역류질환은 생기지 않는다. 문제는 하부식도 조임근을 정상적으로 기능하지 못하게 방해하는 나쁜 생활습관에 있다. 말없이 열심히 일하는 식도의 고충을 덜어줄 수 있도록 식도가 일하기 좋은 환경을 만들어 위식도 역류질환을 미리 예방하는 것이 중요하며, 증상이 있으면 약물에 의존하려는 자세보다는 환경 개선에 더욱 힘써야 한다.

과식은 위산 역류의 직접적인 원인이 된다. 위에서는 수축운동을 반복하여 음식물을 죽으로 만드는데, 위의 음식물 처리능력을 초과하여 음식을 먹으면 하부식도 조임근이 열려 위산이 역류할 가능성이 높아지며, 과식이 되풀이되면 과부하로 조임근의 기능이 약해진다. 특히 저녁식사의 과식이나 야식은 소화가 끝나지 않은 상태에서 잠자리에 들게 되므로 좋지 않다.

음식 가운데는 콜레스테롤이나 포화지방산이 많이 들어있는 육류나 유제품, 카페인이나 소금이 많이 들어있는 음식, 초콜릿, 박하, 탄산음료, 오렌지 주스, 음주와 흡연, 칼슘 길항제, 항히스타민제, 안정제와 같은 약물 등도 괄약근의 기능을 약화시켜 역류성 식도염의 원인이 되거나 악화시키므로 자제할 필요가 있다.

식음료 이외에 위의 내부 압력을 증가시키는 비만이나 임신, 복수, 식후에 눕거나 구부리는 자세도 역류성 식도염의 원인이 될 수 있으므로 주의가 필요하다.

식도암은 전체 암 발생자의 1.1%를 차지하여 환자 수는 많지 않지만,[3] 5년 상대생존율이 췌장암과 폐암에 이어 간암과 비슷하여 사망률이 높다.[4][5] 초기에는 별다른 증상이 없어서 발견하기 어려운데, 진행되면 음식물을 삼키기 어렵고, 가슴의 통증과 체중감소

---

3) 통계청, 국가통계 포털, 2017년 사망원인통계

4) 보건복지부, 암 유병자 총 174만 명 시대, 암생존율 계속 증가(2018.12.27 보도자료)

5) Cancer.net, Types of cancer, Esophageal Cancer: Statistics

가 나타난다. 원인은 역류성 식도염과 비슷하므로 생활습관을 개
선하여 함께 예방하는 것이 좋다(126편 참조).

(아시아경제신문 2019.3.29)

163
큰창자의 행복 지킴이로 살아가기

맛있게 먹는 음식이나 어떤 행동이 큰창자를 행복하게 할 수도 있고 상당한 고통이나 불편을 줄 수도 있다는 사실을 생각해 본 사람들이 얼마나 있을까? 대장 내시경 검진을 받으러 검진기관에 갈 때 나쁜 결과를 염려하는 사람들은 많아도 평소에 큰창자의 건강을 생각하는 사람은 많지 않은 것 같다.

흔히 대장이라고도 부르는 큰창자는 맹장과 결장, 직장으로 구분된다. 작은창자의 끝 부분인 골반의 오른쪽 장골에서 시작(맹장)되어 위로 올라가(상행결장) 상복부를 가로지르고(횡행결장), 왼쪽 복부를 따라 아래로 내려가(하행결장) 직장을 통해 항문으로 연결(S상결장)되어 있다. 길이 약 1.5m로 작은창자보다 더 굵고 짧다.

큰창자 윗부분에는 작은창자에서 나온 소화효소가 있어서 마지막 소화가 이루어지며, 가장 중요한 기능은 소화된 찌꺼기로부터 남아있는 수분과 영양소를 흡수하고 배변 때까지 대변을 저장하는 것이다. 하루에 한두 번 정도 대장운동을 통해 내용물을 항문으로 밀어 보낸다. 중요하지만, 사람들이 대체로 별로 관심을 갖지 않는 기능들이다.

 큰창자가 이러한 기능을 수행함에 있어 불편이나 고통을 받을 때는 가스가 차서 배가 부풀어 오르거나 배가 아픈 것과 같은 여러 증상을 나타내는데, 이러한 증상이 오래 지속되면 여러 가지 질병으로 발전하기 마련이다. 큰창자의 행복이 중요한 이유다.

 큰창자 질환 가운데 가장 많으면서 가장 위협적인 질병은 대장암인데, 대장암은 30년전만 해도 생소한 암이었다. 우리의 식생활이 서구화되면서 급증하더니 최근에는 발생자 기준으로 세계 1위를 차지하게 되었고,[1] 사망자는 전체 암 사망자의 10%를 넘어 폐암과 간암 다음으로 많다.[2] 이제 대장암은 관심을 갖지 않아도 괜찮은 암의 위치를 넘어선지 오래되었다.

 조기발견에 따른 절제수술이 늘어나면서 생존율이 높아져 대장암에 대한 두려움이 많이 줄어든 점은 그나마 다행인데, 살아있는 사람들의 수술 부작용이 만만치 않은 것은 문제다. 통증이나 출혈, 설사와 변비, 장폐색이나 장유착, 방광이나 성기능 장애, 대장 기능 약화 등 삶의 질을 떨어뜨리는 부작용이 많다. 시간이 지나면서 상당히 개선되지만, 오래 지속되는 부작용도 적지 않다.

---

1) 세계암연구기금(World Cancer Research Fund), Diet and cancer, cancer-trends
2) 통계청, 국가통계 포털, 2017년 사망원인통계

큰창자 질환에는 대장암보다 덜 치명적이지만, 대장염, 크론병, 변비, 설사, 장폐색, 게실염, 장출혈과 같이 삶의 질을 떨어뜨리는 질병이 많다. 큰창자의 행복의 중요성은 큰창자에 문제가 생겨 고생해 본 사람이 잘 안다. 부작용 없이 쉽게 나을 수 있는 치료방법이 없다면, 어설픈 치료에 목을 매지 말고, 큰창자를 행복하게 만들어 미리 예방하는 것이 상책이다.

큰창자를 행복하게 만드는 좋은 방법은 우리 몸 세포에 들어 있는 생명스위치를 켜는 뉴스타트(1권 62편 참조) 생활을 통하여 대장 세포들이 일하기 좋은 환경을 만들어주는 것이다. 입이 즐거워하는 식사를 할 때는 소화를 방해하지 않는지 반드시 생각해 봐야 한다(146편 참조). 특히 다양한 채소와 통과일, 통곡식을 충분히 먹도록 하고, 동물성 지방 섭취와 육류 특히 붉은 고기와 가공식품, 알콜, 커피를 제한하여야 하며, 금연은 필수다.

운동과 같은 육체적인 활동을 활발히 하는 것도 중요하다. 주로 앉아서 활동하는 사람은 자주 걷는 것이 소화에 좋다. 산소와 물을 충분히 마시고, 하루에 15분~20분쯤 햇빛을 직접 쬐어야 하며, 비만의 개선을 위해 노력해야 한다. 대장암의 예방과 자연치유를 위해 발암물질에의 노출을 줄이고, '암 도우미'의 생활을 버리며, '생명 도우미'의 삶을 생활화하여야(120편 참조) 한다.

(아시아경제신문 2019.4.5)

164
장내 세균이 지켜주는 건강

큰창자에는 100조 개에 이르는 많은 세균이 살고 있다. 장내 세균(gut flora)이라 부르는 이들은 주로 박테리아인데, 종류는 1,000가지, 무게는 1.5kg 정도 되는 것으로 알려져 있다.[1] 우리 몸의 세포보다 더 많은 세균이 큰창자 안에 살고 있다는 사실에 놀라거나 걱정 되는 사람이 있을지 모르지만, 대부분의 장내 세균들은 우리 몸의 면역기능과 신진대사를 도와주는 고마운 존재들이다.

우리 몸은 유익한 장내 세균과 밀접한 공생관계를 유지하고 있다. 장내 세균은 주로 큰창자에서 대부분의 영양소가 흡수되고 남은 사실상의 찌꺼기와 식이섬유처럼 소화되지 않는 물질을 이용하여 살아간다. 이들이 살아가면서 만드는 물질들은 우리의 삶에 매우 소중한 것들이다. 장내 세균은 우리 몸의 일부는 아니지만, 사실상 장기의 역할을 하는 셈이다.

우리 몸은 유익한 장내 세균을 우호적으로 대우한다. 면역세포의

---

1) Wikipedia, Gut flora

일종인 T세포는 세균은 물론, 암세포와 이식받은 장기를 포함하여 적으로 인식되는 모든 물질을 공격하는 특성을 가지고 있는데, 유익한 장내 세균은 공격하지 않고 큰창자에서 살 수 있게 용인하고 있다. 유익한 장내 세균을 공격하지 않는 이유는 장에서 훈련받기 때문이라는 사실이 2015년 사이언스지에 발표되었다.[2]

유익한 장내 세균이 우리에게 제공해 주는 영양소는 비타민 $B^{(B_1, B_2, B_{12})}$와 비타민 K, 짧은 사슬 지방산(SCFA)이 있다.[3] 식이섬유는 인간의 소화효소로는 분해되지 않기 때문에 소화되지 않은 채 큰창자까지 내려오는데, 유익한 장내 세균이 이를 분해하여 SCFA를 만든다. SCFA가 장에서 흡수되면 당뇨병과 동맥경화의 위험을 낮추고, 면역기능을 높여 준다(1권 69편 참조).

장내 세균에는 패혈성 인두염을 일으키는 연쇄상구균과 요도염이나 설사를 일으키는 대장균과 같은 질병을 일으키는 해로운 세균도 있는데, 이들로부터 우리 몸을 지켜주는 것도 유익한 장내 세균의 고마운 기능이다. 창자벽을 차지하여 나쁜 세균이 자리잡을 여지를 줄이고, 이들을 몰아내거나 죽이는 물질을 만들며, 장내 림프조직에게 나쁜 세균의 침입을 막는 자연항체를 만들게 한다.[4]

장내 세균의 전체 수는 사람들마다 비슷하지만, 세균의 구성은

---

2) David McKeon, American Microbiome Institute, Immune cells are educated in the gut to not attack beneficial bacteria

3) Wikipedia, Gut flora

4) Babara Bolen, Verywell Health, How Your Gut Flora Impacts Health

매우 다른 것으로 알려져 있다. 장내 세균의 10~20% 정도는 개인 차가 별로 없지만, 나머지 대부분의 세균은 사람마다 많이 다르다. 나이, 음식의 형태, 환경, 유전자, 먹는 약이 세균의 종류에 큰 영향을 준다. 장내 세균의 종류가 바뀌면 각자의 건강은 물론, 입맛이나 비만, 분위기, 뇌, 행동에도 많은 영향을 준다.

유익한 장내 세균의 적정한 비율이 무너지면 건강에 많은 문제가 생기는데, 문제는 소화기에 국한되지 않는다. 2형 당뇨병, 아토피 피부염, 염증성 장 질환, 과민성 대장 증후군, 비만, 대사 증후군, 심장 질환, 우울증, 자폐증, 대장암, 류마티스 관절염에 이르기까지 수많은 질병이 장내 세균의 불균형과 관련되는 것으로 알려지고 있다.[5]

장내 세균의 환경을 개선시키면 장내 세균의 구성이 개선되어 건강에 큰 도움이 된다. 일반적으로 다양한 세균이 건강에 좋은데, 음식이 다양해지면 장내 세균도 다양해진다. 동물성 지방과 단백질이 많고, 식이섬유가 적은 서구식 식사는 장내 세균의 다양성을 약화시키는 반면에 다양한 채소와 과일, 곡식과 같은 식물성 음식을 통째로 많이 먹는 식사는 세균의 구성을 다양하게 만든다.

항생제는 질병을 일으킨 나쁜 세균뿐만 아니라 유익한 세균도 함께 죽이기 때문에 유익한 세균과 나쁜 세균 간 장내 불균형을 가져와 건강에 많은 문제를 일으키므로 가능하면 사용을 최소화하는

---

5) Babara Bolen, Verywell Health, How Your Gut Flora Impacts Health

것이 좋다. 대변 촉진제나 섬유 보충제, 지속적인 설사, 스트레스, 대장 내시경 사전 준비 등으로도 장내 세균은 많이 죽는다는 사실도 기억해 두는 것이 좋다.

(아시아경제신문 2019.4.12)

165

쓸개를 지키는 삶

옛말에 '쓸개 빠진 놈'이라는 말이 있다. 하는 짓이 줏대가 없고 사리에 맞지 않는 사람에게 쓰는 말이다. 요즘 담석증을 비롯하여 쓸개에 생긴 문제로 쓸개절제 수술을 받고 쓸개 없이 사는 사람들이 많아졌는데, 누구도 '쓸개 빠진 사람'으로 행동하지 않으니, 그렇게 비유하게 된 이유가 궁금하다.

쓸개는 간의 왼쪽 엽과 오른쪽 엽 사이에 위치한 7~10cm 가량의 길쭉하고 작은 주머니로 담낭이라고도 부른다. 간에서 만든 쓸개즙(담즙)을 수분을 줄이는 방법으로 3~10배로 농축하여 저장한다. 지방이 들어있는 음식물이 소화관에 들어올 때 호르몬의 신호를 받아 쓸개관(담관)을 통하여 십이지장으로 쓸개즙을 분비한다. 쓸개즙의 농축과 저장, 분비가 쓸개가 하는 전부다.

쓸개에서 쓸개관을 통하여 십이지장에 들어오는 쓸개즙은 지방을 분해하여 지방의 소화를 돕는다. 비타민 A, D, E, K와 같은 지용성 비타민의 흡수를 돕기도 하며, 독성물질을 제거하는 기능도 한다.

쓸개즙의 저장과 운반으로 대표되는 쓸개와 쓸개관의 기능 때문에 쓸개 질환은 대부분 쓸개즙이 통과하는 쓸개관이 막히는 데서 출발한다. 쓸개즙은 대부분의 물과 담즙산염으로 구성되어 있으며, 담즙산염의 주요 성분은 콜레스테롤과 헤모글로빈이 분해되어 만들어지는 빌리루빈인데, 콜레스테롤과 빌리루빈의 농도가 높아지면 굳어져 돌덩어리인 담석이 만들어진다.

담석은 주로 쓸개 안에 많이 생기지만, 쓸개관에 생기기도 하는데, 보통은 특별한 증상이 없으며, 증상이 없으면 치료할 필요가 없다. 담석이 쓸개의 입구나 췌장관을 막으면 통증이 매우 심하며, 염증이 생기기도 한다. 담석으로 복통이 심하거나 황달, 급성 췌장염이 있을 때는 대부분 복강경 수술로 제거하며, 약물로 용해시키는 방법으로 치료하기도 한다.

복강경 수술로 쓸개를 절제할 때 수술 부작용은 크지 않아서 몇 주 지난 뒤부터 대체로 정상적인 생활을 한다. 다만 쓸개즙이 저장이 안 되기 때문에 간에서 십이지장으로 끊임없이 흘러나오는 문제가 있으므로 건강하고 균형된 식사를 하는 것이 좋다. 수술 후 드물게 담낭암에 걸리는 사람이 있다(전체 담낭암 환자의 1-3%).

최근 우리나라의 담석증 환자 수는 증가추세에 있다. 2014년 123,399명에서 2018년 177,082명으로 증가하였다. 2018년 담낭 담석 환자가 135,938명으로 담도담석 환자 41,144명보다 훨씬 많

았다.[1]

담석증은 치명적인 질병은 아니지만, 쓸개를 제거하는 치료보다는 예방이 바람직한데, 건강한 식사와 규칙적인 운동이 중요하다. 포화지방이 많은 음식은 너무 많이 먹지 말고, 식이섬유가 많이 들어있는 신선한 과일과 채소, 통곡식을 충분히, 그리고 견과류를 적당히 먹는 것이 좋다. 비만은 담즙의 콜레스테롤을 증가시키므로 개선하여야 한다.

담낭암 발생자는 2018년 전 세계적으로는 20번째를 차지하여 환자 수는 많지 않으나, 생존율이 낮다. 우리나라는 10만명당 6.8명이 발생하여 세계 네 번째, 특히 남자는 8.4명으로 세 번째로 많았다.[2] 우리나라의 담낭암과 담관암 발생자는 2000년 3,110명에서 2016년 6,685명으로, 사망자는 2000년 2,661에서 2017년 4,717명으로 증가하여 전체 암 사망자의 6.0%를 차지하였다.[3]

담낭암과 담관암의 늘어나는 추세와 조기발견의 어려움, 낮은 생존율을 감안할 때 예방이 최선임은 두말할 필요가 없다. 발암물질(1권 18편 참조)에의 노출을 줄이고, '암 도우미(1권 20편 참조)'의 생활을 버리며, '생명 도우미(1권 21편 참조)'의 삶을 생활화하여야 한다. 이미 걸린 사람도 같은 방법으로 자연치유를 추구(122편 참조)하는 것이 최선이다.

(아시아경제신문 2019.4.19)

---

1) 건강보험심사평가원, 보건의료빅데이터개방시스템

2) 세계암연구기금(World Cancer Research Fund), Diet and cancer, cancer-trends

3) 통계청, 국가통계 포털, 암등록통계

166

방광을 모르는 행복

우리 주변에는 방광에 대해 잘 몰라도 오줌의 저장과 배출기능에 아무런 문제없이 살아가는 행복한 사람들이 많다. 반면에, 방광에 문제가 생겨 불편하게 살거나 일찍 죽는 사람도 적지 않다. 방광은 속이 비어있는 근육기관으로 골반바닥 앞부분 복막의 아래에 위치하고 있으며, 콩팥에서 요관을 통해 들어오는 오줌을 저장하였다가 요도를 통해 배설하는 기능을 한다.

방광의 오줌 저장과 배출기능은 방광 벽의 근육(배뇨근)과 요도 조임근이 수행한다. 요도 조임근이 수축하여 요도를 막고 방광 근육이 부풀면서 오줌을 저장하며, 방광에 오줌이 가득 채워지면 요도 조임근이 이완되고 방광 근육이 수축되어 오줌이 몸 밖으로 배설된다.

방광에 생기는 질환은 방광염과 하부요로증상, 방광암으로 구분할 수 있다. 방광염은 대부분 박테리아 감염(요로감염)으로 생기며, 약물이나 방사선 치료, 살균 스프레이와 같은 자극성 물질의 사용 또는 다른 질병의 합병증으로 나타나기도 한다. 요도가 짧아 방광까지 거리가 가까운 여성들에게 많이 발생하는데, 매년 165만 명이 진료를 받을 만큼 환자가 많다.[1]

하부요로증상은 방광이나 요도, 골반 하부를 받쳐주는 골반저근의 문제로 오줌의 저장과 배출 기능에 생기는 다양한 증상이다. 방광이 잘 늘어나지 않거나 요도 조임근이 약하여 오줌의 저장 기능에 생기는 문제에는 배뇨 횟수가 많은 빈뇨와 수면 중에 자주 일어나는 야뇨, 요실금이 있다. 방광의 수축력이 약하거나 요도 조임근이 이완되지 못해 오줌의 배출 기능에 생기는 문제로 소변줄기가 가늘고 길게 나오는 약뇨, 잘 나오지 않는 요 주저, 중간에 끊어지는 간헐뇨, 시원하지 않은 잔뇨감이 있다.

요실금은 본인의 의지와 상관없이 자신도 모르게 소변이 유출되어 속옷을 적시는 증상인데, 여성들에게 많으며, 요실금의 반 정도는 오줌이 자주 누고 싶어지는 과민성 방광 때문에 생긴다. 건강보험심사평가원에 따르면 매년 13만 명이 요실금 치료를, 2만 6천명이 수술을 받는다.[2]

방광암은 전 세계적으로는 10번째로 많이 발생하는 암으로 남성들에게 많다.[3] 우리나라는 새 환자가 2000년 2,235명에서 2016년

---

1) 건강보험심사평가원, 보건의료빅데이터개방시스템

2) 건강보험심사평가원, 보건의료빅데이터개방시스템

3) 세계암연구기금(World Cancer Research Fund), Diet and cancer, cancer-trends

4,361명으로 증가하여 새 암환자의 2.9%를 차지하였다.[4] 사망자는 2000년 778명에서 2017년 1,438명으로 증가하여 전체 암 사망자의 1.8%를 차지하였다.[5] 5년 상대생존율은 78.0%로 위암이나 대장암과 비슷한 높은 수준이다.[6]

방광 질환도 잘못된 생활습관 때문에 생기는데, 사후적인 치료보다는 예방이 훨씬 효과적이다. 손상되는 방광 세포는 세포 안에 있는 유전자의 회복 프로그램에 의해 스스로 복구하는데, 잘못된 생활습관이 회복을 방해할 때 방광 질환에 걸린다. 방광 질환을 예방하기 위해서는 방광의 기능을 방해하는 생활습관은 버리고, 도와주는 생활습관을 가져야 한다.

하루 2리터정도 물을 충분히 마시고, 알콜과 카페인, 자극적인 음식, 설탕과 포화지방이 많은 음식을 자제하고, 식이섬유가 많이 들어있는 신선한 과일과 채소, 통곡식을 충분히 먹는 것이 좋다. 규칙적인 운동을 생활화하고, 금연은 필수다.

필요할 때는 자주 화장실에 가고 편안하게 오줌을 완전히 비우는 것 같은 좋은 소변 습관을 가지며, 면으로 만든 속옷을 입도록 하고, 옷은 느슨하게 입는 것이 좋다. 특히 여성들은 세균 감염을 방지하기 위해 대소변 이후에 부드럽게 씻는 것이 중요하다.

---

4) 통계청, 국가통계 포털, 암등록통계
5) 통계청, 국가통계 포털, 2017년 사망원인통계
6) 보건복지부, 암 유병자 총 174만 명 시대, 암생존율 계속 증가(2018.12.27 보도자료)

방광암의 예방을 위해 발암물질(1권 18편 참조)에의 노출을 줄이고, '암 도우미(1권 20편 참조)'의 생활을 버리며, '생명 도우미(1권 21편 참조)'의 삶을 생활화하여야 한다.

(아시아경제신문 2019.4.26)

167

기억해야 할 작은창자의 가치

건강에 대한 관심이 높아진 요즘에도 별로 관심을 끌지 못하는 장기들이 있는데, 작은창자도 그 가운데 하나다. 관심의 대상이 못 되는 이유는 작은창자가 건강해서라기보다는 작은창자에 치명적인 질병에 걸려 죽는 사람이 많지 않은 측면이 크다. 2017년 소장암 사망자는 280명으로 전체 암 사망자의 0.35%에 지나지 않았다.[1]

작은창자 질병으로 죽는 사람은 많지 않지만, 고생하는 사람은 적지 않은 것 같다. 미국의 한 설문조사에 따르면, 응답자의 74%가 배에 가스가 차거나, 설사, 복부 팽만감, 복통과 같은 위장 장애를 겪는데, 반 이상이 병원을 찾지 않는다.[2] 이러한 증상이 때로는 크론병과 같이 작은창자에 생긴 심각한 질병 때문일 수도 있는데, 이러한 상황은 우리도 크게 다르지 않을 것이다.

---

1) 통계청, 국가통계 포털, 2017년 사망원인통계

2) Fox News, Survey shows 74 percent of Americans living with GI discomfort

흔히 소장이라 부르는 작은창자는 성인의 경우 7m의 길이에 지름은 2.5~3cm로 큰창자보다 길고 가는데, 대부분의 화학적인 소화와 영양분의 흡수가 작은창자에서 이루어진다. 십이지장, 공장, 회장의 세 부분으로 구분하는데, 공장과 회장의 안쪽 벽에는 수많은 주름이 있고, 주름 표면에는 융털이 빽빽하게 돋아있어 작은창자의 표면적을 넓혀(250㎡) 영양소의 흡수를 원활하게 한다.

침샘에서 만들어지는 침과 위에서 만들어지는 위액에 들어있는 소화효소도 소화기능을 일부 담당하는데, 췌장(이자)에서 만들어져 탄수화물과 단백질, 지방을 소화시키는 이자액과 간에서 만들어져 지방의 소화를 돕는 쓸개즙, 작은창자에서 만들어져 설탕과 젖당, 맥아당을 소화시키는 장액에 들어있는 소화효소가 대부분의 음식을 소화시켜 95%이상의 영양소를 흡수하는 곳이 작은창자다.

식도부터 항문에 이르는 소화관에 발생하는 만성 염증을 염증성 장질환이라 부르는데, 염증성 장질환은 작은창자의 영양소 흡수 기능을 약화시킨다. 대표적인 염증성 장질환에는 크론병과 궤양성 대장염이 있는데, 크론병은 대부분 작은창자의 끝부분이나 큰창자에서 생기기 때문에 크론병에 걸리면 회장에서 주로 흡수되는 비타민 B₁₂와 지용성 비타민인 A, D, E, K 결핍증이 생긴다.

크론병으로 창자의 벽에 염증이 생기면 복통이나 설사, 장출혈, 경련, 고열, 체중감소와 같은 증세를 나타내는데, 시간이 길어지면 창자의 지름이 줄어 장폐쇄나 장폐색으로 발전할 수 있고, 대장암의 위험도 증가한다. 건강보험심사평가원에 따르면 국내 크론병 환자는 2011년 약 1만4천명에서 2015년 약 1만8천명으로 약 4천명이 증가하였다.[3]

크론병의 원인은 명확하게 밝혀지지 않고 있는데, 유전적으로 민감한 사람들이 유해한 음식이나 흡연과 같은 유해한 환경적인 요인에 노출될 때 발생하며, 면역세포의 공격과 관련된 것으로 알려져 있다. 크론병은 항염증약과 스테로이드와 같은 면역억제제를 사용하면 일시적으로 증세가 완화되는데, 아직 낫게 하는 치료방법은 없다.

작은창자에 생기는 질병으로 죽는 사람은 많지 않지만, 작은창자가 영양소를 흡수하고, 독성물질이나 앨러지 항원을 내보내는 기능을 제대로 수행하지 못하면, 온 몸의 건강에 많은 문제가 생긴다. 작은창자에 생기는 질환은 내시경 검사로 쉽게 진단할 수 있는 위나 큰창자 질환과 달리 진단에 어려움이 있고, 치료효과가 제한적인 경우가 많다. 예방이 특별히 중요한 이유다.

작은창자의 질병을 예방하는 최선의 길은 생명스위치를 켜는 뉴스타트(1권 62편 참조) 생활을 통하여 작은창자 세포들에게 좋은 환경을 만들어주는 것이다. 건강하고 균형된 식사를 생활화하되(146편 참조), 특히 다양한 채소와 통과일, 통곡식을 충분히 먹고, 동물성 지방과 붉은 고기, 가공식품, 알콜, 커피를 제한하여야 한다. 규칙적인 운

---

3) 건강보험심사평가원, 보건의료빅데이터개방시스템

동과 금연은 필수다. 다른 소화기에도 똑같이 적용되며, 질병에 걸
렸을 때 자연치유하는 방법도 같음은 물론이다.

(아시아경제신문 2019.6.28)

168
간의 행복 나의 행복

우리나라에는 간질환 사망자가 상당히 많다. 2010년 이후 매년 약 18,000명이 간질환으로 사망하여 간질환 사망자의 비율이 6~7%로 세계 평균(3.5%)의 두 배나 된다. 간암 사망자는 약 11,000명으로 특히 많아서 간질환 사망자의 60~65%를 차지하고, 알콜성 간질환 사망자가 3,500~4,000명, 간경화 사망자가 2,400명 안팎을 차지하고 있다.[1]

간은 척추동물에만 있는데, 사람의 간은 몸 안에서 피부 다음으로 큰 장기로 무게가 1.5kg쯤 되며, 축구공만한 크기로 알려져 있다. 간은 500가지가 넘는 많은 기능을 수행하기 때문에 간이 손상되어 생기는 수많은 문제를 약으로 모두 해결하기는 사실상 불가능하며, 인공 간을 만들기도 쉽지 않다.

간은 다른 장기와 다른 점이 많다. 간은 재생이 아주 잘 되는 유일한 장기로 전체의 25%만 남아 있어도 완전하게 재생이 된다.

---

1) 통계청, 국가통계 포털, 2017년 사망원인통계

2/3가 제거되어도 15일 안에 원래의 크기로 재생될 정도로 재생 속도도 빠르다. 간은 기능이 많은 만큼 에너지를 가장 많이 소비하고, 산소 소비량도 많다. 간이 소비하는 산소는 전체 산소 소비량의 20%를 넘는다.

산소를 공급받는 방식도 독특하다. 다른 장기들은 동맥으로 들어오는 혈액을 통해서 필요한 산소를 모두 공급받지만, 간은 동맥으로부터 공급받는 혈액이 전체의 1/4에 지나지 않으며, 나머지는 소화기로부터 영양소가 풍부한 혈액이 들어오는 문맥이라는 혈관으로부터 공급받는다.

간의 핵심적인 기능은 영양소 처리 공장, 즉 신진대사 기능이다. 음식물이 소화되면 영양소들은 작은창자의 혈관으로 흡수되어 문맥을 통하여 바로 간으로 이동한다. 간에서는 유해한 독성물질을 제거하고 조직에서 필요한 형태로 적절하게 변화시킨 다음, 필요로 하는 곳으로 보내 사용하게 하거나 향후 사용을 위하여 저장한다.

동물은 혈액 속 포도당인 혈당을 적정수준으로 유지하는 것이 매우 중요한데, 간이 이 기능을 수행한다. 혈당이 적정수준보다 높으면 간으로 들어온 초과 포도당을 글리코겐으로 바꾸어 저장하고, 혈당을 적정수준으로 낮춘다. 혈당이 적정수준보다 낮아지면 저장하고 있는 글리코겐이나 지방 또는 아미노산을 포도당으로 바꾸어 혈당을 적정수준으로 높인다.

간은 적정수준을 초과하는 탄수화물과 단백질을 지방산과 글리세롤로 전환하고, 적정수준을 초과하는 지방산과 글리세롤을 지방으로 만들어 피하지방에 저장한다. 에너지원이 부족할 때는 저장된 지방을 지방산과 글리세롤로 전환하여 에너지원으로 공급한다. 또한 지질단백질이나 콜레스테롤을 합성하여 필요한 곳에서 사용할 수 있도록 한다.

단백질이 소화되어 작은창자의 혈관으로 흡수된 아미노산은 문맥을 통하여 바로 간으로 이동하는데, 간에서는 이 아미노산을 이용하여 몸에서 필요한 다양한 아미노산(필수아미노산이 아닌 것)과 단백질을 합성하여 몸에 공급한다. 적정 수준을 초과하는 아미노산은 포도당이나 지방으로 전환하거나 요소로 만들어 오줌으로 배출한다.

간은 또한 글리코겐 이외에 비타민(A, D, B₁₂, E, K)과 철과 구리와 같은 무기질을 포함한 다양한 물질을 저장한다. 음식으로 또는 숨쉴 때 들어오는 알콜이나 약물 같은 독성물질을 해롭지 않은 물질로 변경시키고, 노폐물과 호르몬, 노쇠한 적혈구의 헤모글로빈을 분해하며, 담즙을 생산하여 지방의 소화와 혈액의 응고를 돕고, 문맥으로 들어오는 병원균을 파괴하는 면역기능도 한다.

500가지나 되는 간의 기능을 모든 사람들이 다 기억할 필요는 없지만, 간질환 사망자, 특히 간암 사망자가 많은 현실을 개선하기 위해서는 간의 특성과 기능에 대한 어느 정도의 이해는 반드시 필요하다. 간의 기능을 훼손시키는 생활을 개선하여 간이 행복할 때 간질환을 예방하고 치유할 수 있으며, 간이 건강하지 않으면 행복은 존재할 수 없기 때문이다.

(아시아경제신문 2019.7.5)

169
행복한 간 만들기

간의 기능이 많은 만큼 간이 행복하지 않으면 건강한 삶을 살 수 없다. 500가지나 되는 간의 기능이 정상적으로 수행되지 못한다면 겪게 되는 불편이나 고통은 매우 다양하고, 심각한 경우에는 삶의 질이 크게 떨어지거나 수명이 단축되는 경우도 적지 않을 것이다. 우리나라 사람들은 간질환으로 죽는 사람이 더 많으므로 간이 행복하지 않은 사람도 많을 가능성이 높다.

간이 행복하기 위해서는 간이 신바람 나게 일할 수 있도록 간이 일하기 좋은 환경을 만들어 주는 것이 최선이다. 간이 좋아하는 생활습관을 갖도록 하고, 간을 힘들게 하는 생활습관을 버리는 것이 중요하다.

간은 소화와 관련하여 매우 중요한 역할을 한다. 먹고 마시는 모든 음식은 약을 포함하여 무엇이든지 간과 직접적인 관련이 있다. 음식이 소화되어 위장의 혈관으로 흡수되는 모든 물질은 문맥이라는 혈관을 통하여 간으로 이동한다. 간은 이 물질들로부터 유해한 물질을 제거하고, 필요한 형태로 적절하게 변화시킨 다음, 필요로 하는 곳으로 보내거나 향후 사용을 위하여 저장한다.

간의 역할을 생각할 때 간이 일하기 가장 좋은 환경은 건강식, 곧 몸에 필요한 영양소가 적절하게 들어있는 음식을 먹는 것이다. 필요한 영양소가 부족하면 당연히 문제가 생긴다. 입에 맞는 음식 위주로 편식하는 경향 때문에 육식을 좋아하는 사람들은 식이섬유와 비타민, 미네랄, 항산화제가 부족하기 쉽다. 다양한 채소와 통과일, 통곡식을 충분히 먹어야 하는 이유가 바로 여기에 있다.

어떤 영양소가 필요 이상으로 많이 들어오거나 해로운 물질이 많이 들어오는 것도 간을 힘들게 한다. 몸에 필요한 양을 초과하는 영양소는 밖으로 내보내거나 몸에 저장하거나 쌓이게 되는데, 저장하거나 쌓이는 양이 많아지면 건강에 많은 문제가 생긴다. 현대인들이 너무 많이 먹어 문제를 일으키는 대표적인 영양소에 설탕과 포화지방, 트랜스지방, 그리고 소금이 있다.

흔히 독소라고 부르는 독성물질도 간을 힘들게 만든다. 독소가 몸에 들어오면 수많은 문제를 일으키므로 제거하거나 해롭지 않은 물질로 바꿔야 하는데, 이 일도 간의 주요한 역할이다. 독소는 몸에 들어온 뒤에 처리하는 것보다 노출을 최소화하여 간의 부담을 줄이는 것이 최선이다. 생물학적 독소와 화학적 독소로 나눌 수 있다.

생물학적 독소 가운데 간에 가장 큰 위협이 되는 것은 B형과 C형 간염 바이러스다. 우리나라 간암 환자의 70%이상이 B형 간염 바이러스 감염으로 인한 것이므로 감염을 차단하는 것이 중요하며, 예방접종을 받는 것도 방법이다. 화학적 독소 가운데 가장 큰 위협이 되는 알콜과 흡연은 물론, 독소가 많이 들어있는 약물이나 생활용품, 화장품의 사용을 가급적 줄여야 한다.

간에 좋다는 음식을 열심히 찾아 먹으면 간은 행복할까? 이 물음에 답하기 위해서는 신진대사와 유전자의 역할을 정확하게 이해해야 한다. 사람들은 어떤 음식을 먹으면 음식에 들어있는 어떤 성분이 몸에서 특별한 역할을 할 것을 기대하기 쉬운데, 어떤 성분도 하나의 재료일 뿐이며, 이 성분을 재료로 사용하여 필요한 물질을 만드는 것은 세포 안에 들어있는 유전자임을 알아야 한다.

영양소 가운데 부족하여 문제가 될 가능성이 높은 식이섬유와 비타민, 미네랄, 항산화제는 종류도 많고 식물성 식품에 폭넓게 분산되어 있으므로 다양한 채소와 통과일, 통곡식을 골고루 먹는 것이 가장 좋은 식사법이다. 간에 좋다는 말만 믿고 특정 식품을 지나치게 많이 먹는 편식은 일부 영양소는 부족하고, 일부 영양소는 넘치는 영양불균형을 초래할 가능성이 있어 바람직하지 않다.

간을 행복하게 만들기 위해 두 가지만 추가하면, 간의 탈수를 방지하여 제대로 기능할 수 있도록 물을 충분히 마시고, 비알콜성 지방간의 원인이 되는 비만을 예방하기 위해 규칙적인 운동을 하는 것도 중요하다.

(아시아경제신문 2019.7.12)

170
간에 좋은 음식

간에 좋은 음식에는 어떤 것들이 있을까? 간질환으로 고생하고 죽는 사람이 많다보니 간에 좋다는 식품들이 사람들의 입을 오르내리고, 이러한 음식에 대한 관심에 편승하여 건강보조식품도 제법 팔린다. 이런 음식이나 건강보조식품에는 어떤 성분이 들어있어 간에 좋다고 하는데 들어보면 그럴싸하다. 그런 음식을 열심히 먹으면 간의 건강이 좋아질까?

간은 신진대사와 깊은 관련이 있어서 건강한 식사와 규칙적인 운동이 간의 건강에 좋다는 데 전문기관들은 대체로 공감한다. 그렇지만, 특정 음식이나 건강보조식품을 먹는 것이 건강한 식사라고 보기에는 무리가 있다. 그런 식품들을 먹고 일시적으로 간 건강이 좋아진 사람도 있겠지만, 간이 일하는 원리를 보면 좋은 방법이라고 보기 어렵다.

간의 다양한 기능 때문에 간에 질환이 생겨 기능이 약해지면 신진대사와 관련한 증상부터 노폐물과 독성물질을 제대로 제거하지 못하는 데서 생기는 증상에 이르기까지 다양한 증상이 나타난다. 피로, 식욕감퇴, 메스꺼움, 구토, 관절 통증, 위 불편함이나 통증, 코피, 피부에 비정상적인 혈관, 가려움, 부기, 담석, 다리 부종, 무력감, 설사, 간 비대증, 진한 소변, 창백한 대변, 황달, 복수 ---.

　간질환 증상들은 일상생활을 하는 가운데 쉽게 볼 수 있는 것들이 많아서 한두 가지 증상만으로 간질환 때문이라고 보기는 어렵지만, 동시에 여러 가지가 만성적으로 나타나거나 눈과 피부가 노랗게 변하는 황달이나 갑자기 배가 불러오는 복수, 오줌 색깔이 진해지는 경우처럼 심각한 증상이 나타나면 간질환 때문이 아닌지를 확인해 보아야 한다.

　우리나라 주요 사망 원인인 간질환으로 간암과 알콜성 간질환, 간경화가 있고, 그 전단계이면서 원인이 되는 간염과 비알콜성 지방간, 그리고 자가면역성 간염이 있는데, 간질환은 걸리면 치유하기 쉽지 않고, 죽음으로 이어지는 경우가 많아 '간을 행복하게 만드는 생활(169편 참조)'을 통하여 사전에 예방하는 것이 최선이다.

　사람들은 어떤 음식에 들어있는 어떤 성분이 간에서 특별한 역할을 할 것을 기대하기 쉬운데, 어떤 성분도 하나의 재료일 뿐이며, 이 성분을 재료로 사용하여 필요한 물질을 만드는 것은 세포 안에 들어있는 유전자임을 알아야 한다. 간이 건강하려면 유전자가 정상적으로 작동하여야 하고, 필요한 재료가 부족하지 않도록 식사하는 것이 중요하다.

유전자가 정상적으로 작동하기 위해서는 친생명적인 생활(1권 62편 참조)을 생활화하여야 하고, 필요한 영양소가 부족하지 않은 식사를 위해서는 다양한 음식을 골고루 먹는 것이 중요한데, 특히 부족하기 쉬운 영양소인 식이섬유와 비타민, 미네랄, 항산화제가 폭넓게 분산되어 있는 다양한 채소와 통과일, 통곡식을 골고루 먹는 것이 좋은 식사법이다.

간에 좋다고 알려져 있는 식품이나 건강보조식품을 많이 먹는 것은 좋은 전략이 아니다. 생명의 신비에 대해서는 아직 모르는 부분이 많아 정보의 정확성도 믿기 어려우며, 특정 음식을 편식하면 많이 먹는 음식에 들어있는 영양소는 과잉섭취하고, 적게 먹는 음식에 들어있는 영양소는 과소 섭취하여 오히려 영양소의 과부족을 초래할 가능성이 많다.

너무 많이 먹으면 몸에 해로운 음식을 절제하는 것도 중요하다. 필요한 양을 초과하여 섭취하는 영양소는 다시 내보내거나 몸에 저장하거나 쌓이게 되는데, 저장하거나 쌓이는 양이 많아지면 건강에 많은 문제가 생겨 간에 직간접으로 많은 부담을 준다. 설탕과 포화지방, 트랜스지방, 그리고 소금의 섭취를 제한하여야 하는 이유가 여기에 있다.

음식을 먹을 때 함께 들어와 수많은 문제를 일으키는 독성물질(독소)을 줄여 간의 부담을 줄이는 것도 중요하다. 특히 간에 가장 큰 위협이 되는 B형 간염 바이러스에 감염되지 않도록 주의하고, 알콜과 흡연, 기타 독소가 많이 들어있는 약물이나 생활용품, 화장품의 사용을 가급적 줄여야 한다.

(아시아경제신문 2019.7.19)

10 장

순환기와 호흡기 건강을
지키는 생활습관

171

심장은 쉬고 싶지 않을까

우리나라에서는 암이 꾸준히 사망원인 1위 자리를 차지하고 있지만, 전 세계적으로는 심장에 혈액이 제대로 공급되지 않아서 사망하는 허혈성 심장질환이 오랫동안 압도적인 1위를 차지하고 있다.[1] 온 몸에 필요한 영양소와 산소를 혈액에 실어 보내는 역할을 하는 심장이 정작 자신의 근육에 필요한 혈액을 제대로 공급하지 못해 죽는 사람이 가장 많다는 이야기다.

염통이라고도 부르는 심장은 좌우 2개씩 총 4부분으로 나누어져 있는데, 위쪽 2개의 방은 혈액을 받아들이는 장소로 '심방', 아래쪽 2개의 방은 혈액을 내보내는 장소로 '심실'이라 부른다. 심장의 오른쪽 부분은 온 몸을 순환하여 이산화탄소와 노폐물을 실은 혈액을 받아서 허파로 보내는 역할을 하고, 왼쪽 부분은 산소와 영양분을 실은 신선한 혈액을 온 몸으로 내보내는 역할을 한다.

심장은 활동량이 가장 많은 장기다. 모든 세포는 산소와 영양소

---

1) 세계보건기구(World Health Organization), The top 10 causes of death

를 공급받지 못하면 살아갈 수 없기 때문에 하루 10만 번, 1년에 3,650만 번, 70년 동안 25억 번을 잠시도 쉬지 않고 뛴다.[2] 성인 남성 기준으로 무게 300g 정도에 주먹 크기인 심장이 하루 동안 몸으로 보내는 혈액은 7,500리터로 5리터의 혈액을 약 1,500번, 1분에 한 번씩 순환시키는 셈이다.[3]

심장이나 혈관에 문제가 생기면 모든 세포에 산소와 영양소를 공급해주는 심장 기능에 차질이 생기는데, 어느 장기에 얼마나 차질이 생기느냐에 따라 심각성이 다르다. 혈액이 심장에 제대로 공급되지 않으면 허혈성 심장질환, 뇌세포에 공급되지 않으면 뇌졸중에 걸리는데, 세계보건기구(WHO)에 따르면 허혈성 심장질환이나 뇌졸중으로 죽는 사람이 전체 사망자의 1/4을 넘는다.[4]

심장에 생기는 대표적인 질환은 심장에 산소와 영양소를 공급해주는 심장 혈관이 좁아지고 막히는 것이다. 처음에는 모세혈관이 막히는 데서 출발하지만, 시간이 지나면서 점점 큰 동맥이 막히고, 가장 큰 동맥인 세 개의 관상동맥이 모두 막히면 심장이 일을 할 수 없으므로 죽음으로 이어진다.

우리 몸의 세포들은 여러 요인들에 의해 하루 동안 60억 개의 DNA 가운데 많게는 1백만 개가 손상을 입는데, 손상된 DNA는 유

---

2) Medical News Today, The heart: All you need to know

3) Socratic Q&A, How much blood does your heart pump in an hour?

4) 세계보건기구(World Health Organization), The top 10 causes of death

전자에 준비되어 있는 프로그램에 따라 정상적인 상태로 복구된다. 이러한 DNA의 복구는 휴식할 때 가장 잘 되는데, 안타깝게도 심장은 잠시도 쉴 수 없으니 손상된 심장세포가 휴식하면서 회복하기는 불가능하다.

잠시도 쉴 수 없는 심장의 특성 때문에 심장을 건강하게 유지하는 최선의 방법은 모든 혈관을 최상의 상태로 유지하는 것이다. 모든 혈관이 깨끗하게 유지되면 심장이 정상적으로 뛸 때 심장세포를 포함한 모든 세포에 산소와 영양소가 원활하게 공급되어 심장의 건강에 가장 중요한 조건을 충족하게 된다.

혈관을 망가뜨리는 주범은 잘못된 생활습관 때문에 혈관에 버려지는 쓰레기로 음식물 쓰레기와 공기쓰레기가 있다. 혈관에 버려지는 쓰레기들은 혈관을 돌아다니다 곳곳에서 혈관을 굳게 하여 동맥경화를 일으키고, 덩어리(혈전)를 만들어 피의 흐름을 막으며, 혈압을 올려 혈관을 터지게 하는데, 이러한 문제가 심장 혈관에 누적되면 심장기능이 현저히 떨어진다.

음식물 쓰레기에는 설탕과 포화지방, 트랜스지방, 저밀도 콜레스테롤, 소금, 알콜이, 공기쓰레기에는 담배연기와 미세먼지, 오존, 이산화질소, 아황산가스, 일산화탄소와 같은 공기오염물질이 있는데, 이러한 혈관 쓰레기들은 몸에서 처리 가능한 한도를 넘지 않도록 줄이는 것이 중요하다(1권 33, 34, 35편 참조).

아울러 신선한 과일과 채소, 통곡식을 충분히 먹는 건강한 식사
와 규칙적인 운동을 생활화하여 체중과 혈당, 혈압, 콜레스테롤을
정상수준으로 유지하고, 스트레스를 잘 해소하는(1권 100편 참조) 것도
중요하다.

(아시아경제신문 2019.5.3)

172
소외받는 실핏줄의 고충

우리 몸에는 중요한 기능을 수행하면서도 관심을 별로 받지 못하는 장기들이 많다. 흔히 모세혈관이라고 부르는 실핏줄도 그 가운데 하나다. 심장은 매우 활동적이고, 멈추는 순간 바로 죽음으로 이어지기 때문에 많은 사람들의 관심을 끌지만, 실핏줄은 너무 가늘고 폭넓게 분포하고 있어 일부가 기능을 멈추어도 깨닫지도 못한다.

동맥이 영양소와 산소가 들어있는 혈액을 심장에서 실핏줄까지 옮겨 주는 역할을 한다면, 실핏줄은 동맥으로부터 받은 영양소와 산소를 세포에 전달하고, 세포에서 나오는 노폐물을 받아서 정맥으로 넘겨준다. 실핏줄은 세포가 필요한 물질과 노폐물의 교환이 이루어지는 장소이기 때문에 모든 세포에게 생명줄인 동시에 쓰레기 처리반인 셈이다.

실핏줄은 우리 몸에 있는 10만km 혈관의 80%를 차지하는데, 특히 허파나 뇌, 심장, 신장과 같이 활발하게 활동하는 조직일수록 더 많이 분포되어 있다. 실핏줄은 지름이 5~10미크론(㎛)으로 머리카락의 1/10에 불과할 만큼 가늘어서 지름이 6~8㎛인 적혈구가 한 줄로 겨우 통과할 수 있으며, 쓰레기가 조금만 있어도 막히기 쉽다.[1]

실핏줄의 건강이 중요한 이유는 모든 세포의 건강에 직접 영향을 미치기 때문이다. 뇌에 있는 실핏줄에 문제가 생기면 뇌 기능에 문제가 생기고, 심장에 있는 실핏줄이 손상되면 심장 기능에, 신장에 있는 실핏줄이 손상되면 신장 기능에 문제가 생기는데, 손상이 심하면 치명적인 결과를 가져올 수 있다.

실핏줄은 너무나 넓게 분포되어 있어 건강상태를 확인하기가 쉽지 않다. 문제가 생긴 곳을 정확하게 알 수도 없고, 문제를 해결하기도 쉽지 않다. 건강검진에서도 모든 실핏줄을 다 검사하기는 불가능하므로 실핏줄의 건강에 큰 영향을 주거나 위협이 되는 요인들을 잘 관리하는 것이 현명하다.

자유기(自由基, free radicals)는 실핏줄의 건강을 위협하는 대표적인 물질이다. 자유기는 활성산소처럼 쌍을 이루지 못한 전자를 가진 원자나 분자, 또는 이온을 말하는데, 매우 불안정하여 급격한 화학반응을 일으킨다. 자유기가 실핏줄의 안쪽 막을 손상시킬 때 여기에 포화지방이나 콜레스테롤, 중금속과 같은 독성물질이 쌓이면 실핏줄이 좁아져 피의 흐름을 방해한다.

---

1) Verywell Health, Capillary structure and function in the body

산화질소(NO)는 실핏줄을 확장시켜 피 흐름을 도와주는 물질이다. 우리 몸은 '알기닌' 이라는 아미노산을 이용하여 산화질소를 만드는데, 이산화질소가 실핏줄의 내피세포를 확장시킨다. 크롬이나 철, 납, 수은과 같은 중금속이 혈관에 쌓이면 산화질소의 생산이 줄고, 자유기의 생산을 촉진하는 촉매작용을 하여 피의 흐름이 원활하지 못하게 된다.[2]

혈액이 끈적끈적해지거나 부적절한 응고, 실핏줄의 석회화도 실핏줄의 건강을 위협한다. 피가 끈적끈적해지거나 혈전이 생기거나 부적절하게 응고하면 산소의 공급과 이산화탄소의 제거가 신속하게 이루어지지 못하여 주변 세포가 죽게 되고, 실핏줄에 칼슘이 쌓이면 실핏줄이 경화된다.

실핏줄도 혈관의 일부이기 때문에 실핏줄을 건강하게 유지하기 위해서는 기본적으로 혈관을 건강하게 만드는 생활습관이 중요하다. 혈관에 버려지는 음식물 쓰레기와 공기쓰레기를 최소화하고, 신선한 과일과 채소, 통곡식을 충분히 먹는 건강한 식사와 규칙적인 운동을 생활화하여야 한다(171편 참조).

특별히 실핏줄의 건강을 위협하는 요인을 없애는 것도 중요하다. 자유기를 중화시키는 항산화제(1권 70편 참조)가 많이 들어있는 식물성 음식을 다양하게 섭취하고, 중금속이 들어있는 독성물질 노출을 최소화하여야 한다. 혈액응고를 적절하게 하고, 실핏줄의 칼슘화

---

2) Healthline, 5 Ways to Increase Nitric Oxide Naturally

를 방지하기 위해 비타민 K가 많이 들어있는 녹황색 채소나 곡류,
과일을 충분히 먹어야 한다.

(아시아경제신문 2019.5.17)

173
혈액세포가 지켜주는 생명

피는 10만km에 이르는 혈관을 따라 쉬지 않고 이동하면서 모든 세포에게 필요한 영양소와 산소, 호르몬을 공급하며, 세포활동으로 만들어지는 이산화탄소와 노폐물을 배출하게 하여 우리가 건강하게 살 수 있게 해 준다. 그런데, 심장을 떠난 피가 임무를 마치고 다시 심장으로 돌아오는 데는 1분밖에 걸리지 않는다고 하니, 그 효율성이 경이로울 따름이다. 온갖 세균으로부터 몸을 보호하고, 상처가날 때 피의 손실을 막으며, 체온을 조절하는 것도 피의 몫이다.

피 속에는 네 가지 구성 요소가 들어있다. 혈액의 55%를 차지하는 액체 성분인 혈장과 나머지 45%를 차지하는 적혈구와 백혈구, 혈소판 세포가 그것이다. 혈액은 성인 남성이 약 5리터, 여성이 4리터가 조금 넘으며, 몸무게의 7~8%정도를 차지한다. 혈액 $1mm^3$에는 적혈구와 백혈구, 혈소판이 각각 400만~600만개, 6,000~8,000개, 약 30만개가 들어 있는데, 세포별 역할이 서로 다르다.[1]

---

1) Wikipedia, Blood

적혈구는 에너지 생산에 필요한 산소를 모든 세포들에게 운반하며, 세포에서 만들어진 이산화탄소를 허파로 운반하여 밖으로 내보낼 수 있게 한다. 백혈구는 온갖 종류의 세균으로부터 몸을 보호하고, 정상세포가 변질되어 만들어진 암세포를 파괴한다. 혈소판은 피를 엉키게 하여 피의 손실을 막으며, 혈장은 혈관을 따라 혈액세포들과 영양소, 노폐물, 화학물질을 이동시킨다.

사람은 혈액의 흐름이 중단되어 이러한 기능이 멈추면 몇 분을 버티지 못하고 죽는다. 어떤 세포가 얼마나 기능을 못하느냐에 따라 문제의 종류와 심각성이 달라진다. 적혈구의 기능에 문제가 생기면 산소를 제대로 공급하지 못하므로 에너지 소비가 많은 활동을 제대로 할 수 없고, 쉽게 피곤해지며, 졸리고, 숨이 가쁜 증상이 나타난다. 세계보건기구에 따르면 놀랍게도 전 인류의 24.8%인 16억 2천만 명이 적혈구가 정상적으로 기능하지 못하는 빈혈을 앓고 있다.[2]

면역세포인 백혈구가 정상적으로 기능하지 못하면 각종 세균으로부터 몸을 제대로 보호하지 못하므로 감기나 독감을 비롯한 다양한 세균감염으로 인한 질병과 암에 취약해진다. 2018년 우리나라의 사망원인 1위인 암과 3위인 폐렴은 약한 면역력과 관련이 많다. 암은 사망원인 1위를 오랫동안 유지하고 있고, 폐렴은 10년 전 9위에서 3위까지 높아졌다.[3] 혈소판의 기능에 문제가 생기면 상처

2) 세계보건기구(World Health Organization), Global anaemia prevalence and number of individual affected

3) 통계청 국가통계포털, 2018년 사망원인통계

가 났을 때 피가 잘 멈추지 않으며, 잘 낫지 않는다.

혈액세포가 우리의 생명을 성공적으로 지키기 위해서는 건강한 혈액세포가 적정한 수를 유지하면서 정상적으로 활동하여야 한다. 먼저 건강한 혈액세포가 적정한 수를 유지하기 위해서는 모든 혈액세포들이 수명대로 살면서 정상적으로 활동할 수 있도록 생명스위치를 켜는 친생명적인 생활'인 뉴스타트(1권 62편 참조)를 생활화하되, 특히 생물학적·화학적 독성물질에의 노출을 줄이고, 운동을 생활화하는 것이 중요하다.

아울러 손상되거나 수명이 다하여 죽어 없어지는 혈액세포들을 보충해 줄 건강한 혈액세포들이 필요한 만큼 만들어질 수 있도록 골수의 건강을 지키는 생활습관을 가져야 한다. 혈액세포들은 수명이 비교적 짧아서 적혈구는 120일, 백혈구는 종류에 따라 2~3일부터 몇 주, 혈소판은 5~10일에 지나지 않는데,[4] 혈액세포들은 분열하지 않고, 뼈의 중앙에 있는 골수에서 만들어지기 때문이다.

혈액세포가 정상적으로 활동하기 위해서는 혈액이 이동하는 혈관을 최상의 상태로 유지하여야 한다. 2018년 우리나라의 사망원인 2위인 심장 질환과 4위인 뇌혈관 질환, 10위인 고혈압성 질환은 혈관이 손상된 질환들이다. 혈액이 자유롭게 이동하면서 임무를 잘 수행할 수 있도록 혈관을 건강하게 유지하기 위해서는 특히 음식 쓰레기와 공기 쓰레기를 줄이는 노력이 필요하다(1권 35편 참조).

---

4) Bionumbers.org, How quickly do different cells in the body replace themselves?

이와 함께 혈액이 각 세포가 필요로 하는 산소와 영양소를 모두 공급할 수 있도록 허파를 포함한 호흡기를 건강히 유지하며(146편 참조), 건강을 해치는 나쁜 음식에 적응되어 있는 내 입맛을 고집하지 말고, 내 몸이 좋아하는 생명식 위주의 식사를 하여야 한다(1권 82편 참조).

(아시아경제신문 2019.10.25)

174
주목하여야 할 골수의 가치

우리 몸에서 피의 역할이 얼마나 중요한지는 피의 흐름이 멈출 때 몇 분 만에 죽는다는 사실만으로도 쉽게 짐작할 수 있다. 2018년 우리나라의 10대 사망원인 가운데 피와 관련된 1위부터 4위까지의 암, 심장 질환, 폐렴, 뇌혈관 질환과 10위 고혈압 사망자를 모두 더하면 54.7%나 된다.[1] 혈관에 문제가 생겨 피가 잘 흐르지 못하거나 혈액세포가 제 기능을 못하여 죽는 사람이 전체의 반을 넘는다는 이야기다.

피가 우리의 생명을 지키기 위해서는 건강한 혈액세포인 적혈구와 백혈구, 혈소판이 적정한 수를 유지하면서 온 몸의 혈관을 돌아다니며 정상적으로 활동하여야 한다. 그런데, 혈액세포는 수명이 비교적 짧기 때문에(적혈구 120일, 백혈구 2~3일부터 몇 주, 혈소판 5~10일) 죽어 없어지는 혈액세포를 보충할 만큼 새로운 세포가 충분히 만들어지는 것이 중요하다.

---

1) 통계청 국가통계포털, 2018년 사망원인통계

피 속에 들어있는 세 종류의 혈액세포는 뼈의 중앙에 있는 골수에서 끊임없이 만들어진다. 골수에는 조혈줄기세포라 부르는 미성숙한 세포들이 있는데, 새로운 혈액세포가 필요할 때마다 빠른 속도로 분열하여 증식한 다음, 필요한 적혈구와 백혈구, 혈소판으로 성숙하여 혈액으로 이동한다. 정상인은 수명이 다하여 죽는 세포만큼 새로운 세포가 만들어져 균형을 이룬다.

새로 만들어지는 적혈구는 하루에 약 2천억 개로 전체 적혈구의 1%쯤 되며, 부피는 1주일에 0.5리터쯤 된다. 백혈구는 하루 1천억 개, 혈소판은 4천억 개쯤 만들어진다.[2] 백혈구는 흔히 림프구와 호중구, 단핵구, 호산구 및 호염기구의 다섯 가지 형태로 분류하며, 림프구는 다시 B세포, T세포, 자연살해세포(NK세포)로 나뉘는데, 가장 수가 많은 호중구는 박테리아와 곰팡이를 죽이는 것처럼 종류별로 기능이 다르다.

혈액세포는 우리의 의지와 관계없이 골수에 준비된 완벽한 시스템에 의해 필요할 때마다 종류별로 필요한 만큼 만들어진다. 어떤 혈액세포가 필요한 돌발 상황이 생기면 추가로 생산한다. 예를 들어 몸에서 산소의 함량이 낮거나 적혈구가 부족한 경우에는 콩팥에서 골수를 자극하는 호르몬을 분비하여 더 많은 적혈구를 생산하게 한다. 세균에 감염되면 백혈구의 생산을 늘리고, 피를 많이 흘리면 혈소판의 생산을 늘린다.

---

2) Britannica, Science, Blood cell formation

필요할 때 필요한 혈액세포를 필요한 만큼 생산하는 시스템에 문제가 생겨 어떤 혈액세포를 필요한 만큼 만들지 못하면, 그 혈액세포가 부족하여 정상적으로 기능하지 못하게 되므로 심각한 상황에 빠질 수 있다. 예를 들어 백혈구 가운데 하나인 호중구는 수명이 5일 정도로 짧기 때문에 어떤 이유로 며칠 동안만 만들어지지 않으면 그 수가 급격히 줄어 박테리아에 감염될 경우 급성 폐렴이나 패혈증으로 쉽게 생명을 잃을 수 있다.

반드시 필요한 영양소가 부족하거나 골수가 일하기 어렵게 만드는 잘못된 생활이 장기간 지속되면 백혈병과 림프종, 재생 불량성 빈혈, 철 결핍성 빈혈, 골수형성이상 증후군과 같은 다양한 질병에 걸린다. 그 결과 빈혈로 산소가 원활하게 공급되지 않아서 정상적으로 활동하기 어렵고, 세균 감염이나 각종 암에 취약해지며, 상처 났을 때 지혈이 잘 안 된다.

혈액 암인 백혈병은 비정상적인 백혈구가 무제한으로 증식하여 정상적인 백혈구, 적혈구 및 혈소판의 생성을 방해함으로써 정상 혈액세포의 수치를 감소시킨다. 재생 불량성 빈혈은 방사선이나 화학물질, 약물 사용, 바이러스 감염, 영양 결핍 등 여러 가지 이유로, 철 결핍성 빈혈은 철분을 잘 흡수하지 못하거나 영양실조로 철분이 부족하여 적혈구가 제대로 만들어지지 않는 질병이다.

골수의 건강을 지키려면 혈액세포 생산 시스템이 정상적으로 작동할 수 있도록 골수에게 좋은 환경을 만들어 주어야 한다. 유전자의 생명스위치를 켜는 친생명적인 생활'인 뉴스타트^(1권 62편 참조)를 생활화하되, 특히 생물학적·화학적 독성물질에의 노출을 줄이고, 운동을 생활화하여야 한다. 적혈구 생산에 필요한 철분을 포함한 필수 영양소의 원활한 공급을 위하여 다양한 채소와 통과일, 통곡식을 충분히 먹는 것도 중요하다. 질병에 걸려도 처방은 같다.

(아시아경제신문 2019.11.1)

175
빈혈이 전하는 메시지

우리 몸의 세포들은 매 순간 에너지를 생산해서 살아가는데, 에너지 생산에는 반드시 충분한 산소가 필요하다. 세포들에게 산소를 공급해 주는 적혈구가 많이 부족하면 산소가 세포에 필요한 만큼 공급되지 못하므로 기운이 없고 피로감을 느끼며, 어지러움, 두통, 가슴 통증, 창백함과 같은 빈혈 증상이 나타난다. 이러한 증상들은 산소의 공급량을 늘려 달라는 세포들의 애타는 호소다.

적혈구는 인체에서 숫자가 가장 많은 세포로 혈액 1㎣에는 400~600만개, 혈액 5리터인 성인 기준으로 약 25조개가 들어있으며, 산소를 운반하기에 적합한 구조를 가지고 있다. 가운데 구멍이 없는 도넛 모양으로 부피에 비하여 표면적이 넓어 산소와 쉽게 접촉할 수 있으며, 다른 세포와 달리 핵과 미토콘드리아, 리보솜과 같은 세포기관이 없어 헤모글로빈을 위한 공간으로 활용된다.

산소를 운반하는 역할을 하는 헤모글로빈은 철을 포함하는 붉은색 단백질로, 각 분자에는 4개의 철 원자가 있어서 4개의 산소 원자에 결합할 수 있다. 하나의 적혈구에는 약 2억 7천만 개의 헤모글로빈이 들어있으며, 적혈구 무게의 약 1/3은 헤모글로빈이 차지한다.[1] 적혈구는 하루 동안 우리 몸이 소비하는 약 550리터의 산소 (2리터 페트병으로 275개 분량)를 원활하게 공급한다.

적혈구는 손상을 입거나 120일 정도의 수명이 다하면 간과 비장, 림프절에 있는 대식세포라는 백혈구가 적혈구 속의 헤모글로빈을 분해하여 철분을 회수한 다음, 골수로 운반하여 새로운 적혈구를 만드는 데 다시 사용된다. 분해되는 헤모글로빈 속 철분의 재사용과 손실되는 피를 대체할 적혈구의 생산이 정상적으로 이루어지지 않으면 빈혈이 찾아온다.

세계보건기구는 인류의 24.8%인 16억 2천만 명이 빈혈을 앓고 있는 것으로 추정한다. 취학전 아동은 47.4%, 임산부는 41.8%, 임신하지 않은 여성은 30.2%로 빈혈이 많으며, 노인은 23.9%, 성인 남성은 12.7%로 비교적 적은 것으로 추정한다.[2]

빈혈은 400가지 이상의 형태가 있는 것으로 알려져 있는데, 철분 결핍에 의한 빈혈이 가장 흔하다. 적혈구 수가 줄어든 원인에 따라 크게 피의 손실에 의한 경우와 적혈구의 생산이 충분하지 못한 경우, 그리고 적혈구의 파괴에 의한 경우의 세 가지로 나눌 수 있다.[3]

---

1) Wikipedia, Red blood cell

2) 세계보건기구(World Health Organization), Global anaemia prevalence and number of individual affected

3) Medical News Today, Everything you need to know about anemia

철분 결핍에 의한 빈혈은 피의 손실 때문인 경우가 많다. 신체가 혈액을 잃으면 혈관을 채우려고 혈관 밖에서 물을 끌어오게 되는데, 이로 인해 적혈구가 희석된다. 수술이나 출산, 외상, 혈관 파열로 인한 출혈은 급성 혈액 손실의 원인이 되고, 위궤양이나 위염, 암은 만성 혈액 손실의 원인이 된다.

골수에서 적혈구를 충분히 생산하지 못하여 생기는 빈혈도 많다. 적혈구가 부족하면 콩팥에서 골수를 자극하는 호르몬을 분비하는데도 골수가 적혈구를 충분히 생산하지 못하는 경우다. 백혈병에 걸리면 비정상적인 백혈구가 무제한으로 증식하여 정상적인 적혈구의 생성을 방해한다. 골수에 있는 줄기세포에 문제가 있거나 헤모글로빈을 만드는 데 필요한 철분과 엽산, 비타민 B_{12}와 같은 영양소가 부족하여도 적혈구는 충분히 생산되지 않는다.

적혈구가 수명대로 살지 못하고 파괴되어 생기는 빈혈도 많다. 면역세포인 백혈구가 적혈구를 외부 물질로 잘못 인식하여 공격함에 따라 생기는 자가면역성인 경우도 있고, 방사선이나 화학물질, 약물 사용, 세균 감염, 신장이나 간의 질병 때문에 만들어지는 독성 물질 등으로 적혈구가 파괴되는 경우도 있다.

빈혈 증상들은 세포들이 산소 공급량을 늘려 달라는 간절한 신호임을 반드시 기억하고, 이러한 증상들이 나타나기 전에 유전자의 생명스위치를 켜는 친생명적인 생활'인 뉴스타트(1권 62편 참조)를 생활화하여 빈혈을 예방하는 것이 최선이다. 일단 빈혈이 확인되면 빈혈의 형태를 파악하여 원인을 해결하는 방법으로 근본적으로 치유하여야 한다.

혈액이 손실되는 원인을 찾아 해소하고, 골수가 적혈구를 잘 생산 할 수 있도록 골수에게 좋은 환경을 만들어 주는 한편(174편 참조), 적혈구가 수명대로 살지 못하고 파괴되는 원인을 찾아 개선하여야 한다.

(아시아경제신문 2019.11.8)

176
백혈구의 장기(長技) 살리기

이 세상에 세균으로부터 자유로운 사람은 아무도 없다. 우리 주변에는 온갖 세균이 살고 있으며, 심지어 우리 몸 안에도 수십조의 세균이 사는데, 그 가운데는 유해로운 세균도 많다. 어쩌면 우리는 세균과 함께 살아간다는 표현이 정확할 것이다. 그럼에도 불구하고, 우리가 80년, 90년을 살 수 있는 것은 백혈구가 잠시도 쉬지 않고 세균들로부터 우리 몸을 지켜주기 때문이다.

백혈구는 어떻게 온갖 세균들로부터 우리 몸을 보호할 수 있을까? 백혈구는 어떤 적도 무력화시킬 수 있는 강력한 공격력이라는 장기를 가지고 있다. 백혈구가 정상적인 상태로 적정한 숫자를 유지하면서 활동하는 한 어떤 세균도 이겨낼 수 있으며, 어떤 암세포도 성장하지 못한다. 세균에 감염되어 발병하거나 암환자가 되는 것은 백혈구가 장기를 제대로 발휘하지 못하기 때문이다.

백혈구가 세균과 암으로부터 우리 몸을 제대로 보호하지 못하는 상태를 흔히 면역력이 약하다고 말하는데, 면역력이 약해지는 까

닭은 우리의 잘못된 생활습관이 백혈구의 활동을 방해하기 때문이다. 약한 면역력은 주로 적을 적으로 인식하지 못하거나 공격력이 약해지거나 백혈구의 수가 부족한 형태로 나타나는데, 여기서는 백혈구 수의 측면에서 살펴본다.

백혈구 수가 적정한 수준을 유지하기 위해서는 죽어 없어지는 백혈구와 새로 만들어지는 백혈구가 균형을 이루어야 한다. 백혈구는 심하게 손상되거나 수명이 다할 때 죽는데, 백혈구의 수명은 종류에 따라 2~3일부터 몇 주로 대체로 짧기 때문에[1] 날마다 많은 백혈구가 새로 만들어져야 한다. 새로 만들어지는 백혈구가 죽어 없어지는 백혈구에 미치지 못하면 백혈구 수는 줄게 된다.

혈액 $1mm^3$에는 백혈구가 약 6,000~8,000개가 활동하고 있으며, 하루에 약 1천억 개의 백혈구가 새로 만들어져 손상되거나 수명이 다하여 죽는 백혈구의 자리를 메운다. 백혈구 수가 적정한 범위를 벗어나 혈액 $1mm^3$에 11,000개를 넘는 상태를 백혈구 증가증, 4,000개보다 적은 상태를 백혈구 감소증이라 부른다.[2]

백혈구 증가증은 대체로 감염이나 염증에 대한 반응으로 나타난다. 몸에 암이 있거나 감염이 심한 경우에는 백혈구 수가 50,000~100,000까지 올라가며, 백혈병이나 골수암에 걸리면

---

1) Bionumbers.org, How quickly do different cells in the body replace themselves?

2) Wikipedia, White blood cell

100,000을 넘어가기도 한다.[3] 백혈구의 수가 너무 많으면 혈액이 제대로 흐를 수 없어 뇌졸중이나 시력 장애, 호흡 곤란, 점막으로 덮인 부위의 출혈과 같은 응급 상황이 올 수 있다(혈액 과점도 증후군).

백혈구 수가 줄어들면 감염되는 세균에 대항하여 싸울 수 있는 능력이 약해지는데, 백혈구 감소증은 특별한 증상이 없다. 다만, 백혈구의 기능이 약해져 세균에 감염되면 체온이 38℃ 이상으로 올라가고, 춥고, 땀이 나며, 두통과 몸살이 날 수 있다. 백혈구 감소증의 원인으로는 골수에서 백혈구가 충분히 만들어지지 못하는 경우와 백혈구가 수명을 다하지 못하고 죽는 경우가 있다.

백혈구는 대부분 골수에서 만들어지며, 림프조직인 흉선이나 지라, 림프절에서 일부가 만들어지는데, 어떤 암에 걸리거나 항암제나 방사선으로 암을 치료할 때, 화학물질에 노출되거나 영양이 부족할 때 골수에서 백혈구가 충분히 만들어지지 못한다. 백혈구가 다른 백혈구를 공격하는 자가면역질환이 있거나 인간 면역결핍 바이러스(HIV)에 감염되거나 약물을 사용할 때 백혈구는 파괴된다.

2018년 우리나라 사망원인을 보면 암이 1위를, 폐렴이 3위를 차지하고 있는데, 암과 폐렴 사망자를 합하면 34.3%나 되어 백혈구가 제 역할을 못하여 죽는 사람이 매우 많음을 보여준다.[4]

---

3) Wikipedia, White blood cell
4) 통계청, 국가통계포털, 2018년 사망원인통계

각종 세균성 질병이나 암으로 고생하지 않으려면 백혈구가 원래 가지고 있는 장기를 잘 발휘할 수 있도록 백혈구에게 활동하기 좋은 최상의 환경을 만들어 주는 것이 중요하므로 생명스위치를 켜는 친생명적인 생활(1권 45편, 62편 참조)을 생활화하여야 한다. 어떠한 이유로도 백혈구의 생산이나 활동을 방해하거나 백혈구를 파괴하는 생활이나 치료는 반드시 개선해야 한다.

177
허파를 섬겨야 하는 이유

　우리나라에는 유난히 호흡기질환 사망자가 많다. 1990년에는 호흡기질환 사망자가 전체 사망자의 5.6%에 지나지 않았으나, 2000년에 11.6%로 높아지더니 2017년에는 18.0%인 51,358명이 사망하여 다섯에 거의 한 사람 꼴로 호흡기질환으로 죽은 셈이다. 질병별로는 폐암(기관지암 포함, 18,714명)과 폐렴(19,378명), 천식을 포함한 하기도질환(6,750명)이 대부분을 차지하였다.[1]

　전 세계로는 순환기질환 사망자가 호흡기질환 사망자보다 훨씬 많은 추세가 15년 동안 이어지고 있다. 2016년 전체 사망자 5,690만 명의 26.7%인 1,520만 명이 심장질환과 뇌졸중으로 사망하였으며, 호흡기질환 사망자는 9백만 명으로 15.8%였다.[2] 우리나라는 호흡기질환 사망자의 비율이 급증하여 세계 평균보다 높아진 이유는 허파를 오랫동안 학대한 때문이 아닐까?

---

1) 통계청, 국가통계포털, 2017년 사망원인통계
2) 세계보건기구(World Health Organization), The top 10 causes of death

우리 몸에서 산소를 공급하고 이산화탄소를 배출하는 허파는 가슴 속 공간인 흉강 안에 좌우 한 쌍이 있는데, 오른 허파는 간의 위에 있어 길이가 짧고, 왼 허파는 심장의 왼쪽에 있어 폭이 좁다. 오른 허파가 왼 허파보다 더 크며, 좌우 합하여 무게는 1.3kg쯤 된다. 허파에는 허파를 움직이게 하는 근육이 없어서 횡경막 근육과 갈비뼈 사이의 근육, 배의 근육이 허파를 펌프질한다.

허파는 세포들에게 필요한 산소를 잘 공급할 수 있는 최고의 조건을 갖추고 있다. 허파는 죽는 순간까지 잠시도 쉬지 않고 일하며, 들이마시는 산소와 혈액 속 이산화탄소가 교환되는 허파꽈리는 혈액과 공기가 잘 접촉할 수 있도록 만들어져 있다. 허파꽈리 둘레는 실핏줄이 둘러싸고 있고, 5억 개나 되는 많은 허파꽈리의 표면적은 약 70㎡로 테니스장 한 쪽 면과 비슷할 정도로 넓다.[3]

허파는 산소를 공급하고 이산화탄소를 배출하는 기능이외에 혈압과 혈액의 수소이온농도를 조절하여 항상성 유지를 돕는다. 혈액에서 만들어지는 세로토닌과 같은 물질들을 배설하며, 약물을 흡수하거나 변경, 배설한다. 정맥에서 응혈을 걸러내 동맥으로 들어가 뇌졸중을 일으키는 것을 방지한다.

허파의 안벽에서는 면역글로불린이라는 물질을 분비하여 숨 쉴 때 들어오는 세균으로부터 허파를 보호한다. 허파꽈리에는 매크로파지라 부르는 면역세포가 들어있어서 세균이나 세균의 잔해를 삼

---

[3] Tim Newman, Medical News Today, What do the lungs do, and how do they function?

키고 파괴하며, 수지상세포라는 면역세포가 들어있어 T세포나 B 세포와 같은 적응 면역세포를 활성화시켜 면역력을 높인다.

허파에 생기는 치명적인 질환으로 폐렴과 폐암이 있다. 폐렴은 박테리아나 바이러스, 곰팡이에 감염되어 발생하는 경우와 세균 이외에 화학물질이나 암 치료, 약물에 기인하는 경우가 있다. 폐암(119편 참조)은 처음부터 허파 조직에 생기는 경우와 다른 곳에 생긴 암이 허파로 전이되는 경우가 있다. 이밖에 허파꽈리의 공기주머니가 손상되는 폐기종, 허파 조직이 줄어들어 생기는 억제성 폐질환, 허파 동맥에 혈전이 생기는 폐색전 등이 있다.

허파에 생기는 질병들은 하나같이 숨을 들이쉴 때 유해한 세균이나 물질들이 따라 들어와 허파를 손상시키고 염증을 일으키는 특징이 있다. 이러한 질병들을 예방하기 위해서는 유해한 세균이나 물질이 허파에 들어가게 하는 나쁜 생활습관을 반드시 개선해야 한다. 각종 호흡기질환과 암, 혈관질환 등의 원인이 되는 담배를 피우지 않는 것이 가장 중요한데, 여기에는 간접흡연도 포함된다.

세균 감염을 예방하기 위해 집안을 항상 깨끗이 하며, 손을 잘 씻고, 독감이 유행할 때는 사람 많은 곳은 피하는 것이 좋다. 허파의 기능을 향상시킬 수 있도록 유산소 운동과 심호흡을 생활화하고, 물을 충분히 마시는 것도 중요하다. 실내 오염원을 줄이고 수시로 환기하여 실내오염을 방지하고, 외출할 때는 미세먼지와 같은 공해물질을 피하여야 한다.

(아시아경제신문 2019.5.24)

178
기도(氣道)의 소중함을 깨달을 때

세포에 산소를 공급하고 부산물인 이산화탄소를 배출하는 기능을 수행하는 호흡기는 산소와 이산화탄소의 교환이 이루어지는 허파꽈리(폐포)와 산소가 들어있는 공기가 밖에서 들어오고, 이산화탄소가 들어있는 공기가 밖으로 나가는 길, 곧 기도(氣道)의 둘로 나눌수 있다.

기도는 허파꽈리에서 산소와 이산화탄소의 교환이 잘 이루어질수 있도록 호흡을 지원하는 것이 주 임무이기 때문에 허파꽈리보다 덜 중요하다고 생각할지 모르지만, 허파꽈리를 지켜주고 호흡의 품질수준을 유지하기 때문에 소중하기는 마찬가지다. 우리 주변에는 기도에 생기는 질병 때문에 고생하거나 죽는 사람과 이것이 원인이 되어 허파에 심각한 질병에 걸리는 사람이 많다.

기도는 후두를 경계로 하여 코, 목구멍, 비강(코안), 인두를 포함하는 상기도와 후두, 기관, 기관지, 세기관지를 포함하는 하기도로 나누는데, 허파의 기도를 모두 더하면 길이가 2,400km에 이른다. 기도는 공기가 지나가는 길의 역할을 하면서 코에 들어오는 공기에서 유해물질을 걸러내고, 온도와 습도를 적당하게 맞추는 방법으로 허파꽈리로 보내는 공기의 질을 최상의 상태로 만든다.

콧구멍의 털은 먼지와 같은 미세물질을 걸러내고, 기도에서는 끈적끈적한 점액과 솜털처럼 생긴 섬모가 필터 기능을 하여 먼지와 세균, 자극물질, 기타 유해한 물질들을 걸러내서 위로 목까지 올려 보내 반사적인 기침이나 침으로 밖으로 내 보내거나 삼켜서 소화기에서 파괴하여 허파를 보호한다.

기도를 덮고 있는 섬모가 손상되어 기도가 제 역할을 하지 못하면 '입술이 없으면 이가 시리다'는 순망치한(脣亡齒寒)이라는 말처럼 기도는 물론 허파에 각종 질병이 걸린다. 숨을 들이쉴 때 들어오는 세균을 제대로 내 보내지 못하면 감기나 독감, 비염, 편도선염, 인두염, 기관지염, 폐결핵과 같은 세균성 질환에 취약해진다.

기도에 생기는 질병으로 세균성 질환 이외에 폐암과 만성 폐쇄성 폐질환(COPD), 천식이 있다. 폐암의 가장 큰 원인은 흡연이다. 담배 연기에 들어있는 유해물질이 기도의 섬모를 마비시켜 죽이므로 점액과 섬모가 제 기능을 하지 못하게 되어 각종 유해물질, 특히 타르가 허파로 들어가 쌓이면 폐암과 COPD로 발전한다.

COPD는 숨쉬기 어려운 만성 폐질환을 뜻하는 말로 대표적인 유형에 기관지에 만성 염증이 생기는 만성 기관지염과 허파꽈리가 손상되는 폐기종이 있다. 담배연기가 주요 원인이며, 공기오염이나 먼지, 화학물질도 원인이 된다. 허파꽈리와 허파조직이 손상되거나 기도가 좁아져 산소공급이 충분하지 못하므로 숨이 가쁘고 호흡이 곤란해진다.

천식은 기도의 안벽이 어떤 자극물이나 앨러지 원인물질에 지나치게 민감하게 반응하여 부풀어 오르거나 염증이 생겨 숨쉬기 어려워지는 질병이다. 담배와 같이 앨러지를 촉발시키는 물질에 의해 천식 증상이 갑자기 악화되는 천식발작이 나타날 수 있다.

기도는 살아있는 동안 잠시도 쉬지 않고 공기가 드나들기 때문에 언제든지 세균을 비롯한 유해물질이 들어올 수밖에 없다. 이러한 유해물질로부터 우리의 건강을 지키기 위해서는 파수꾼 역할을 하는 기도의 섬모를 보호하는 것이 매우 중요하므로 섬모를 손상시키는 잘못된 생활습관을 반드시 개선하여야 한다.

기도의 섬모를 보호하기 위하여 반드시 지켜야 할 것은 금연이며, 간접흡연도 피해야 한다. 실외는 물론 실내 공기오염과 유해한 화학물질에 많이 노출되지 않도록 주의하여야 하며, 세균 감염을 예방하기 위한 노력도 게을리 하면 안 된다. 기도의 기능을 향상시킬 수 있도록 유산소 운동을 생활화하고, 물을 충분히 마시는 것도 중요하다.

(아시아경제신문 2019.5.31)

179
금연이 준비해둔 선물

생명체에 유해한 물질을 총칭하여 독성물질 혹은 독소라고 부르는데, 독성물질은 주로 외부에서 들어오지만, 일부는 몸 안에서 만들어지기도 한다. 외부에서 들어오는 독소는 주로 호흡기관과 소화기관을 통하여 몸 안으로 들어와 질병을 일으키는데, 그 가운데 으뜸이 되는 것이 담배연기다.

우리 몸은 호흡기를 통해 들어오는 나쁜 물질을 기도(氣道)에 준비해둔 점액과 섬모를 이용하여 몸 밖으로 내보낸다(178편 참조). 담배가 몸에 나쁜 가장 큰 이유는 담배연기 속 유해물질들이 기도의 섬모를 훼손시키기 때문인데, 이 보호막이 무력화되면 유해 물질을 내보낼 수 없으므로 몸이 병드는 것은 시간문제다. 더구나 담배연기에는 섬모가 걸러내기 어려운 기체 형태의 유해 화학물질이 다수 들어있어 허파꽈리를 손상시키고 온 몸을 훼손한다.

담배가 건강에 치명적이라는 사실이 알려지면서 우리나라 흡연율도 꾸준히 떨어지는 것은 그나마 다행스러운 일이다. 전체로는

2001년 30.2%에서 2017년 22.3%로, 남자는 60.9%에서 38.1%로 낮아졌고, 여자는 5.2%에서 6.0%로 다소 높아졌는데,[1] 여성 흡연을 금기시하는 사회 분위기의 영향 등으로 여성 흡연율은 실제보다 낮게 집계된 것으로 보는 시각이 맞을 것이다.

2014년 EU국가들의 평균 흡연율은 18.4%인데, 남자는 21.9%, 여자는 15.1%였다.[2] 미국은 1965년 42.4%에서 2017년 14%로 낮아졌다 한다.[3] 통계 작성기준이 달라서 직접 비교하기는 어렵지만, 우리나라는 19세 이상 성인 중 현재 흡연자를, 국제적으로는 15세 이상 매일 흡연자를 집계하는데, 우리나라 흡연율은 국제기준으로는 18.5%로 EU국가들의 평균과 비슷한 수준이라고 한다.

이 말에 따르면 우리나라 흡연율이 별로 높지 않은데, 눈여겨 볼 부분이 있다. EU국가들 가운데서도 선진국들의 흡연율은 대체로 우리보다 낮은 수준이고, 꾸준히 낮아지는 추세에 있다. 남녀별로 보면 특히 2017년 우리나라 남자의 흡연율 38.1%는 대부분의 유럽 국가들보다 훨씬 높고, 세계적으로도 후진국들의 높은 흡연율과 비슷한 수준이다.

우리의 높은 흡연율은 호흡기질환 사망자의 증가에 큰 영향을 주고 있을 것이다. 우리나라 호흡기질환 사망자의 비율은 1990년

---

1) 보건복지부 질병관리본부, 국민건강통계 – 국민건강영양조사 제7기 2차년도(2017) 2019

2) Eurostat, Tobacco consumption statistics

3) US Center for Disease Control and Prevention, Current Cigarette Smoking Among Adults in the United States

5.6%에서 2000년 11.6%로, 2017년 18.0%로 높아졌으며, 증가추세가 지속되고 있다.[4] 남녀 호흡기질환 사망자의 비율 차이(2000년 남자 13.6%, 여자 4.4%, 2017년 남자 20.7%, 여자 14.8%)는[5] 흡연율의 차이에 기인하는 것으로 보인다.

흡연자의 반이 흡연 때문에 죽을 정도로 담배연기는 치명적이다. 흡연 위험으로부터 벗어나는 최선의 길은 처음부터 피우지 않는 것이며, 현재 피우는 사람이라면 바로 금연하는 것이 최선임은 두말할 필요가 없다. 연구결과들은 금연 순간부터 손상된 조직이 회복되기 시작하여 시간이 지날수록 비흡연자에 근접해지는 것을 보여주는데, 흡연양이 많거나 흡연기간이 길수록 회복은 더디다.

금연하고 20분 지나면 심장박동과 혈압이 떨어지고, 12시간 뒤에는 혈액 속 일산화탄소가 정상으로 돌아온다. 48시간이 지나면 후각과 미각이, 2주~4개월 뒤에는 혈액순환과 허파기능이 개선된다. 1~9개월이 지나면 기침과 숨 가쁨이 줄어들고, 1년이 지나면 심장질환 위험이 반으로 줄어든다. 5년 뒤에는 각종 암과 뇌졸중의 위험이 감소한다. 10년 뒤에는 폐암 위험이 비흡연자의 반 이하로 줄고, 15년이 지나면 심장질환 위험이 비흡연자의 수준으로 개선된다.[6]

---

4) 통계청, 국가통계포털, 2017년 사망원인통계
5) 통계청, 국가통계포털, 2017년 사망원인통계
6) Healthline, Benefits of Quitting Smoking and a Quit Smoking Timeline

금연을 시도하다 실패한 사람들은 금단현상이 견디기 어려움을 호소한다. 그러나 흡연이 주는 치명적인 결과와 비교한다면 현명한 선택은 너무나 명확하지 않을까?

(아시아경제신문 2019.6.7)

180

호흡기질환을 예방하려면

1990년 우리나라의 호흡기질환 사망자의 비율은 5.6%였으나, 2017년에는 세계 평균(15.8%)보다 높은 18.0%까지 높아졌는데, 아직도 상승추세가 지속되고 있어 개선이 시급하다. 질병별로는 폐렴이 6.8%, 폐암을 포함한 호흡기 암이 6.6%, 만성 폐쇄성 폐질환(COPD)을 포함한 하기도(下氣道)질환이 2.4%였다.[1]

소득이 증가하면 위생상태가 개선되면서 대체로 세균질환 사망자는 줄고, 암이나 기타 만성 질환 사망자는 증가하는데, 호흡기질환도 마찬가지다. 우리나라도 폐암과 하기도질환 사망자는 증가하고 있는데, 폐암 사망자의 증가속도가 매우 빠른 점과 다른 나라들과 달리 위생상태가 선진국 수준임에도 폐렴 사망자가 오히려 급증하는 점이 눈에 띈다.

호흡기질환을 이해하려면 에너지의 순환과 호흡의 관계를 이해해야 한다. 사람이나 동물은 태양의 빛에너지를 직접 이용하는 식

---

1) 통계청, 국가통계포털, 2017년 사망원인통계

물과 달리 식물이나 다른 동물을 음식으로 섭취한 다음, 이들이 가진 에너지를 이용하여 살아가는데, 이 때 필요한 산소는 호흡을 통하여 공급받는다.

호흡은 공기 중에 있는 산소를 들이마시고, 부산물로 만들어지는 이산화탄소를 밖으로 내보내는 것을 뜻하는데, 공기를 들이마실 때 다양한 독소가 산소와 함께 몸에 들어와 문제를 일으킨다. 호흡기 안에는 이러한 독소들을 밖으로 내보내고, 세균들을 제거하는 장치가 마련되어 있다.

기도(氣道)에서 나오는 끈적끈적한 점액과 기도 벽을 덮고 있는 솜털모양의 섬모는 들어오는 세균이나 미세먼지 같은 각종 해로운 물질들을 붙잡아 끊임없이 밖으로 내 보내고, 허파의 면역세포들은 남아있는 세균들을 제거하는데, 이 기능이 약해지면 호흡기질환에 걸릴 가능성이 높아진다.

호흡기질환의 전형적인 유형은 섬모가 망가져 허파로 들어오는 독소와 기도에서 만들어지는 점액을 밖으로 내보내지 못해 허파에 쌓여 염증이 생기고, 기도가 좁아져 숨쉬기 어려워지는 질병이다. 섬모가 손상되면 허파에 세균이나 발암물질도 더 많이 들어오게 되므로 면역세포의 부담이 증가하여 폐렴과 같은 세균성 질병이나 폐암을 비롯한 호흡기 암에 걸릴 가능성도 높아진다.

섬모가 손상되거나 면역세포의 기능이 약하여 호흡기질환에 걸릴 때 병원에서는 기능을 회복시키는 치료가 아닌, 기능을 도와주는 치료를 한다. 허파에 쌓인 물질을 제거하거나 기도를 넓혀주거나 항생제나 항암제 또는 방사선으로 세균이나 암세포를 죽인다. 이러한 증세치료는 일시적인 도움을 줄 수는 있지만, 기능을 회복시키지는 않으므로 완전히 낫지 않는 경우가 많고, 재발하기 쉽다.

호흡기질환의 치료는 한계가 있으므로 예방이 최선임은 두말할 필요가 없다. 호흡기에 준비되어 있는 호흡기능과 보호기능을 정상상태로 유지할 수 있도록 평소에 좋은 환경을 유지하는 것이 중요하다. 섬모를 손상시키거나 면역력을 떨어뜨리거나 암에 걸리게 만드는 잘못된 환경을 개선하는 것이 핵심이다.

기도에 있는 섬모를 손상시키는 최고의 독성물질은 담배연기며, 그밖에 마리화나나 코카인과 같은 약물이나 공기 중에 있는 공해물질도 섬모를 손상시키므로 이러한 물질은 물론, 어떠한 독성물질도 기도에 많이 들어가지 않도록 하여야 한다.

아울러 면역력을 높이기 위해서 '생명스위치를 켜는 생활'(1권 46편과 62편 참조)을 생활화하며, 폐암 예방을 위해 담배연기와 같은 발암물질(1권 18편 참조)에의 노출을 줄이고, '암 도우미(1권 20편 참조)'의 생활을 버리며, '생명 도우미(1권 21편 참조)'의 삶을 생활화하여야 한다.

섬모가 많이 손상되어 호흡기질환에 걸린 사람도 잘못된 환경을 개선하면 자연치유 가능성이 높아진다. 섬모는 금연 후 몇 달 안에 빠른 속도로 재생되는 것으로 알려져 있는데, 재생되는 정도와 속도는 손상정도에 따라 다르므로 가급적 많이 손상되기 이전에 개선하는 것이 중요하다.

(아시아경제신문 2019.6.21)

11 장

뼈와 근육, 관절, 피부 건강을 지키는 생활습관

181
뼈의 행복 만들기

뼈의 건강에 문제가 생기면 내 몸에서는 무슨 일이 일어날까? 흔히 손목이나 발목, 팔다리의 뼈가 부러지는 정도의 골절을 생각하기 쉬운데, 그 정도 문제라면 골절된 부분을 움직이지 않도록 깁스로 고정시키고, 불편을 참으면서 어느 정도 시간이 지나면 말끔히 낫기 때문에 크게 걱정하지 않아도 된다. 그런데, 뼈의 건강에 생기는 문제는 단순한 골절이 다가 아니다.

뼈의 기능을 살펴보자. 뼈는 몸을 구조적으로 지지하는 뼈대를 제공해 주고, 근육과 힘줄, 인대를 고정하여 근육의 수축과 허파의 팽창과 같은 몸의 활동을 지원한다. 뇌와 심장, 허파와 같은 장기를 보호하며, 손상되거나 수명이 다한 적혈구와 백혈구, 혈소판을 분해하고, 새 세포를 만들어 보충해 준다. 칼슘과 인을 포함한 미네랄을 저장하였다가 몸에서 필요할 때 공급해 주기도 한다.

뼈는 한 번 만들어지면 죽을 때까지 그대로 유지되려니 생각하기 쉽지만, 뼈는 뼈세포들로 이루어진 살아있는 조직이다. 자체 혈관을 통하여 영양소와 산소를 공급받아 살아가며, 손상된 세포는 스스로 복구한다. 오래된 뼈세포를 분해하고, 새로운 뼈세포를 만드는 방법으로 성인이 될 때까지 뼈를 성장시키고, 필요에 따라 뼈의 모양을 바꾸어 뼈의 건강을 최상으로 유지한다.

뼈의 유지관리와 리모델링에는 조골세포와 골세포 및 파골세포의 세 유형의 뼈세포가 관여한다. 조골세포는 새로운 뼈를 만들고, 손상된 뼈를 복구한다. 조골세포가 뼈 안에 갇히면 구조와 기능이 변하여 골세포가 되는데, 골세포는 뼈의 유지관리 기능을 한다. 파골세포는 뼈를 분해하여 미네랄을 재흡수한다. 리모델링은 오래된 뼈세포를 분해하고, 새로운 뼈세포를 만드는 것을 말한다.

뼈의 리모델링은 손상된 뼈를 복구하고, 성장이 가능하도록 뼈의 모양을 바꾸며, 혈액 속 칼슘 수준을 조절하는 역할을 하는데, 뼈의 건강유지에는 뼈의 분해와 재생의 균형을 유지하는 것이 매우 중요하다. 대체로 태어나서부터 20대까지는 새로 만들어지는 뼈조직이 오래된 조직의 분해보다 많아서 25~30세 무렵에 뼈밀도는 최고수준이 되고, 30세 이후에는 낮아진다.

새로 만들어지는 뼈보다 분해되어 없어지는 뼈가 훨씬 많으면 골밀도가 많이 낮아지는 골다공증 상태가 된다. 골다공증 환자는 척추 뼈, 팔뚝 뼈, 엉덩이 뼈 등이 잘 부러지고, 잘 붙지 않는데, 만성 통증이나 일상적인 활동이 불편하여 삶의 질이 크게 떨어진다.

뼈의 중앙 쪽 공간에는 골수라고 부르는 부드러운 조직이 있는데, 여기에서는 적혈구, 백혈구, 혈소판과 같은 혈액세포가 만들어진다. 혈액세포들의 수명은 적혈구가 120일, 백혈구가 종류에 따라 2~3일부터 몇 주, 혈소판이 5~10일로 비교적 짧아서[1] 새로운 세포를 지속적으로 만들어야 하는데, 골수에 문제가 생겨 혈액세포를 제대로 만들지 못하면 건강에 심각한 문제가 생긴다.

이밖에 뼈에 생기는 문제로는 암과 뼈의 괴사, 뼈 감염이 있는데, 이러한 질병으로 뼈가 약해지면 뼈 골절의 위험이 높아지며, 통증으로 고생할 수 있다. 암은 처음부터 뼈에서 생기는 경우는 드물고, 유방암이나 폐암 등 다른 암에서 전이되는 경우가 많다. 뼈를 다치거나 어떤 이유로 뼈의 혈관이 손상되면 영양소와 산소가 제대로 공급되지 않아 뼈세포가 죽는데 이것이 괴사다.

우리가 하루하루를 건강하게 살 수 있는 것은 뼈가 모든 기능을 원활하게 수행하는 덕분이기도 하다. 우리가 모르는 사이에도 매일 적당한 양의 뼈를 분해하고 새로 만들어 성인들은 해마다 약 10%의 뼈가 리모델링되는 것으로 알려져 있다.[2] 골수에서는 혈액세포의 상태를 정확하게 반영하여 날마다 적당한 양의 적혈구, 백혈구, 혈소판을 새로 만든다.

중요한 사실은 이러한 기능이 우리의 지식이나 노력으로 이루어

---

1) Bionumbers.org, How quickly do different cells in the body replace themselves?

2) Wikipedia, Bone

지는 일이 아니며, 세포 안에 준비되어 있는 프로그램인 유전자들이 하는 일이다. 우리의 뼈는 우리 몸을 건강하게 만들기 위해 유전자들이 잠시도 쉬지 않고 열심히 일하므로 우리는 그저 유전자들이 일을 잘 할 수 있도록 필요한 영양소와 산소를 잘 공급해 주고, 일하기 좋은 환경을 만들어 주기만 하면 된다.

(아시아경제신문 2019.10.11)

182

비수로 커가는 골다공증

골다공증은 골절로 이어지지 않으면 치명적인 질병이 아니지만, 뼈의 밀도가 낮아 골절되기 쉽고, 많은 사람들이 걸리는 점에 주목할 필요가 있다. 국제 골다공증 재단(IOF)에 따르면 골다공증은 여성들에게 특히 많아서 70세 이상 여성의 1/5, 80세 이상의 2/5, 90세 이상의 2/3가 골다공증에 걸린다. 2050년에는 1990년보다 여성은 310%, 남성은 240% 증가할 것으로 전망한다.[1]

골다공증은 대체로 특별한 증상이 없어 골밀도를 검사하지 않으면 모르고 지내지만, 골다공증이 있는 사람은 뼈가 약하여 넘어질 때 골절이 잘 생긴다. IOF는 50세 이상 여성의 1/3과 남성의 1/5이 골다공증으로 인한 골절을 경험하며, 고관절이나 아래팔, 척추의 골절 위험은 평생 동안 약 40%에 이른다고 한다.[2]

건강보험심사평가원에 따르면 우리나라는 골다공증으로 진료

---

1) 국제 골다공증 재단(International Osteoporosis Foundation), Facts and statistics, Osteoporosis
2) 국제 골다공증 재단(International Osteoporosis Foundation), Facts and statistics, Osteoporosis

받은 환자가 2014년 약 82만 명에서 2018년에는 97만 명으로 18.3% 증가하였으며, 골절 환자는 같은 기간 213만 명에서 239만 명으로 12.3% 증가하였는데, 골절의 75%정도가 65세 이후에 발생하고, 기대수명 82세까지 사는 것을 감안할 때 1년 동안 골절 환자 239만 명 발생은 매우 많은 숫자다.[3]

골다공증으로 인한 골절은 주로 고관절과 손목, 척추에 많이 생기는데, 고관절 골절 환자의 20% 정도가 합병증으로 1년 이내에 사망하며,[4] 골다공증 환자는 활동이 자유롭지 못하기 때문에 격리된 느낌이나 우울증을 겪을 가능성이 많다. 이러한 상황은 환자의 증가와 함께 골다공증이 비수로 커가고 있음을 보여준다.

골다공증은 뼈의 손실은 많은데, 조골세포가 새로운 뼈를 충분히 만들지 못해 뼈의 밀도가 낮아지는 질병이다. 골밀도를 검사하여 표준편차('T 수치'라 부른다)가 -2.5이하이면 골다공증, -1과 -2.5사이이면 골감소증으로 분류한다. 20대까지는 새로 만들어지는 뼈가 손실되는 뼈보다 많아서 뼈밀도는 30세 무렵에 최고수준이 되었다가 차츰 낮아진다. 여성의 골다공증은 폐경 이후 성호르몬인 에스트로겐 분비가 줄어들면서 60세 이후에 급격히 늘어난다.

골다공증은 일시에 골밀도를 높이는 방법으로 낫기는 어려우므로 골다공증의 원인이 되는 생활습관을 개선하는 것이 최선인데,

---

3) 건강보험심사평가원, 보건의료빅데이터개방시스템

4) 국제 골다공증 재단(International Osteoporosis Foundation), Facts and statistics, Osteoporosis

미리 예방하는 것이 훨씬 좋다. 골다공증을 예방하고 치유하는 가장 좋은 방법은 평소에 뼈의 손실을 최소화하고, 조골세포가 뼈를 충분히 만들 수 있도록 생활습관을 개선하는 것인데, 여려서부터 실천하는 것이 매우 중요하다.

뼈의 손실을 가져오는 소금과 흡연, 알콜, 스테로이드를 포함한 각종 약제, 탄산음료, 카페인을 줄이는 것이 좋다(담배는 금연). 소금을 과다섭취하면 콩팥에서 나트륨을 배출할 때 칼슘도 함께 배출되므로 뼈속의 칼슘을 소모시킨다. 흡연과 알콜은 칼슘의 섭취와 뼈를 만드는 것을 방해하고, 뼈를 손상시키는 호르몬의 분비를 증가시키는 등 여러 방법으로 뼈의 손실을 촉진한다.

조골세포가 뼈를 충분히 만들기 위해서는 첫째로 뼈의 원료가 되는 칼슘이 부족하지 않도록 다양한 채소와 과일, 콩, 견과류와 같이 칼슘이 많이 들어있는 음식을 충분히 먹어야 한다. 칼슘 영양제도 도움이 될 수 있지만, 영양소는 음식을 통해 섭취하는 것이 가장 좋다.

둘째로 아무리 칼슘을 많이 먹어도 칼슘이 저절로 뼈로 바뀌는 것은 아니므로 조골세포가 뼈를 잘 만들 수 있는 환경을 만들어 주는 것이 중요하다. 조골세포에 들어있는 유전자가 신바람 나게 뼈를 만들 수 있도록 생명스위치를 켜는 친생명적인 생활'인 뉴스타트(1권 62편 참조)를 생활화하는 것이 좋다.

특히 뼈를 만드는 데 반드시 필요한 비타민 D가 부족하지 않도록 하루 10분 정도 햇빛을 직접 쬐는 것과 규칙적인 운동을 꼭 실천해야 한다. 생선을 포함한 해산물과 버섯처럼 비타민 D가 풍부한 음식을 먹는 것도 도움이 될 수 있다.

(아시아경제신문 2019.10.18)

183
근육의 맞춤 서비스

우람한 가슴 근육이나 에스라인 몸매를 자랑하는 '몸짱'들이 많은 이들의 시선을 끄는 요즘, 근육의 건강을 지키는 것이 몸짱이 되는 것보다 건강에는 더 유익할 수 있다. 근육은 몸무게의 40%정도를 차지하는데, 나이가 들면 대체로 근육량이 줄어들면서 기능이 약해진다. 근육량을 유지하거나 늘리는 방안이 주요 관심사가 되어가는 것은 바람직한 일이다.

근육하면 마음대로 움직일 수 있는 맘대로근(수의근)을 떠올리기 쉬운데, 이런 근육은 골격근에만 해당된다. 골격근은 섬유질의 유연한 조직인 힘줄에 의해 두 뼈에 붙어 있는데, 어떤 동작을 하려는 생각이 뇌에서 골격근에 연결된 신경에 전달되면, 골격근이 수축하면서 골격근 양쪽의 힘줄을 끌어당겨 뼈를 움직이는 방법으로 신체의 외부 부분과 팔다리를 움직이며, 의식적인 모든 행동을 통제한다.

골격근은 동일한 모양의 쌍으로 존재하여 한 근육이 수축하면 다른 근육이 확장되어 운동이 가능한데, 우리 몸에는 이런 골격근이 약 320쌍이 있다. 이러한 골격근의 수축과 팽창에 의해 뼈들을 움직여 우리는 걷고, 뛰고, 일어서고, 앉고, 먹고, 마시고, 말하고, 물건을 들어올리고, 악기를 연주하고, 얼굴표정을 짓고, 눈동자를 움직이고, 자전거를 타고, 야구공을 던지고, 축구공을 찬다.

또한 골격근은 뼈를 덮고, 우리 몸의 틀을 만들어 주며, 바른 자세를 유지하게 해 준다. 등을 똑바로 유지하게 하고, 머리를 한 위치에 고정시키며, 관절이 어긋나지 않게 하고, 수축함으로써 열을 발생시켜 체온을 유지할 수 있도록 도와준다. 신체에서 발생하는 열의 거의 85%가 근육 수축으로 인한 것이며, 골격근은 우리 몸 산소 소비량의 20%를 차지한다.

골격근과 달리 사람들이 마음대로 움직일 수 없는 근육(제대로근 또는 불수의근)에는 평활근(내장근)과 심장근이 있는데, 이들은 위장과 같은 장기의 잠재적인 활동을 통제하는 자율신경계에 의해 통제된다. 평활근은 주로 혈관과 장기 안쪽에 있으며, 혈관을 통해 혈액을 순환시키고, 소화관을 따라 음식과 노폐물을 옮기는 역할을 한다.

심장근은 심장에만 있으며, 24시간 내내 쉬지 않고 일한다. 수축하여 심장 박동을 만들어 피를 몸으로 내 보내고, 이완하여 심장 안으로 피를 받아들일 수 있게 한다. 신경계의 신호를 받아 몸의 요구에 맞춰 심장의 수축 속도를 변경한다. 앉거나 누워있을 때는 느리게, 운동을 할 때는 더 빨리 박동하게 한다.

골격근과 평활근은 함께 일하기도 한다. 비뇨기계는 오줌을 보관하였다가 배출하기 위해 신장과 방광, 요관, 요도 등 여러 기관에 있는 골격근과 평활근이 함께 일한다. 배변 기능을 하는 항문에는 두 개의 괄약근이 있는데, 안쪽에 있는 괄약근은 자율신경에 의해 통제되는 평활근이고, 바깥쪽에 있는 괄약근은 맘대로근인 골격근으로 골격근과 평활근이 함께 일한다.

근육이 이처럼 수축과 팽창의 반복만으로 그때그때 필요한 다양한 기능을 할 수 있는 것은 적절한 위치에서 몸에서 필요로 하는 다양한 동작을 만들 수 있도록 적절한 모양으로 정교하게 설계되어 있기 때문이다. 사람 몸에 있는 600개 이상의 골격근들은 수천 내지 수만 개의 근육섬유로 이루어져 있으며, 근육의 힘은 주로 근육섬유의 수에 의해 결정된다.

근육은 언제나 필요한 기능을 수행할 수 있도록 완벽하게 설계되어 있기 때문에 우리가 해야 할 일은 근육의 건강을 지키는 것이다. 근육이 건강하려면 적절한 육체적 운동과 영양 공급, 그리고 부상 방지가 중요하다. 운동이 중요한 것은 근육은 적절히 사용하면 강해지고 사용하지 않으면 작아지며 약해지기 때문이다. 날마다 충분한 시간 다양한 운동을 하는 것이 중요하다.

근육의 활동에 적절한 영양소와 산소가 공급되는 것도 중요한데, 균형된 식사로 충분하며, 특별한 음식이 필요한 것은 아니다. 미국의 식사 가이드라인에서 제시하는 것처럼 다양한 채소와 통과일,

통곡식을 골고루 충분히 먹되, 설탕, 포화지방과 트랜스지방, 소금, 알콜의 섭취를 제한하는 것이 좋다. 운동을 할 때나 일상생활에서 근육 부상을 예방하기 위한 세심한 주의가 필요하다.

(아시아경제신문 2019.11.22)

184
근육 약화라는 복병

몸짱이 가져다주는 유익만 포기한다면 근육에 대한 관심을 갖지 않고 살아도 될까? 몸매가 늘씬하거나 근육이 보기 좋게 발달한 몸짱이 되는 것과 근육이 건강한 것은 다르다. 몸짱인 사람도 어떤 근육은 건강하지 않을 수 있고, 몸짱이 아닌 사람도 모든 근육이 건강할 수 있다. 몸짱이 되는 것을 포기할 때 잃는 것에 비하면 근육의 건강을 소홀히 할 때 잃는 것이 훨씬 많다.

근육에 직접적인 이상이 생겨 근육이 정상적으로 기능하지 못하는 1차 근육질환과 근육에 연결되어 하나의 기능단위로 움직이는 신경계의 질환은 하나의 질병처럼 나타난다. 이러한 질병들은 부상이나 근육의 혹사, 유전, 암, 감염 질환과 만성 질환, 약물 복용 등 다양한 원인으로 발생하는데, 대표적인 증상으로 근육 약화와 근육 위축, 근육 마비가 있으며, 통증을 동반하기도 한다.

근육 약화는 근육의 힘이 약해져 기능을 제대로 수행하지 못하는 현상을 말하는데, 특별한 증상 없이 서서히 진행되기 때문에 상당히 진행될 때까지 깨닫지 못하기 쉽다. 정도가 심해지면 먹고, 말하고, 자세와 균형을 유지하고, 걷는 것과 같은 일상적인 일에 어려움을 겪는 것은 물론, 관절이나 척추의 보호 등에 많은 문제가 생겨 말년에 매우 불편한 삶을 살다가 생을 마감하게 된다.

사람은 나이가 들면서 근육이 힘을 잃고 약해지지만, 약해지는 정도는 개인차가 커서 늙어서도 건강한 근육을 유지하는 사람도 있다. 근육이 약해지는 원인에는 나이 드는 것뿐만 아니라 활동량 부족, 감염 질환과 만성 질환, 근육 부상, 약물 사용 등 여러 가지가 있는데, 약해진 근육도 원인을 해소하면 대부분 회복되므로 원인을 찾아내서 개선하려는 노력이 대단히 중요하다.

활동량 부족은 근육 약화의 가장 흔한 원인 가운데 하나다. 근육은 사용하지 않으면 근육 섬유가 부분적으로 지방으로 대체되어 근육 손실이 일어난다. 근육 섬유의 수가 줄면 효과적으로 수축하지 못하므로 근육이 건강할 때 쉽게 할 수 있었던 일을 하려할 때 근육이 쉽게 피로해진다. 다행스럽게도 이러한 상황은 현명하고 규칙적인 운동을 할 때 나이와 상관없이 회복될 수 있다.

독감이나 인간 면역결핍 바이러스(HIV), C형 간염과 같은 바이러스나 세균은 근육에 염증을 일으켜 일시적인 근육 피로의 가장 흔한 원인 가운데 하나로 대체로 쉽게 회복되지만, 염증이 심하면 근육 약화는 꽤 오래 지속될 수 있으며, 때때로 만성 피로 증후군(CFS)을 유발할 수 있다.

말초 동맥 질환이나 당뇨병, 심장질환, 만성 폐질환, 만성 신장질환, 빈혈과 같은 만성 질환은 근육에 혈액과 산소와 영양 공급 부족을 초래하여 근육 약화의 원인이 된다. 부상으로 근육 섬유가 손상되면 출혈이 생기면서 근육이 붓고 염증이 생겨 근육을 약화시키고 통증을 일으키기도 한다.

약물 가운데 부작용이나 앨러지 반응으로 근육을 약하게 만들고 손상시키는 것도 많다. 콜레스테롤을 낮추기 위해 사용하는 스타틴 계열 약물과 페니실린을 포함한 일부 항생제, 항염증 진통제, 심장약, 항암제가 대표적이며, 스테로이드 약물을 장기 복용하면 근육을 약하게 하고, 손상시킨다.

근육 약화는 바로 죽음으로 이어지는 심각한 질병은 아니지만, 잘 대응하지 않으면 나중에 건강에 재앙이 될 수 있는 복병이다. 초기에는 증상이 심각하지 않고, 치료효과가 잘 나타나지 않는 경우가 많아 개선하려는 노력을 소홀히 하기 쉬운데, 많이 진행되면 활동량 감소와 근육 기능감소의 악순환이 되풀이되면서 활력은 더 떨어져 시간이 지남에 따라 심각한 상황으로 발전할 수 있다.

건강한 근육을 유지하면서 노년에도 활기차게 생활하기 위해서는 일상생활에서 근육 약화의 원인을 최소화하여야 한다. 특히 활동량이 부족하여 근육이 약해진 사람은 물론, 다른 이유로 근육이 약해진 사람도 활동량이 부족하면 근육 약화는 심화되므로 날마다 충분하고 다양한 운동을 생활화하고, 근육에 충분한 영양소가 공급되도록 균형된 식사를 하여야 한다(198편 참조).

(아시아경제신문 2019.12.6)

185
요실금의 현명한 해법

    자신의 의도와 달리 오줌이 흘러나와 속옷을 적시는 증상을 요실금이라 하는데, 요실금은 우리나라 성인 여성들의 40%가 경험할 정도로 흔한 질환이다. 건강보험심사평가원에 따르면 해마다 약 13만 명이 요실금 치료를, 2만 6천 명이 수술을 받는다.[1] 요실금은 생명을 위협하지는 않지만, 갑자기 속옷을 갈아입어야 하는 불편을 주어 즐거워야 할 외출이나 운동을 당황스럽게 만든다.

    요실금을 이해하려면 오줌을 저장하고 배출하는 방광(오줌보)과 요도의 작동원리를 이해할 필요가 있다. 콩팥에서 만들어진 소변이 요관을 통해 방광으로 내려오면 방광 아래에 있는 요도 조임근이 수축하여 요도를 막고 방광 근육이 부풀면서 오줌을 저장한다. 방광에 오줌이 채워지면 뇌에서 방광과 요도에 신호를 보내 요도 조임근이 이완되고 방광 근육이 수축되어 오줌을 몸 밖으로 내보낸다.

---

1) 건강보험심사평가원, 보건의료빅데이터개방시스템

요실금은 오줌 저장과 배출기능을 수행하는 방광 근육과 요도 조임근의 두 근육이 약해지거나 뇌와 척수와 같은 중추신경계와 말초신경계의 이상으로 방광 근육과 요도 조임근이 정상적으로 기능하지 못하는 질환이다. 방광이 잘 늘어나지 않거나 요도 조임근이 약하여 오줌의 저장 기능에 문제가 생기면 요실금 이외에 배뇨 횟수가 많은 빈뇨와 수면 중에 자주 일어나는 야뇨가 생긴다.

요실금은 발생 원인에 따라 여러 형태가 있는데, 가장 흔한 복압성 요실금은 기침이나 재채기, 줄넘기 등으로 갑자기 배에 힘이 들어가 복압이 올라갈 때 오줌의 흐름을 막고 있는 요도 조임근이 약하여 소변이 흘러나오는 증상이다. 임신과 출산이나 노화 등으로 방광과 요도를 지지하는 골반근육이 약화되어 발생하는 경우가 많다. 자궁적출술 등 골반부위의 수술이나 비만, 폐경기 여성호르몬(에스트로겐)의 분비 감소로 요도 조임근이 약화되어 발생하기도 한다.

복압성 요실금 다음으로 많은 절박성 요실금은 오줌이 마려워 화장실에 가는 도중이나 미처 속옷을 내리기 전에 소변이 갑자기 흘러나오는 증상이다. 뇌졸중, 다발성 경화증(MS), 파킨슨병 등과 같은 신경 장애나 방광염, 전립선 비대증이 원인이 되어 발생하는 것으로 알려져 있다. 복압성 요실금과 절박성 요실금은 함께 나타나기도 한다(혼합성 요실금).

이밖에 방광에 소변이 가득 차서 넘쳐 흘러나오거나(범람 요실금) 방광과 요도의 기능은 정상이나 특별한 신경질환이나 정신질환이 있어 아무 때나 아무 곳에서나 소변을 보는 경우, 방광에 문제를 가지고 태어났거나 척수를 다쳐 방광에 오줌을 저장하지 못하는 경우도 있다.

요실금은 비수술적인 방법과 수술적인 방법으로 치료하는데, 비수술적인 치료방법으로는 체중을 줄이고, 카페인과 알콜의 소비를 줄이는 것과 같은 생활습관의 변화와 골반근육 강화 운동, 배뇨 간격을 늘려나가는 방광 훈련이 중요하며, 어떤 기구나 약물을 이용하는 방법을 함께 사용하기도 한다. 비수술적인 치료가 효과가 없을 때는 수술치료를 하게 되는데, 수술치료는 많지 않다.

요실금으로 불편을 겪고 있는 사람들은 반드시 기억해야 할 일이 있다. 요실금이 유형에 따라 원인이 다양하지만, 그 원인들은 대체로 잘못된 생활습관에 기인한다. 잘못된 생활습관을 개선하지 않고, 수술이나 약물치료 또는 기구에 의존하는 방법은 증세를 어느 정도 완화시킬지는 모르지만, 원인을 치유하는 것은 아니기 때문에 그 효과가 일시적이고 제한적이다.

가장 흔한 복압성 요실금의 경우 약해져 있는 방광 근육과 요도 조임근의 약해진 기능을 원래대로 회복시켜야 요실금이 나을 수 있기 때문에 '적절히 사용하면 강해지고 사용하지 않으면 작아지며 약해지는' 근육의 특성을 반드시 기억하고, 약해진 근육을 강화시키는 운동을 인내심을 가지고 꾸준히 해야 한다.

요실금도 다른 질병과 마찬가지로 걸린 다음에 치료하는 것보다 건강한 생활습관을 유지하여 미리 예방하는 것이 현명하다. 골반 근육을 강화하는 운동을 포함한 다양하고 충분한 운동과 균형된 식습관(183편 참조)을 생활화하고, 금연하며, 알콜과 카페인을 줄이고, 건강한 체중을 유지하면 대부분의 요실금을 예방할 수 있으며, 치유에도 큰 도움이 된다.

(아시아경제신문 2019.12.13)

186
관절의 몸 섬기기

요즘 주변에서 관절염 때문에 불편을 겪고 있는 사람들을 만나는 것은 어려운 일이 아니다. 관절염 환자가 많은 것은 통계로도 확인된다. 건강보험심사평가원에 따르면 관절질환 진료 환자는 꾸준히 증가하여 2018년 486만 명에 이르고 있으며, 이 가운데 퇴행성관절염으로 알려진 골관절염 환자는 387만 명으로 당뇨병 환자 303만 명보다 많다.[1]

관절은 두 개 이상의 뼈를 연결해 주는 곳으로 대부분의 뼈들을 움직이게 만들어 우리 몸의 활동을 가능하게 해준다. 팔꿈치와 무릎과 허리를 굽히게 만들고, 고개를 돌리거나 엉덩이를 흔들게 하며, 손가락을 움직여 인사를 할 수 있게 한다. 뿐만 아니라 두개골뼈를 연결하는 섬유관절처럼 전혀 움직이지 않으면서 중요한 기관들을 보호하는 기능도 한다.

관절은 보통 섬유관절과 연골관절, 윤활관절의 세 유형으로 구

---

1) 건강보험심사평가원, 보건의료빅데이터개방시스템

분하는데, 유형에 따라 기능이 서로 다르다.[2] 섬유관절은 마주하는 뼈들을 연결하며, 대부분 움직임이 없고, 뇌와 같은 중요한 기관들을 보호한다. 연골관절은 척추를 연결하는 추간판처럼 양쪽에 있는 두 뼈와 단단히 결합되어 있으며, 제한된 움직임이 가능하다.

대부분을 차지하는 윤활관절은 몸이 필요로 하는 동작이 원활하게 이루어질 수 있게 한다. 관절 양쪽에 있는 뼈의 표면은 관절연골로 덮여있고, 두 관절연골 사이에는 활액으로 채워진 관절 주머니가 있는데, 끈적끈적한 활액은 관절이 동작할 때 마찰을 줄여 준다. 양쪽 뼈를 연결하는 인대와 뼈와 근육을 연결하는 힘줄은 윤활관절을 둘러싸서 지지하고, 관절의 움직임을 통제하며, 뼈와 인대 사이에 있는 활액 주머니(부르사)는 관절 안에서 마찰을 완화시킨다.

윤활관절에는 여러 유형이 있어 다양한 동작을 가능하게 한다. 팔꿈치나 무릎, 손가락, 발가락 관절처럼 한 방향으로만 움직일 수 있어 굽히거나 펴기만 할 수 있는 관절(경첩 관절)도 있고, 손목뼈처럼 한쪽 뼈끝의 볼록한 모양이 다른 뼈 오목한 끝에 잘 맞아 굽히고 펴며, 좌우와 원형 이동을 포함한 여러 움직임이 가능한 관절(융기 관절)도 있다.

두개골 아래 첫째와 둘째 경추 사이의 관절은 하나의 뼈가 고리 모양의 다른 뼈에 둘러싸여 있어 하나의 축을 중심으로 회전 운동이 가능하므로(회전축 관절) 머리를 좌우로 돌릴 수 있게 한다.

---

2) Regina Bailey, ThoughtCo, The 3 types of joints in the body

또한 고관절이나 어깨관절처럼 한쪽 뼈끝은 공처럼 둥글어 다른 뼈끝의 컵 모양에 잘 맞아 굽히고 펴며, 좌우와 원형 및 회전 운동을 포함한 최고 수준의 동작이 가능한 관절(공-소켓 관절)도 있고, 엄지와 손바닥 사이의 관절처럼 한쪽 뼈는 말 위의 안장, 다른 쪽 뼈는 안장 위에 앉은 기수와 같은 모양으로 매우 유연하게 굽히고 펴며, 좌우, 원 운동이 가능한 관절(안장 관절)도 있다.

이처럼 관절은 우리 몸이 필요한 다양한 기능을 수행할 수 있도록 정교하게 만들어져 있지만, 관절에 이상이 생겨 기능을 제대로 수행하지 못하면 생활에 많은 불편을 겪게 되며, 통증으로 고생하는 경우도 많다. 관절질환에는 염증성 관절질환인 관절염과 부상으로 생기는 외상성 관절질환이 있는데, 골관절염 환자가 특히 많다.

우리 몸을 헌신적으로 섬기는 관절을 여러 질환으로부터 지키기 위해서는 관절을 구성하고 있는 연골과 활액을 분비하는 활막, 관절을 지지하며 함께 일하는 뼈와 근육, 인대, 힘줄을 최상의 상태로 유지하여야 한다. 적절한 육체적 운동과 영양 공급, 그리고 부상 방지가 중요하며, 이러한 조직들에게 주는 스트레스를 줄여야 한다.

적절한 운동은 관절뿐만 아니라 뼈와 근육, 인대, 힘줄은 물론, 심신의 건강에 반드시 필요하므로 운동을 생활화하여 날마다 다양한 운동을 충분히 하여야 한다. 관절에 주는 스트레스를 최소화하기 위하여 체중이 너무 늘지 않게 하고, 모든 활동을 할 때 관절의 특성을 거스르는 무리한 자세나 동작을 자제하며, 보호장비를 적절히 사용하여 부상방지에 힘써야 한다.

관절을 포함한 우리 몸 곳곳에 필요한 영양소를 적절히 공급하기 위해서는 균형된 식사가 중요하다. 식이섬유나 항산화제, 미네랄, 비타민과 같은 필수 영양소가 부족하지 않도록 다양한 채소와 통과일, 통곡식을 골고루 충분히 먹되, 설탕, 포화지방과 트랜스지방, 소금, 알콜의 섭취를 제한하여야 한다.

(아시아경제신문 2019.12.20)

187
골관절염을 이기는 지혜

관절이 붓고, 아프며, 뻣뻣하고, 몸을 움직일 수 있는 범위가 줄어드는 것이 관절염 증상이다. 관절염은 증세가 생겼다가 없어지기도 하고, 같은 증세가 수년간 지속되기도 하며, 시간이 지남에 따라 악화되기도 한다. 심각해지면 통증이 만성화되고, 걷거나 계단을 오르내리는 것과 같은 일상적인 활동도 힘들어진다.

관절염은 100 가지가 넘을 정도로 유형이 다양한데, 그 가운데 퇴행성관절염으로 알려진 골관절염이 가장 흔하다. 2018년 우리나라 골관절염 진료 환자는 387만 명으로 전체 관절질환 환자 486만 명의 80%를 차지하였으며,[1] 당뇨병 환자보다 더 많았다.

골관절염은 관절의 뼈와 뼈 사이에서 완충작용을 하는 연골이 망가져 뼈끼리 부딪혀 생긴다. 신체의 거의 모든 관절에서 발생할 수 있지만, 엉덩이, 무릎 및 척추처럼 체중이 많이 실리는 관절이나 손가락 마디에서 흔히 발생한다.

---

1) 건강보험심사평가원, 보건의료빅데이터개방시스템

골관절염을 이기려면 먼저 그 원인을 이해하는 것이 중요한데, 연골 손상이 누적되면 골관절염으로 발전하기 때문에 나이는 주요 원인 가운데 하나가 된다. 나이 들수록 위험은 높아지지만, 잘 관리하여 나이 들어서도 관절이 건강한 사람도 많으며, 잘못 관리하여 젊은 나이에 발병하기도 한다. 유전이나 비만, 관절이나 인대의 부상, 나쁜 자세는 물론, 활동이 부족하거나 특정 관절을 지나치게 많이 사용하면 발병 위험이 높아진다.

연골의 주요 구성요소인 콜라겐을 만드는 유전자에 이상을 가지고 태어난 사람은 발병 위험이 높으며, 무릎 부상이 잦은 운동선수나 무릎을 반복해서 구부리는 직업인은 무릎에 골관절염이 많이 생긴다. 관절은 적절하게 사용할 때 건강이 유지되며, 오랫동안 잘 사용하지 않으면 발병위험이 높아진다.

골관절염의 치료에 대하여 의료계는 현재까지 골관절염의 손상된 연골의 증상을 완화시킬 수는 있지만, 완전히 낫지는 않는다고 말한다. 진통제를 비롯하여 비스테로이드 항염증약 등 다양한 약물치료와 함께 여러 물리치료를 사용하고 있다. 수술치료는 증상이 극심하고, 약물치료와 기타 여러 치료가 별로 효과를 거두지 못할 때 마지막으로 사용한다.[2]

골관절염을 이기려면 관절 연골의 구조를 이해하는 것도 중요하다. 관절 연골은 끊임없이 전해지는 엄청난 충격을 무리 없이 완화

---

2) WebMD, Understanding osteoarthritis

시킬 수 있도록 대부분의 조직과 다른 독특하고 복잡한 구조를 가지고 있다.

관절 연골은 뼈만큼 단단하지는 않지만 근육보다 훨씬 단단하고 탄력 있는 조직으로 관절에게 부드럽고 윤활된 표면을 제공하고, 마찰을 줄여 하중의 전달을 용이하게 한다. 대부분의 조직과 달리 혈관과 신경, 림프가 없으며, 연골 세포에 필요한 영양소는 확산의 방법으로 공급한다. 관절 연골에는 연골 세포가 희박하게 분포하고 있고, 나머지는 주로 물과 콜라겐, 단백질의 일종인 프로테오글리칸으로 구성된 고밀도 세포외 물질이 차지하고 있다.

관절 연골의 이러한 구조는 연골의 기능 수행에는 좋을지 모르지만, 손상된 연골을 복구함에 있어서는 취약점이 있다. 연골이 손상될 때 연골에는 혈관이 없어 산소를 가진 적혈구가 손상된 조직에 접근할 수 없으므로 혈액이 공급되는 다른 조직에 비하여 복구하기 어려우며, 시간도 많이 걸린다. 또한 관절 연골은 스스로 재생하지 못하며, 연골아래 뼈 조직에 있는 중간엽 줄기세포가 뼈와 연골, 근육, 지방조직으로 분화하여 연골을 재생하는데, 재생도 잘 안 된다.

연골의 복구와 재생이 쉽지 않은 연골의 특성을 감안하면 골관절염을 이기는 최선의 길은 연골의 손상을 예방하는 것이다. 발병 초기에 예방하는 길을 따라가면 웬만한 증상은 더 이상 악화되지 않으며, 속도는 느리지만 장기적으로 연골이 재생되어 치유가 가능해진다.

　기본적으로 적절한 육체적 운동과 영양 공급, 그리고 부상 방지를 통하여 관절과 뼈, 근육, 인대, 힘줄을 최상의 상태로 유지하여야 한다(186편 참조). 특히 일상생활이나 운동을 할 때 같은 관절을 오랫동안 무리하게 사용하거나 체중이 너무 올라가지 않도록 주의하고, 모든 관절을 골고루 사용하여야 한다.

(아시아경제신문 2019.12.27)

188
류마티스 관절염의 정체

수많은 관절염 환자 가운데 골관절염과 통풍 다음으로 많고, 염증성 관절염 가운데 가장 많으며, 여러 면에서 독특한 관절염이 류마티스 관절염이다. 전 세계 인구의 1%정도가 이 관절염을 앓는 것으로 추정되고 있다.[1] 2018년 우리나라 류마티스 관절염 진료 환자는 24만 명으로 전체 관절질환 환자 486만 명의 5%를 차지하였으며, 여성 환자가 남성 환자보다 세배쯤 많다.[2]

나이든 환자가 많은 골관절염과 달리 류마티스 관절염은 나이와 상관없이 언제든지 발생할 수 있으며, 50세 이하의 환자도 많다. 골관절염은 고관절이나 무릎관절, 손가락 마디에서 흔히 발생하여 서서히 진행하며, 통증이 가볍고 많이 붓지 않는데, 류마티스 관절염은 손과 발의 작은 관절에 좌우 대칭으로 많이 발생하며, 진행속도가 비교적 빠르고, 통증이 심하며, 많이 붓는다.

---

1) Yvette Brazier, Medical News Today, What is rheumatoid arthritis?
2) 건강보험심사평가원, 보건의료빅데이터개방시스템

류마티스 관절염의 이러한 특성은 독특한 발병 원인에서 유래한다. 외부에서 들어오는 각종 세균과 암세포만을 공격하도록 설계되어 있는 면역세포가 정상세포를 공격하여 생기는 질병을 자가면역질환이라고 부르는데, 류마티스 관절염은 자가면역질환의 하나로 관절을 공격하여 생기는 질병이다.

의학계는 류마티스 관절염 환자의 면역세포가 변질되어 세균도 암세포도 아닌 정상세포를 공격하는 원인을 밝히려 끊임없이 연구하고 있지만, 아직까지 변질된 원인을 거의 밝히지 못하고 있다. 미국 연방정부의 질병통제예방본부(CDC)처럼 발병 위험을 높이는 요인으로 나이, 여성(특히 비출산), 유전, 흡연, 어린 시절의 위험 노출, 비만을 지적하는 것이 고작이다.

류마티스 관절염은 발병원인을 모른 채 여러 약물로 치료하는데, 변질된 면역세포를 정상으로 회복시키는 약은 아직 개발하지 못하고 있다. 약물은 대체로 관절의 염증을 억제하고, 통증을 완화시키며, 기능 손실을 줄이고, 관절의 손상을 늦추거나 예방하는 것을 목적으로 하는데, 그 효과가 제한적인 경우가 많아 영양공급이나 휴식, 물리치료와 같은 보완적인 치료를 함께 사용한다.

약물로는 비스테로이드 항염증약(NSAIDs)과 부신피질호르몬(스테로이드), 항류마티스약제(DMARDs) 등 종류가 다양한데 어느 것도 낫는 약이 아니다, 면역억제제인 스테로이드를 사용하여 면역세포를 죽이면 면역세포의 관절 공격이 약해져 일시적으로 효과가 있는 것처럼 보이지만, 계속 사용하면 세균에 감염될 때 치명적인 결과를 가져올 수 있으므로 사용을 자제해야 한다.

약물치료의 한계를 보완하고, 삶의 질을 높이기 위한 치료로는 규칙적인 운동과 금연, 건강한 체중 유지, 휴식, 건강식, 냉온요법, 명상, 침 등 다양한 방법이 이용되고 있다.

약물치료와 이러한 다양한 치료방법에도 불구하고 류마티스 관절염에 대한 치료 성과는 그다지 만족스럽지 못하다. 의학계에서도 인정하듯이 현재의 치료방법으로 류마티스 관절염은 낫지 않기 때문에 치유는 치료의 목적으로 삼지도 않으며, 증세를 완화하고 삶의 질을 어느 정도 유지하는 경우에도 류마티스 관절염은 많은 경우 진행을 멈추지 않는다.

의학계는 잘 모른다는 입장이지만, 류마티스 관절염의 원인이 되고 있는, 면역세포가 변질된, 더 직설적으로 말하여 면역세포가 미친 원인은 무엇일까? 정신신경면역학(psychoneuroimmunology)과 세계보건기구(WHO)의 '건강 정의'의 시각에서 생각해 보면 어떨까?

정신신경면역학은 뇌세포와 척수로 이루어진 중추신경과 면역시스템은 서로 소통한다는 사실에 주목하여 두 시스템 사이의 상호작용을 연구한다. 연구 결과 많은 사례에서 육체적·정신적 스트레스는 면역시스템에 실질적으로 영향을 주는 것으로 밝혀졌다. 세계보건기구(WHO)는 건강을 정의함에 있어 육체적 건강과 정신적,

사회적, 영적 건강의 상호의존성을 강조한다.

  정신신경면역학의 연구결과와 세계보건기구(WHO)의 '건강 정의'
의 시각에서 볼 때 면역세포가 미친 원인에는 정신적, 사회적, 영적
측면에서 생긴 문제가 큰 영향을 준다는 사실을 고려하는 것이 바
람직하다. 따라서 류마티스 관절염의 예방과 치유를 위해서는 효
과가 제한적인 약물치료에 매달리지 말고, 면역세포의 물리적, 정
신적, 영적 환경을 개선할 수 있도록 생활을 바꿔야 한다(1권 56편과
186편 참조).

(아시아경제신문 2020.1.3)

189
통풍 다스리기

바람만 스쳐도 아프다는 통풍 환자가 급증하고 있다. 다른 사람이 지나가면서 일으킨 바람에 의해서도 많이 아프고, 온몸에서 열이 난다고 해서 통풍이라는 이름이 붙여졌다는 말도 들린다. 2018년 우리나라 통풍 진료 환자는 43만 명으로 전체 관절질환 환자의 9.2%를 차지하여 골관절염 다음으로 많은데, 2014년보다 40%나 늘었다. 남성 환자가 여성 환자보다 열두 배쯤 많다.[1]

통풍에 걸리면 주로 엄지발가락, 발목, 무릎 등 한군데 관절이 갑자기 빨갛게 부어오르는데, 특히 엄지발가락 관절에 잘 생긴다. 손을 댈 수 없을 정도로 심한 통증이 있고, 양말도 신지 못하며, 걸음을 제대로 걷지 못하고, 밤에 잠을 잘 자지 못한다. 발열과 오한을 동반하기도 한다. 처음에는 대체로 며칠 지나면 저절로 회복되어 정상처럼 보이지만, 시간이 지나면 재발하는 경우가 많다.

통풍이 생기는 원리는 비교적 잘 알려져 있어서 이를 이해하고,

---

1) 건강보험심사평가원, 보건의료빅데이터개방시스템

잘 대응하면 생긴 통풍이 나을 수 있음은 물론, 얼마든지 재발 방지나 예방도 가능하다. 통풍을 이해하려면 우리 몸 안에서 퓨린과 요산이라는 두 물질이 어떻게 생기고, 어떻게 몸 밖으로 배출되는지를 알아야 한다.

퓨린은 모든 동식물의 세포를 구성하는 최소단위인 DNA와 RNA의 재료로 세포 안에서 중요한 기능을 수행하며, 효소의 구성요소로서 에너지 대사와 신호전달에도 기여한다. 한마디로 모든 세포들의 성장과 분열, 생존에 중요한 역할을 하는 물질이다. 자연에서는 존재하지 않으며, 생물체에서 필요할 때 만들었다가 필요성이 없어지면 분해하고, 만들어지는 노폐물은 몸 밖으로 내보낸다.

퓨린이 필요 없게 되어 분해되면 퓨린에 들어있는 질소 성분 때문에 요산이라는 노폐물이 만들어지는데, 물에 잘 녹는 요산은 피속에 녹아 있다가 대부분은 콩팥에서 걸러져 오줌에 섞여 몸 밖으로 배출된다. 요산은 탄수화물이나 지방이 분해될 때 만들어지는 이산화탄소와 물이 몸 밖으로 배출되듯이 정상적으로 배출되면 아무런 문제가 생기지 않는다.

그렇지만, 몸 안에서 요산이 너무 많이 만들어지거나 콩팥에서 요산을 걸러내는 기능이 약해져 피 속에 요산이 너무 많아지면(고요산혈증(hyperuricemia)이라 부른다), 약한 알칼리성을 유지하여야 할 피가 산성화되고, 액체 상태의 요산이 관절이나 주변 조직에서 날카로운 바늘 모양의 요산염 결정으로 변하여 통증이나 염증, 부종을 일으킬 수 있는데, 관절에 쌓이면 통풍이, 콩팥에 쌓이면 신장 결석이 생긴다.

통풍은 피 속의 요산을 낮추는 약물로 치료하기도 하지만, 생활을 개선하지 않으면 쉽게 재발하므로 통풍이 생기는 원리를 이해하고 요산이 몸 안에 쌓이는 생활습관을 개선하는 것이 바람직하다. 첫째로 퓨린이 많이 들어있는 음식섭취를 줄이고, 둘째로 콩팥에서 요산을 잘 내보낼 수 있도록 콩팥이 일하기 좋은 환경을 만들어 콩팥을 건강하게 관리하는 것이 좋다.

통풍이 있거나 자주 재발하는 사람은 퓨린이 많이 들어있는 음식을 제한하여야 한다. 지방과 단백질이 많이 들어있는 소고기와 돼지고기, 양고기를 포함한 각종 고기와 생선을 포함한 해산물은 물론, 설탕과 시럽, 설탕이 많이 들어 있는 음료의 과다 섭취를 자제하여야 한다. 아스피린이나 비타민 B_3, 이뇨제, 면역억제제, 화학요법약과 같은 약물이나 건강보조식품도 주의해야 한다.

요산의 수치를 낮추어주는 음식을 더 많이 섭취하는 것도 중요하다. 정제된 식품이나 가공식품을 줄이고, 통과일이나 통곡식, 식이섬유가 많은 식품을 많이 섭취하는 것이 좋다. 음식은 아니지만, 요산 수치를 올리는 비만, 고혈압, 대사질환, 혈액 속 인슐린 수치를 높이는 당뇨병도 개선하는 것이 좋다.

콩팥에서 요산을 잘 배출할 수 있도록 도와서 콩팥의 활동 환경을 개선하는 것(161편 참조)도 중요하다. 알콜은 탈수를 증가시키고, 요산의 배출을 방해하므로 특히 자제하여야 하며, 요산이 잘 배출될 수 있도록 물을 충분히 마시는 것이 좋다. 적절한 운동과 충분한 수면, 금연, 스트레스를 잘 해소하는 것도 염증을 줄여 요산을 잘 배출하는 데 도움이 된다.

(아시아경제신문 2020.1.10)

190

디스크의 간절한 호소

우리 주변에는 허리디스크나 목디스크로 고생하는 사람들이 많다. 건강보험심사평가원에 따르면 2018년 디스크 진료를 받은 환자는 약 294만 명으로 2014년보다 6.2% 증가하였으며, 척추질환 환자 887만 명의 1/3을 차지하였다. 종류별로는 허리디스크 환자가 약 198만 명으로 목디스크 환자 96만 명보다 두 배 많았으며, 성별로는 여자가 더 많았다.[1]

디스크로 잘 알려진 추간판 탈출증은 척추뼈와 척추뼈 사이에 있는 추간판(디스크)이라 부르는 둥글납작한 연골이 손상되어 추간판 안에 있는 젤리 같은 찐득찐득한 수핵이 튀어나와 주변의 척추신경을 압박하는 증상이다. 추간판은 척추에 가해지는 충격을 흡수하는 쿠션 기능을 하는데, 가운데에 있는 수핵을 둥글게 감싸서 보호하고 있는 섬유테가 손상되면 수핵이 튀어나오게 된다.

추간판 탈출증은 척추에 있는 어느 디스크에서나 생길 수 있으

---

1) 건강보험심사평가원, 보건의료빅데이터개방시스템

나, 허리척추(요추)뼈 사이에 있는 디스크에서 생기는 허리디스크가 가장 많으며, 목척추(경추)뼈 사이에 있는 디스크에서 생기는 목디스크가 다음으로 많고, 등척추(흉추)뼈 사이에 있는 디스크에서는 추간판 탈출증(등디스크)이 거의 생기지 않는다.

허리디스크는 5개의 허리척추뼈 가운데 4번과 5번 사이에 있는 디스크와 5번과 엉치척추(천추)뼈 사이에 있는 디스크에서 가장 많이 발생하며, 목디스크는 7개의 목척추뼈 가운데 5번과 6번 사이에 있는 디스크에서 많이 생긴다.[2] 디스크가 어떤 신경을 압박하느냐에 따라 디스크의 증세가 다르다.

허리디스크에는 허리통증과 다리통증이 생기는데, 튀어나온 디스크가 인접한 신경을 자극하지 않으면 통증을 느끼지 못하는 경우도 있다. 허리통증은 허리와 엉덩이에 나타나고, 다리통증은 다리가 짜릿짜릿하거나 통증이 아래쪽으로 뻗쳐 나가는 형태로 나타난다. 목디스크는 목에서 통증이 발생하여 어깨와 팔, 손 또는 손가락으로 뻗쳐 나가며, 전기가 오듯 저리거나 마비된 느낌이 든다.

젊어서는 정상적으로 기능하던 추간판이 나이가 들어감에 따라 수핵의 수분이 줄어들고 콜라겐이 늘어나면서 탄력이 약해져 추간판의 충격흡수력이 떨어지는데, 이러한 상태에서 추간판이 과도한 힘을 받으면 섬유테가 찢어지거나 파열되어 수핵이 튀어나오면서 디스크가 생긴다. 잘못된 동작이나 자세, 과도한 체중으로 오랫

---

2) 질병관리본부 건강정보포털, 건강/질병 정보, 추간판 탈출증(디스크)

동안 척추에 무리가 가해지거나 높은 곳에서 떨어지거나 넘어지는 사고를 당하여 충격을 받으면 디스크 위험성이 높아진다.

디스크는 치명적인 질병은 아니다. '시대의 소망'의 저자 엘렌 화잇(Ellen G. White)은 질병이란 '건강 법칙을 어긴 결과 나타나는 현상으로부터 벗어나려는 자연의 노력'이라고 정의하였는데,[3] 이 정의를 쉽게 체험할 수 있는 질병이 디스크다. 대부분의 디스크 환자들은 안정과 휴식을 취하면서 척추 근육을 강화시키는 운동과 서 있거나 앉아 있는 자세의 교정과 같은 보존적 치료와 비만의 개선만으로도 증세가 쉽게 호전되며, 수술이 필요한 환자는 많지 않다.

대부분의 디스크 환자에게 단기간의 보존적인 치료로 통증이 개선되는 것은 세포 안에 유전자의 형태로 들어있는 자연치유 기능 덕분이다. 우리의 잘못된 생활습관이 지속되면 자연치유 기능을 하던 유전자가 제 역할을 하지 못하므로 각종 질병에 걸리는데, 이때 잘못된 생활습관을 개선하면 유전자의 자연치유 기능이 회복되어 질병이 낫게 된다.

디스크를 나으려면 잘못된 생활습관을 고쳐달라는 디스크의 간절한 호소에 귀를 기울여야 한다. 사람들은 어떤 질병에 걸려 병원에 찾아갈 때 내 역할은 돈을 지불하는 것이고, 질병을 고치는 것은 병원의 몫이라고 생각하기 쉬운데, 모든 질병은 원인을 제거할

---

3) Ellen G. White, Healthful Living, Battle Creek, Mi., Medical Missionary Board, 1897, p.19 (paragraph 50)

때 낫는다는 사실을 잊어서는 안 된다. 질병의 원인을 없앨 수 있는 사람은 원인을 제공한 나이며, 병원의 역할은 내가 변하도록 안내하고 도와줄 뿐이다.

　디스크는 척추의 기능을 회복시키고, 척추를 튼튼하게 만들면 자연치유되며, 예방도 된다. 척추의 근육을 강화시키는 적절한 척추 운동과 활동, 척추에 스트레스를 주지 않는 자세와 동작을 생활화하여야 한다. 일할 때나 쉴 때, 잠자는 것을 포함하여 모든 활동을 할 때 고개와 턱을 뒤로 당겨 옆모습이 일자가 되는 자세(199편 참조)와 건강한 체중 유지와 금연도 중요하다.

(아시아경제신문 2020.1.31)

191
지방 조직의 헌신

우리가 살아가는 데 필요한 에너지는 매일 식사를 통하여 공급하지만, 어떤 사정으로 1주일 이상 식사를 못하고 물만 마시더라도 큰 문제가 생기거나 건강을 해치지 않는다. 다시 식사를 할 때 아주 적은 양에서 출발하여 양을 조금씩 늘려 정상적인 식사로 돌아가면 줄어든 몸무게는 쉽게 회복되고, 건강은 더 좋아지기도 하기 때문에 매년 한 번 정도 일부러 금식하는 사람도 있다.

이처럼 상당 기간 식사를 하지 않아도 큰 문제가 생기지 않는 것은 몸에 비축해 둔 에너지를 사용할 수 있기 때문인데, 우리 몸은 탄수화물과 단백질, 지방을 에너지원으로 이용한다. 새로운 에너지가 공급되지 않을 때 대체로 간과 근육에 저장하고 있는 글리코겐과 근육 속의 단백질의 일부를 분해하여 이삼일 정도 사용하고, 다음으로 지방 조직에 저장하고 있는 지방을 사용한다.

흔히 체지방으로 알려진 지방 조직은 대부분 지방세포들로 이루어진 느슨한 결합 조직으로 수많은 신경과 혈관이 포함되어 있다.

온몸에 분포하고 있는데, 주로 피부아래(피하지방)와 내장기관 주변(내장 지방), 근육 사이, 골수 안, 유방 조직 안에 많다. 지방의 형태로 에너지를 저장하고 있다가 에너지가 공급되지 않을 때 방출하며, 몸을 보온하고, 쿠션기능도 한다.

요즘 배터리의 부피와 무게는 줄이고, 충전량은 늘리기 위한 기업들의 경쟁이 치열한데, 지방 조직은 에너지 비축기능을 훨씬 효율적으로 수행한다. 탄수화물과 단백질 1g으로 각각 4칼로리의 에너지를 생산하는데, 지방 1g으로는 9칼로리의 에너지 생산이 가능하여 비축 효과가 높다. 일시적인 저장 기능은 탄수화물이 수행하고, 대부분의 저장 기능은 지방이 수행하는 것은 이 때문이다.

지방 조직에 축적되는 지방은 음식에서 오거나 지방 조직에서 우선적으로 만들어지며 간에서도 만들어진다. 지방 조직이 에너지가 필요하다는 호르몬 신호를 받으면, 저장되어 있는 중성지방을 분해하여 지방산과 글리세롤을 만들어 필요한 장기와 조직에 보낸다.

식사를 못할 때 비축된 지방으로 얼마나 견딜 수 있을까? 연구 결과에 따르면 보통 100,000칼로리 이상 공급할 수 있는데,[1] 이는 하루 2,500칼로리를 소비하는 성인 남성이 40일 동안 사용할 수 있는 양이다. 한 번 충전하여 얼마나 사용할 수 있는지를 기준으로 품질을 판단하는 휴대폰이나 전기자동차의 배터리와 비교하더라

---

1) Fred A. Stutman, Diet-step 20/20 for women only!, p.16

도 일상생활에서 부족할 가능성이 거의 없는 충분한 수준이다.

극심한 영양실조와 같은 특수한 상황이 아니라면 지방 조직이 가지고 있는 지방만으로 한 달 이상 에너지를 공급할 수 있기 때문에 지방의 저장량을 더 늘릴 필요는 없다. 현실은 어떨까? 우리나라 사람들은 지방 저장량이 부족하여 건강을 해치는 경우는 별로 없으며, 오히려 너무 많이 저장하여 비만이 많기 때문에 비만으로 인해 생기는 문제를 해결하는 것이 중요하다.

에너지 비축 차원에서만 보면, 웬만큼 더 비축하더라도 큰 문제가 되지는 않는다. 문제는 지방 조직의 에너지 비축 기능이 아닌 다른 기능에서 생긴다. 지방 조직은 대사 항상성을 조절하는 다수의 생물학적 화합물을 합성하는 내분비 기관의 역할을 헌신적으로 수행하는 것으로 최근 밝혀졌는데, 비만은 이 기능을 혼란시킨다.

렙틴이나 아디포넥틴과 같은 지방 조직이 만들어내는 광범위한 호르몬과 사이토카인(면역 세포가 분비하는 단백질)은 포도당 대사, 지질 대사, 염증, 혈액 응고, 혈압 및 섭식 행동에 관여하여 근육과 간, 혈관 및 뇌를 포함한 많은 장기와 조직의 대사 및 기능에 영향을 미치는데, 비만은 호르몬과 사이토카인의 분비를 혼란시켜 2형 당뇨병이나 고혈압과 고지혈증, 심근경색, 뇌졸중을 포함한 각종 혈관질환의 원인이 된다.[2]

---

2) Gideon R. Hajer, Timon W. van Haeften, Frank L.J. Visseren, Adipose tissue dysfunction in obesity, diabetes, and vascular diseases. European Heart Journal, Volume 29, Issue 24, December 2008, p.2959

지방 조직의 헌신이 물거품이 되지 않도록 비만이 원인이 되는 각종 질병을 예방하고 치유하기 위해서는 비만을 반드시 개선해야 하는데, 핵심은 에너지의 섭취를 줄이고, 소비는 늘리는 방향으로 생활습관을 개선하는 것이다. 에너지의 섭취를 줄이기 위해서는 식생활을 건강식으로 개선하고(1권 41편 참조), 에너지 소비를 늘리기 위해서는 신체활동을 활발하게 하여야 한다.

(아시아경제신문 2020.2.21)

192

피부의 생명 지키기

피부가 건강할 때 사람들은 당연하게 생각하고, 피부의 중요성을 과소평가하거나 무관심하기 쉬운데, 피부에 문제가 생기면 피부의 중요성을 깨닫고, 관심을 갖게 된다. 피부질환은 영국 국민의 반이 1년에 한 번은 경험할 정도로 흔한데,[1] 피부질환이 생겨 알게 되는 피부의 기능은 화려하지 않게 보일지 모르지만, 생명을 지키는 역할은 어떤 기관에 못지않다.

피부는 물리적인 충격이나 압력, 기온의 변화, 병원체의 감염, 방사선이나 화학물질과 같은 여러 위협으로부터 몸을 지킨다. 덥거나 추울 때 혈관의 확장과 수축, 땀의 배출을 통하여 체온을 일정하게 유지하고, 햇빛을 받아 비타민 D를 합성한다. 물체의 접촉이나 느낌을 통하여 촉각, 압각, 통각, 온각, 냉각과 같은 다양한 감각기능을 수행하며, 얼굴 피부의 색깔이나 변화를 통하여 상대방의 건강이나 마음의 상태를 이해할 수 있도록 도움을 준다.

---

1) Nursingtimes.net, Functions of the skin, Key points

우리 몸의 외부를 덮고 있는 피부는 부드러워 잘 움직이면서도 상당히 질기고 튼튼하여 다치지 않으면 잘 부서지거나 찢어지지 않으며, 다양한 기능을 효율적으로 수행하는 신비스러운 기관이며, 무게 약 4.5kg으로 몸무게의 7%안팎을 차지하는, 우리 몸에서 가장 큰 기관이다. 두께는 평균 1.5mm 정도 되며, 표면적은 1.5~2.0㎡로 우리 몸에서 작은창자 다음으로 넓다.[2]

피부에 어떤 문제가 생기면 피부의 기능 수행에 차질이 생기기 마련인데, 피부에 생기는 문제는 다양한 피부질환과 피부에 생기는 상처로 나누어 생각해 볼 수 있다. 피부에 생기는 상처에는 사고로 칼로 베이거나 긁히거나 송곳에 찔리는 것과 치료를 위하여 수술하거나 봉합하거나 꿰맬 때 생기는 상처는 물론, 어떤 이유로든 피부가 손상되는 것은 모두 포함된다.

모든 피부는 외부에 노출되어 있어 각종 사고로 베이거나 긁히거나 찢어지는 것과 같은 상처를 입기 쉬운데, 이 상처를 통해 세균이나 바이러스와 같은 병원체나 독성물질이 몸에 들어올 우려가 있으므로 상처를 빨리 복구하는 것이 대단히 중요하다. 감사하게도 피부에 생기는 상처는 효율적으로 자연치유된다.

피부에 상처가 나면 혈관이 수축되어 피의 손실을 줄이고, 혈소판이 모여 응고하여 핏덩어리를 만든다. 이어서 혈관이 확장되어 피를 최대로 흐르게 하여 염증을 일으키고, 백혈구가 세균을 포함

---

2) Wikipedia, Human skin

한 항원을 청소한다. 새 콜라겐층과 실핏줄이 만들어지고, 상처 가장자리가 수축되어 상처의 크기를 줄인다. 피부세포가 상처의 다른 쪽으로 이동하여 상처를 세포로 덮어 새로운 피부를 만든다.[3]

사람들은 어떤 사고로 피부가 손상될 때 병원 치료를 받으면, 그 치료가 상처를 낫게 해 주는 것으로 생각하기 쉬운데, 상처가 낫는 것은 기본적으로 자연치유 때문이며, 병원의 치료는 자연치유를 일부 도와주는 것임을 알아야 한다. 찢어진 상처를 꿰매는 치료를 했을 때 자연치유가 일어나지 않는다면, 상처는 아물지 않고, 꿰맨 상태로 그대로 남아 있을 것이다.

피부의 자연치유는 상처가 생길 때뿐만 아니라 늘 일어나는 일상적인 일이다. 피부세포의 유전자를 구성하고 있는 DNA도 다른 세포처럼 60억 개 가운데 날마다 수십만 개가 손상되겠지만, 수시로 복구하여 피부세포는 주어진 역할을 다한다. 수명이 다하거나 사고 등 여러 이유로 손상되어 죽는 세포는 새로 만들어지는 피부세포로 대체됨은 물론이다.

피부세포는 하루 약 5천만 개가 죽어서 피부에서 떨어져 나가는데, 그것이 목욕할 때 벗겨내는 때다. 죽은 세포의 자리는 새로 만들어지는 피부세포로 채워지는데, 피부세포의 수명은 손상되기 쉬운 환경 때문에 약 4주 정도로 짧은 편이다.[4]

---

3) Betterhealth.vic.gov.au, Skin cuts and abrasions

4) Kimberly Yavorski, Sciencing.com, What is the life span of skin cells?

피부가 주어진 역할을 성공적으로 수행하기 위해서는 평소에 피부의 건강을 최상으로 유지하고, 사고를 줄일 수 있도록 주의하여야겠지만, 어떤 사고로 피부에 상처가 생기면 이 상처는 자연치유되어 낫는다는 사실을 꼭 기억하고, 자연치유가 잘 이루어질 수 있도록 적극 협조하여야 한다.

경미한 피부 상처는 깨끗한 물이나 식염수로 깨끗이 씻고, 소독하지 않은 상태에서 습윤밴드를 붙이는 것만으로도 자연치유력으로 빠르게 낫고, 흉터를 남기지 않는다. 심각하거나 세균에 감염된 상처와 같이 의사의 도움을 받아야 할 경우에도 상처는 결국 자연치유력에 의해 낫는다는 사실을 잊어서는 안 된다.

(아시아경제신문 2020.3.6)

193
보기 좋은 피부와 건강한 피부

보기 좋은 피부와 건강한 피부 가운데 하나를 고르라면 사람들은 어떤 것을 선택할까? 우리는 주변에서 보기 좋은 피부에 관심이 더 많은 사람들을 쉽게 만날 수 있다. 얼굴의 상태나 빛깔은 사회생활에 매우 중요하기 때문에 피부 관리에 돈과 시간을 아낌없이 투자하는 사람들이 늘고 있다. 보기 좋은 피부에 대한 높은 관심을 반영하여 전 세계 스킨케어 시장 규모는 2018년 약 162조원에서 2025년까지 매년 4.4%씩 성장할 것으로 전망되고 있다.[1]

보기 좋은 피부가 건강에도 좋다면, 피부 관리에만 전념하면 그만이겠지만, 보기 좋은 피부가 피부 건강을 보장해 주지는 않는다. 피부질환은 인간의 건강 문제 가운데 가장 흔해서 세계보건기구 (WHO)는 거의 9억 명에게 영향을 미친다고 추정한다.[2] 피부질환은 종류가 수백 종에 이를 정도로 많은데, 많은 증세가 비슷하여 어떤 질환으로 인한 증상인지 구별하기 쉽지 않은 경우가 많다.

---

1) Grandviewresearch.com, Skin care products market size, Industry insights

2) 세계보건기구(World Health Organization), Recognizing neglected skin diseases

모든 질병은 원인을 찾아 해결해야 낫기 마련인데, 피부질환은 그 종류가 많은 만큼 원인도 다양할 뿐만 아니라 정확하게 모르는 경우도 많아 모든 원인을 다 제거하기는 쉽지 않다. 피부질환을 예방하고 치유하기 위해서는 피부는 물론, 피부질환의 원인이 될 수 있는 다른 조직이나 부분도 함께 고려해야 한다. 피부질환의 원인이 피부가 아닌 다른 곳에 있는 경우가 많기 때문이다.

피부질환의 원인을 찾기 위해서는 피부 생태계를 이해할 필요가 있다. 피부 1㎠에는 약 1백만 개의 눈에 보이지 않는 미생물들이 살고 있는데, 여기에는 1,000가지나 되는 세균과 효모, 곰팡이, 바이러스, 원생동물, 진드기가 포함되어 있다.[3] 이들은 대부분 피부에 해를 끼치지 않으며, 피부와 공생관계를 유지하면서 피부 건강에 도움을 주는 유익한 미생물이다.

유익한 피부 미생물들은 영양분을 섭취할 때 해로운 피부 미생물과 경쟁하거나 이들에게 해로운 화학 물질을 분비하여 해로운 미생물이 피부에 자리 잡지 못하도록 막음으로써 피부 건강에 도움을 준다. 또한 피부 세포가 나쁜 미생물을 죽이는 자체 항생제를 만들도록 자연 면역 반응을 유발하기도 한다.[4] 피부 생태계에 살고 있는 미생물들이 피부 건강에 중요한 이유가 여기에 있다.

피부는 피부 생태계에 살고 있는 유익한 미생물들이 균형을 이루

---

3) Earthbody.net, Your skin is an ecosystem

4) Earthbody.net, Your skin is an ecosystem

며 살기에 좋은 환경을 제공하여 공생관계를 유지한다. 피부는 자연적으로 수소이온농도(pH) 4 ~ 5.5의 산성을 유지하면서 유익한 미생물에게 편안함을 주고, 해로운 미생물을 불편하게 만든다. 어떤 이유로 이 균형이 깨지면 질병에 걸리거나 악화되기 쉽다. 예를 들어 항생제를 먹어 유익한 세균이 줄어들면, 효모가 과잉 성장하여 미생물 사이의 균형이 깨져 해로운 세균에 쉽게 감염이 될 수 있다.

대부분의 피부질환은 면역시스템과 직간접적으로 긴밀한 관계가 있으므로 피부질환의 예방과 치유를 위해서는 면역시스템을 잘 이해하고 면역력을 높게 유지하는 것도 중요하다. 면역세포의 문제로 생기는 질병은 세 가지 형태로 나눌 수 있다.

첫째, 면역력이 약해서 피부에 생기는 질병이다. 피부에 질병을 일으키는 병원체를 면역세포가 제대로 제거하지 못하여 생기는 감염병으로 홍역이나 대상포진과 같은 바이러스 감염병과 세균이나 곰팡이 감염병이 있으며, 면역세포가 암세포를 제거하지 못하여 피부에 생기는 흑색종이 있다.

둘째, 면역세포의 인식기능에 오류가 생겨 오히려 보호해야 할 정상세포인 피부세포를 공격하여 생기는 자가면역질환으로 건선이나 전신 홍반성 낭창(루푸스)이 있다. 셋째, 꽃가루나 달걀과 같이 사람들에게 해롭지 않은 물질(앨러지 항원)에 대해 면역세포가 과민반응을 나타내는 앨러지로 두드러기나 아토피가 여기에 해당된다.

건강한 피부가 보기에도 좋다면 그거야말로 금상첨화가 아닐까? 보기 좋은 피부를 만들기 위해 피부 관리를 하는 경우에는 반드시 기억해야 할 일이 있다. 피부 관리는 피부가 좋아하는 환경을 만들어주는 방향으로 하여야 하며, 피부 생태계의 균형을 깨뜨리거나 면역시스템을 혼란시키지 않도록^(1권 45편 참조) 주의해야 한다. 사회가 발전하면서 위생적으로 깨끗해짐에 따라 앨러지 환자가 오히려 늘어나는 현상을 설명하는 '위생가설'을 눈여겨보아야 한다.

(아시아경제신문 2020.3.20)

194
피부가 신바람 나는 환경

　많은 사람들이 경험하는 피부질환은 사망자는 많지 않지만, 생활에 주는 불편은 적지 않다. 피부질환 사망자의 대부분을 차지하는 피부암인 흑색종 사망자는 매년 500명 수준으로 전체 사망자의 0.02%에 미치지 못한다.[1] 건강보험심사평가원에 따르면, 매년 90~95만 명이 아토피 피부염으로, 600만~630만 명이 접촉 피부염으로 진료를 받는데, 접촉 피부염 환자는 고혈압 환자와 비슷한 수준이며, 당뇨병 환자의 2배나 된다.[2]

　피부질환도 다른 질병과 마찬가지로 질병의 원인을 찾아 해결하면 당연히 낫겠지만, 피부질환은 종류가 수백 종에 이를 정도로 많은 만큼 원인이 매우 다양하고, 아직까지 알려져 있지 않은 경우도 많아서 그 원인을 모두 찾아서 치유하기가 쉽지 않으며, 약으로 치료되지 않는 경우도 많다.

---

1) 통계청, 국가통계 포털, 2018년 사망원인통계
2) 건강보험심사평가원, 보건의료빅데이터개방시스템

피부세포도 외부 환경의 변화에 대응하여 모든 면에서 내부 환경을 안정적으로 유지하려는 특성인 '항상성'과 기능 수행에 필요한 완벽한 시스템을 가지고 있는데, 이 항상성과 시스템이 손상될 때 피부질환에 걸리게 된다. 피부질환의 예방과 치유를 위해서는 '피부가 신바람 나는 환경'을 만들어 이 항상성과 시스템을 지키는 것이 최선의 길임을 반드시 기억할 필요가 있다.

피부의 환경 가운데 면역세포의 영향력은 매우 크다. 대부분의 피부질환은 면역세포가 정상적으로 기능하지 못해 생기므로 면역세포에게 좋은 환경을 만들어주는 것이 중요하다. 바이러스나 세균, 곰팡이가 일으키는 감염병이나 흑색종과 같이 면역력이 약해서 생기는 질병은 물론, 면역세포가 정상세포인 피부세포를 공격하여 생기는 자가면역질환, 면역세포의 과민반응으로 나타나는 앨러지도 면역세포가 정상으로 돌아가면 쉽게 낫기 마련이다.

기능에 이상이 생긴 면역세포를 정상으로 회복시키기 위해서는 생명스위치를 켜는 친생명적인 생활(1권 45편 참조)을 생활화하여 면역세포가 살아가기 좋은 물리적, 정신적, 영적 환경을 만들어 주어야 한다. 식사는 필요한 영양소를 적절히 공급할 수 있도록 다양한 과일과 채소, 통곡식을 포함한 건강식으로 하되, 설탕이나 포화지방, 소금, 알콜의 섭취를 줄이고, 금연, 적절한 운동, 충분한 휴식과 잠, 그리고, 스트레스를 잘 관리하는 것도 중요하다.

피부의 환경 가운데 1㎠당 약 1백만 개의 미생물들이(193편 참조) 살고 있는 피부 생태계도 중요하다. 1,000 종류나 되는 미생물들의 대부분은 피부와 공생관계를 유지하면서 여러 가지 도움을 주는데, 미생물 사이의 균형이 깨지면, 해로운 세균에 쉽게 감염될 수 있으며, 피부염, 여드름, 장미증, 건선, 습진을 포함한 다양한 피부질환이 생기거나 악화되기 쉽다.

피부질환의 예방과 치유를 위해서는 유익한 미생물들의 균형을 유지하여야 하는데, 살균제 사용이나 피부 관리, 식품에 들어있는 방부제, 화학물질 노출, 항생제와 각종 약물과 같은 현대의 위생적인 삶은 미생물의 균형을 깨뜨려 피부질환을 증가시키기 쉽다. 많은 나라에서 사회가 발전함에 따라 위생이 향상되면서 앨러지와 자가면역질환이 증가하는 경향이 있다.

일상생활에서 피부 생태계를 혼란시키는 요소들을 줄이면 피부 건강에 도움이 되어 피부질환이 줄어든다. 피부는 자연상태에서 유익한 미생물들이 살아가기 좋은 수소이온농도(pH) 4 ~ 5.5의 산성을 유지하는데, 적정 pH를 혼란시키는 알칼리성 또는 독성 화학물질이나 제품은 유익한 피부 미생물들의 대부분을 제거하여 피부 생태계의 미생물 균형을 심각하게 망가뜨린다.

화장품은 피부 미생물 균형에 큰 영향을 주므로 유기농 또는 천연 제품을 사용하는 것이 좋다. 합성 섬유로 만든 옷 속에 들어있는 미생물들은 피부 미생물들을 혼란시키므로 유기농 면, 대마, 린넨, 실크, 양모, 캐시미어와 같은 천연 섬유를 사용하는 것이 좋다. 비누와 샴푸, 향수, 기타 개인 관리 및 청소 용품은 피부 미생물을 혼란시키는 합성 화학물질이 들어 있지 않은 것이 좋다.

피부의 수분과 기름(피지)의 적절한 균형을 유지하는 것도 중요하다. 피부는 수분이 부족하면 탈수되고 건조해지는 것을 막기 위해 피지를 더 생산한다. 수분과 피지의 불균형은 피부를 거칠어지게 하고, 손상되는 피부의 치유를 어렵게 만들며, 빠른 노화의 원인이 된다. 뜨거운 물에 너무 자주 샤워하는 것은 피지를 많이 제거하여 수분과 피지의 균형을 깨뜨리고, 유익한 피부 미생물도 많이 제거하므로 좋지 않다.

(아시아경제신문 2020.3.27)

195
통증의 사명

통증은 대부분의 선진국에서 병원을 찾는 가장 일반적인 이유가 될 정도로 많은 사람들이 경험하며, 어쩌다 재수 없이 찾아오거나 '나와는 상관없는 남의 증상'이 아니다. 미국의 한 연구에 따르면 통증이 응급실을 찾아 온 주요 원인인 환자가 50%를 넘었으며,[1] 18세 이하 청소년을 대상으로 한 다른 조사에서는 최근 3개월 이내에 통증을 경험했다는 답변이 54%를 차지하였다.[2]

통증을 두려움이나 하루빨리 벗어나고 싶은 대상으로 만드는 요인은 이것뿐이 아니다. 통증은 극심한 고통을 주거나 만성 통증의 경우처럼 잘 낫지 않으면서 삶의 질을 심각하게 떨어뜨리는 경우가 많다. 죽기 2년 전에 통증이 있던 환자의 비율이 26%에서 마지막 달에는 46%로 증가하였다는 어떤 조사에서 보듯이 통증은 죽음에 가까워질수록 많아지는 경향이 있다.[3]

---

1) Wikipedia, Pain

2) Wikipedia, Pain

3) Wikipedia, Pain

통증은 때로는 매우 고통스럽고 극심한 불편을 주지만, 우리의 생존에 중요한 역할을 수행한다. 어떤 자극이 손상을 주거나 줄 수도 있다는 경고 신호를 뇌에 전달함으로써 필요한 조치를 취하게 만드는 조기경보시스템 기능이 통증의 사명이다. 육체적 고통을 전혀 느낄 수 없는 선천성 무통각증 환자는 부상이나 질병이 눈에 띄지 않아 어릴 때 많이 사망하는 것으로 알려져 있다.

국제통증연구협회(IASP)는 통증을 '실제적이거나 잠재적인 조직 손상과 관련되어 있거나 그러한 피해로 서술될 수 있는 불쾌한 감각적·감정적 경험'으로 정의한다.[4] 통증은 대체로 질병이라기보다는 질병과 같은 다른 원인 때문에 나타나는 증세에 대한 환자의 느낌이기 때문에 매우 심리적이고 주관적이어서 개인별 편차가 크다.

통증을 일으키는 자극을 뇌로 전달하는 과정을 통증감각이라고 하는데, 통증감각은 말초신경계의 신경세포인 뉴런이 자극을 감지하는 데서 출발하여 중추신경계의 뇌에 전달되기까지 매우 정교하고 효율적인 여러 단계의 경로를 거쳐 통증의 사명을 신속하게 수행하며, 근육의 수축을 통하여 필요한 몸의 동작을 수반한다.

신경세포인 뉴런은 물리적이거나 화학적인 자극을 감지하여 중추신경계인 뇌와 척수로 신호를 보내는 감각뉴런과 척수로부터 근

---

4) 국제통증연구협회(the International Association for the Study of Pain), Education, Terminology, Pain

육에 자극을 전달하여 통제하는 운동뉴런, 뇌와 척수에 위치하면서 감각뉴런과 다른 연합뉴런의 신호를 받아서 운동뉴런과 다른 연합뉴런에 전달하는 연합뉴런의 세 종류로 구분하는데, 통증감각에는 세 종류의 뉴런이 적절히 역할을 분담한다.

감각뉴런은 피부에서 중추신경까지 뻗어 있는 길이가 매우 긴 신경세포다. 피부에 위치하고 있는 감각뉴런 말단의 통증 수용체가 자극을 감지하면 이 감각뉴런이 활성화되어 신경섬유를 통하여 이 뉴런의 척수 쪽 끝을 거쳐 척수로 신호를 전달한다. 척수에서는 수많은 연합뉴런들이 차례로 활성화되면서 신경전달물질이라 부르는 화학물질이 뉴런 사이의 틈(시냅스)을 건너 다른 뉴런에 신호를 전달하는 방법으로 뇌의 시상(視床)에 신호를 전달한다.

뇌의 시상은 신호를 받아 전달하는 기지역할을 한다. 신호의 성격이 육체적 감각이나 생각, 감정의 어느 것과 관련되느냐에 따라 뇌의 다른 부분으로 신호를 전달한다. 예를 들어 손이 뜨거운 불에 닿았을 때에는 이러한 과정으로 손에 통증이 생긴 것을 깨닫게 되고, 이어서 뇌에서 척수로, 척수에서 운동뉴런으로 신호를 전달하여 팔 근육을 수축시켜 손을 불에서 멀어지게 한다.

통증이 주는 고통이나 불편함 때문에 사람들은 통증에서 벗어나고 싶은 생각이 간절하여 통증의 치료에만 관심을 갖기 쉬운데, 통증의 원인에는 관심을 갖지 않고, 통증 치료에만 매달리는 것은 현명한 선택이 아니다. 신문고가 자주 울린다면, 그 원인을 찾아 해결하려고 노력하는 것이 통치자의 바람직한 자세이지, 치지 못하도록 통제하거나 없애버리는 것은 올바른 처사가 아니다.

(아시아경제신문 2019.9.20)

196
통증을 이기는 지혜

통증은 우리 몸이 가지고 있는 가장 중요한 의사소통 수단 가운데 하나다. 어떤 문제가 생겼을 때 적절히 조치하지 않고 계속 방치하면, 문제가 커져서 최악의 경우에는 하나뿐인 생명을 잃을 수도 있는데, 문제를 조기에 알려주는 것이 통증의 고마운 사명이다. 우리가 통증 덕분에 몸에 생긴 문제를 알아도 적절히 조치하지 않으면, 조기경보시스템은 물거품이 될 수밖에 없다.

통증 이길 장사 없다고 해야 할까? 극심한 통증은 삶의 질을 맨 밑바닥으로 떨어뜨리는데, 통증은 잘 낫지 않기 때문에 통증을 이기는 최선의 방법은 예방임은 두 말할 필요가 없다. 예방하지 못하고 일단 통증이 생긴다면, 통증이 생긴 원인을 찾아 적절한 조치를 취하여 해결하는 것이 차선책이다.

모든 통증의 원인을 정확하게 알 수 있다면 좋겠지만, 통증은 종류도 많은데다가 원인을 알 수 없는 경우도 많다. 거기다 통증은 질병이라기보다는 대체로 질병이나 사고와 같은 다른 원인 때문에 나타나는 증세이기 때문에 통증의 원인을 모두 알아서 예방하거나 치료하기는 쉬운 일이 아니다.

다양한 통증의 원인을 이해하는 데는 통증을 유형별로 구분하는 방법이 좋다. 통증은 흔히 급성과 만성으로 분류하기도 하고, 허리 통증, 두통처럼 통증이 생기는 부위에 따라 분류하기도 하며, 조직 손상에 의한 통증, 신경 손상에 의한 통증, 그 밖의 경우로 나누어 분류하기도 하는데,[1] 마지막 방법이 통증의 원인을 이해하는데 큰 도움이 된다.

대부분의 통증은 뼈나 근육과 같은 조직 손상에서 온다. 조직은 구조가 비슷한 세포들이 모여 특수한 기능을 하는 세포들의 집단을 말하며, 흔히 피부와 같은 상피조직, 뼈나 힘줄, 인대와 같은 결합조직, 골격근과 같은 근육조직, 신경세포들로 구성된 신경조직의 넷으로 구분하는데, 상피조직이나 결합조직, 근육조직에 생기는 손상이 신경조직을 통하여 뇌로 전달되어 통증을 느끼게 된다.

조직 손상에 의한 통증은 날카로운 물건에 베이거나 뼈가 골절되는 경우처럼 사고로 생길 수도 있고, 암이나 관절염과 같이 질병으로 생길 수도 있으며, 암 치료 때문에 생기기도 한다. 또한 잘못된 생활습관 때문에 조직을 구성하는 세포들이 오랫동안 많이 손상될 때 생기기도 한다.

---

1) WebMD Medical Reference, Pain Types and Classifications Wikipedia, Pain

암환자의 통증은 암으로부터 생기는 통증과 암 치료 때문에 생기는 통증의 두 가지가 있다. 암 통증은 암이 신경과 뼈, 장기를 압박하는 데서 온다. 암 치료로 인한 통증은 암을 절제하는 수술을 할 때 후유증으로 생기거나 화학요법이나 방사선치료를 받을 때 부작용으로 신경이나 장기를 손상시켜 생긴다.

신경이 손상되는 유형은 다양한데, 신경손상으로 생기는 통증(신경병증 통증)은 잘 낫지 않아 만성 통증이 많다. 신경이 손상되는 원인으로는 각종 사고로 당하는 부상이 흔한데, 부상이 치유된 이후에도 통증은 오랫동안 남아 있는 경우가 많다. 면역결핍바이러스(HIV)나 후천성면역결핍증(AIDS), 매독 등의 감염이나 대상 포진과 그 이후에 나타나는 신경통도 신경병증 통증의 원인이 된다.

뇌졸중이나 다발성 경화증, 암 등의 질병으로 중추 신경계가 손상되어 나타나는 통증과 당뇨병으로 손발이나 팔다리의 신경이 손상되는 당뇨성 말초신경 병증, 루게릭병과 같은 운동뉴런 질병처럼 각종 질병 때문에 신경병증 통증이 생기기도 한다. 암 환자의 통증 가운데는 신경조직을 압박하거나 암 치료로 인한 신경조직의 손상 때문에 생기는 경우도 많다.

그밖에 정신적 요인에 의해 발생하는 심인성 통증도 있다. 심인성 통증은 대부분 조직이나 신경의 손상에서 출발하지만, 두려움이나 우울증, 스트레스, 걱정과 같은 정신적 요인에 의해 통증이 커지고 오래 지속되는데, 통증이 심리적 상태에서 비롯되는 경우도 있다.

통증이 생긴다면 통증에 집중하지 말고, 통증이 생긴 원인이 어떤 조직 손상에 의한 것인지, 어떤 신경 손상에 의한 것인지, 아니면 정신적인 것인지 잘 생각해 보고, 원인 해결에 집중해야 한다. 어떤 전문가의 도움을 받아서 잠시 완화되더라도 그것은 '언 발에 오줌 누기'일 뿐이다. 내가 통증을 일으키는 원인을 버리지 않는 한 통증으로부터 자유로울 수 없다.

(아시아경제신문 2019.9.27)

197

만성 통증과의 불편한 동거

만성 통증으로 고생하는 사람을 주변에서 만나는 것은 그리 어려운 일이 아니다. 그만큼 만성 통증과 함께 살아가는 사람은 흔하고, 나에게도 언제 찾아올지 알 수 없다. 미국에서는 성인 10명 가운데 여덟 명꼴로 만성 통증을 앓는다고 하며, 살아가는 동안 성인의 84%이상이 어느 시점에선가 허리 통증을, 90%이상이 두통을 경험한다는 연구결과도 있다.[1]

만성 통증이 많은 것은 우리나라의 간접적인 통계로도 확인된다. 척추질환이나 관절질환, 오십견, 통풍 환자들의 대부분은 만성 통증으로 고생하는데, 건강보험심사평가원에 따르면 2018년 이러한 질병으로 진료를 받은 사람이 각각 887만, 486만, 77만, 43만 명에 이른다.[2] 같은 해 30세 이상 인구 3,494만, 40세 이상 2,769만, 50세 이상 1,919만 명과 비교할 때 적은 수가 아니다.[3]

---

1) Erica Jacques, Verywell health, 4 common types of chronic pain
2) 건강보험심사평가원, 보건의료빅데이터개방시스템
3) 통계청, 국가통계포털

급성 통증은 대체로 갑자기 생기고, 오래 지속되지 않으며, 각종 사고로 뼈나 근육, 인대와 같은 조직이 손상되어 많이 발생하는데, 상처가 나으면 통증도 없어지는 경우가 많다. 반면에 만성 통증은 급성 통증보다 오래 지속되며, 신경 손상 때문에 많이 발생하는데, 치유하기가 어려워 통증의 완화를 치료의 목적으로 삼는 경우가 많다.

만성 통증의 치료에는 다양한 약물과 대체요법이 주로 이용된다. 일시적으로 통증을 완화시키는 약물로 아스피린이나 비스테로이드성 항염증제(NSAID)와 같은 진통제, 항우울제, 항경련제를 주로 사용하며, 암환자처럼 통증이 극심한 경우 중독성이 심하고 과다복용에 따른 사망 위험성이 큰 부작용이 있으나 진통효과가 큰 몰핀이나 오피오이드와 같은 마약성 진통제를 사용하기도 한다.

대체요법으로는 침술, 마사지, 명상, 척추 지압 또는 접골에 의한 척추 조작, 생체 피드백, 온열 치료, 전기 자극, 신경 차단 등 다양한 방법이 이용되고 있다. 수술은 허리디스크로 알려진 추간판 탈출증 환자에게 시행하는 경우가 있고, 드물지만 통증 인식과 관련된 뇌 영역을 변경하거나 통증 경로를 끊는 수술을 하는 경우도 있는데, 최후의 수단이므로 쉽게 사용하는 방법은 아니다.

이러한 통증치료가 최선일까? 통증 치료를 받을 때 반드시 기억해야 할 일이 있다. 치료에 사용하는 약물이나 대체요법들은 통증의 원인을 제거하지 못하기 때문에 안타깝게도 치료의 목적이 낮는 데에 있지 않고, 통증을 줄이는 데에 있는 경우가 대부분이다. 당연히 효과가 제한적일 수밖에 없으므로 오랫동안 통증을 안고 살아가야 하는데, 이것은 통증 환자가 원하는 바가 아니다.

만성 통증은 대체로 잘 낫지 않으므로 생긴 다음에 고생하지 말고, 통증의 원인을 제거하여 미리 예방하는 것이 최선의 전략이다. 예방에 실패하여 만성 통증이 생긴 다음에는 일시적인 통증 완화 치료에 안주하지 말고, 통증 원인을 찾아 없애는 노력에 심혈을 기울여야 한다. 통증이 완전히 낫는 것은 원인을 제거하려는 환자의 노력에 달려있다는 사실을 잊어서는 안 된다.

만성 통증은 종류가 많은 만큼 통증별로 원인이 다양한데, 큰 틀에서 보면 조직의 손상과 신경의 손상, 그리고 심리적인 요인으로 나눌 수 있고(196편 참조), 그 원인은 예외 없이 잘못된 생활습관이며, 원인 제공자는 환자 자신이다. 통증 환자로 만든 습관을 고칠 수 있는 사람은 환자 자신밖에 없으므로 환자의 노력 없이 의사의 치료만으로는 통증을 낫기 어렵다는 뜻이다.

만성 통증을 치유하고 싶다면, 내 몸 안에 들어있는 자연치유 시스템을 돕는 명환자가 되어(101편 참조) 조직과 신경의 손상, 그리고 심리적인 문제를 가져 온 잘못된 생활을 과감히 개선하시라. '생명스위치를 켜는 친생명적인 생활'인 뉴스타트(1권 62편 참조)를 생활화하시라. 우리 몸은 만성 통증으로부터 치유되는 기쁨을 선물할 것이다.

(아시아경제신문 2019.10.4)

198
근육통의 호소

근육통은 거의 모든 사람들이 가끔 경험하는 흔한 증상이다. 근육은 거의 모든 곳에 폭넓게 분포하고 있어서 근육통은 목이나 등, 어깨, 다리, 손을 포함하여 신체의 거의 모든 곳에서 발생할 수 있다. 근육통은 대체로 일부 근육에만 영향을 미치며, 치료를 받지 않아도 짧은 시간 내에 저절로 사라지는 경우가 많은데, 때로는 몸 전체에 나타나거나 몇 달 이상 지속되기도 한다.

근육통은 근육에 나타나는 통증으로 근육은 물론, 뼈와 근육을 연결해주는 힘줄, 뼈와 뼈를 연결해주는 인대, 근육을 둘러싸고 있는 근막과 관련된 통증을 포함한다. 고열이나 발진, 물린 자국, 현기증, 호흡 곤란, 피부가 빨갛게 되거나 붓는 감염 징후가 함께 나타나기도 하는데, 근육과 관련 있는 어디에선가 적절한 조치를 취해 달라는 몸의 신호로 받아들이는 것이 중요하다.

근육통은 통증 자체가 질병은 아니기 때문에 통증을 치료하려 하기 보다는 통증의 원인을 찾아서 해소하여야 하며, 미리 예방하는 것이 최선이다. 근육통의 가장 흔한 원인으로는 근육의 스트레스와 긴장, 혹사, 부상, 그리고 세균감염을 비롯한 각종 질병을 들 수 있다.

육체적이거나 심리적인 스트레스는 근육을 긴장시켜서 통증을 일으킬 수 있다.

갑작스런 스트레스로 인해 근육에 생긴 긴장은 일단 스트레스가 지나가면 풀리는데, 만성적이거나 지속적인 스트레스는 근육을 긴 시간 긴장 상태로 유지하여 통증과 두통으로 이어질 수 있다.

승부를 다투는 많은 스포츠 종목들은 대체로 운동량이 많고, 같은 동작을 반복하는 경향이 있는데, 이러한 특성은 근육의 부상 위험성을 높인다. 근육은 매우 역동적이어서 다양한 방향으로 움직여주는 것이 좋은데, 운동할 때 준비 운동이나 마무리 운동이 부족하거나 부적절하거나, 무리하게 하거나, 근육 섬유가 같은 동작에 지나치게 반복적으로 노출되면 부상으로 이어지기 쉽다.

각종 안전사고나 추락, 갑자기 비틀리는 동작, 매일 같은 동작이 반복되는 직업이나 활동, 의자에 구부려 앉는 자세나 하이힐을 착용하여 허리가 과도하게 굽은 자세, 짝다리 짚는 자세, 등을 굽히거나 턱을 밀어내는 자세, 어깨를 둥글게 하고 목과 어깨 사이에 전화기를 끼우는 자세와 같은 부자연스러운 신체 자세는 근육과 연조직을 긴장시켜 근육통을 유발할 수 있다.

근육통의 원인이 되는 질병으로는 감기나 독감, 폐렴과 같은 바이러스나 세균, 기생충에 감염되거나 면역세포가 근육조직에 염증을 일으키거나 손상시키는 근염(筋炎)이나 루푸스, 다발성 경화증과 같은 자가면역질환, 섬유근육통, 갑상선 기능 저하증, 만성 피로 증후군, 말초 동맥 질환, 전해질 불균형이 있으며, 콜레스테롤 수치를 조절하기 위해 사용하는 스타틴 약물도 원인이 된다.

근육통은 불편하기는 하지만 바로 죽는 경우는 별로 없기 때문에 심각하게 생각하지 않고 불편을 감수하면서 살거나 여기저기에서 치료를 받지만 큰 성과가 없어 불편한 채로 사는 사람들이 많다. 시간이 지나도 통증이 잘 낫지 않고 만성화되면 삶의 질이 크게 떨어지므로 통증의 원인을 찾아서 없애는 노력을 해야 한다.

근육통의 원인이 만성적인 스트레스 때문에 발생하였다면 스트레스를 적절히 해소하여야(1권 100편 참조) 하며, 근육의 혹사에 있다면 사용량을 줄이고, 심각한 부상 때문이라면 필요한 치료를 받되, 구체적인 부상 원인을 찾아서 부상이 되풀이되지 않도록 개선하여야 한다. 잘못된 자세 때문에 근육통이 생겼다면 자세를 고쳐야 한다.

어떤 질병 때문에 근육통이 생겼다면 원인이 된 질병을 치유하도록 노력하여야 한다. 바이러스나 세균 감염성 질환 때문이라면 필요한 치료를 받되 면역력을 높이는 생활(1권 45편 참조)을 생활화하고, 자가면역질환(1권 56편 참조) 기타 생활습관성 질환 때문이라면 생명스위치를 켜는 뉴스타트 생활(1권 62편 참조)을 생활화할 필요가 있다.

전문가의 도움을 받아도 근육통의 명확한 원인을 알 수 없는 경우에는 근육의 건강을 개선하여 근육이 언제나 필요한 기능을 적절히 수행할 수 있도록 근육의 환경을 개선하면(183편 참조) 좋은 효과를 기대할 수 있다.

(아시아경제신문 2019.11.29)

199

허리통증의 위력

　흔히 요통이라 부르는 허리통증은 가장 흔한 증상 가운데 하나로 자유로운 사람이 거의 없을 만큼 위력이 대단하므로 현명하게 대응할 필요가 있다. 질병관리본부에 따르면 평생 동안 80%의 사람들이 한 번 이상, 근로자의 50%가 매년 경험한다.[1] 건강보험심사평가원에 따르면 2018년 우리나라 척추질환 진료 환자는 887만 명으로 2014년보다 11.5% 증가하였다. 여성 환자가 508만 명으로 남성 환자 379만 명보다 많았다.[2]

　허리통증은 다양한 연령층에서 발생하며, 주로 척추와 등, 허리에 나타나는데, 때로는 엉덩이나 종아리 또는 발에 나타나기도 한다. 허리통증은 독립된 하나의 질병이 아니고, 척추를 구성하고 있는 척추뼈, 척추뼈와 함께 일하는 추간판(디스크), 근육, 인대, 신경과 같은 여러 조직 가운데 어떤 곳에 문제가 생겨 나타나는 증상인데, 어떤 조직에 어떤 문제가 생기느냐에 따라 증상이 다양하므로 허

---

1) 질병관리본부, 건강정보포털, 건강/질병 정보
2) 건강보험심사평가원, 보건의료빅데이터개방시스템

리통증을 이해하기 위해서는 척추의 구조를 알 필요가 있다.

사람의 척추는 목척추(경추), 등척추(흉추), 허리척추(요추), 엉치척추(천추), 꼬리척추(미추)의 다섯 부분으로 구분되며, 모두 26개의 척추뼈(33개 가운데 엉치척추뼈 5개와 꼬리척추뼈 4개는 어른이 되면 각각 1개로 서로 결합)로 구성되어 있는데, 이 가운데 24개의 척추뼈(목척추뼈 7개, 등척추뼈 12개, 허리척추뼈 5개)들은 인대라고 부르는 질긴 섬유조직에 의해 서로 연결되어 있다.

척추뼈 주위에는 여러 근육들이 둘러싸고 있으면서 허리를 세우거나 굽히고 펴는 운동을 가능하게 하며, 각 척추뼈 사이에는 추간판이라 부르는 연골이 들어 있어 척추에 가해지는 충격을 흡수한다. 각각의 척추뼈 내부에는 척추관이라 부르는 빈 공간이 있는데, 이곳을 따라 뇌에서 내려오는 척수가 지나가면서 각 척추 사이마다 한 쌍씩의 척추신경을 내보내고 있다.

대부분의 허리통증은 시간이 지나거나 운동이나 물리치료 등의 보존적 치료로 자연치유되기도 하고, 단기간에 통증이 완화되는데, 만성화되어 고생하는 사람도 적지 않으며, 증상이 재발하고 기능적 장애를 경험하기도 한다. 시간이 지나도 통증이 개선되지 않으면, 특히 3개월 이상 지속되면서 만성화되는 경우에는 통증의 원인을 파악하여 적절히 대응할 필요가 있다.

허리통증의 원인으로는 추간판이 손상되거나 부상으로 찢어지거나 돌출되어 척수나 신경을 압박하는 허리디스크, 부상으로 척추를 연결하고 보호하는 인대나 근육이 늘어나거나 찢어지는 경우, 허리디스크로 추간판이 척추와 다리를 연결하는 좌골신경을 압박하는 경우, 척추관이 좁아져 척수나 척추신경을 압박하는 경우, 척추관절에 염증이나 어떤 질병이 있는 경우 등 다양하다.

허리통증이 어떤 사고로 인한 부상이나 질병처럼 특별한 원인에 기인하는 경우에는 최우선적으로 그 원인을 해소하고, 그로 인한 문제를 해결하여야 한다. 아울러 규칙적인 운동과 활동, 특히 적절한 척추운동과 스트레칭, 척추에 스트레스를 주지 않는 자세를 생활화하여 척추의 기능을 회복시키고, 척추를 튼튼하게 만들어야 한다.

척추를 튼튼하게 만드는 활동은 원인이 뚜렷하지 않거나 원인을 잘 알 수 없는 허리통증을 낫는 데에도 큰 도움이 되며, 허리통증을 예방하는 지름길도 된다. 진통제를 포함한 약물은 일시적으로 통증을 완화하는 효과는 있으나, 통증의 원인을 치유하지는 않으며, 수술은 최후의 수단이므로 안할 수 있으면 안하는 것이 좋다.

너무 오래 앉아 있거나 운전하는 것은 피하는 것이 좋으며, 불가피한 경우에는 중간에 적절한 휴식을 가져야 한다. 앉거나 서서 일하거나 쉬거나 걸을 때 몸을 웅크리는 자세는 척추에 스트레스를 주므로 척추를 바로 세울 수 있도록 가슴과 어깨를 펴고, 고개를 세우면서 동시에 턱을 뒤로 당겨 옆모습이 일자가 되게 하는 것이 좋다.

    물건을 들어 올릴 때는 앉은 자세로 몸에 붙여 들고 다리를 이용하여 일어나도록 하여 허리에 주는 부담을 최소화하여야 한다. 잠을 잘 때도 푹신푹신한 침대보다는 딱딱한 침대가 좋으며, 뒷굽이 높은 신발은 신지 말아야 한다. 건강한 식사와 규칙적인 운동으로 비만을 예방하는 것도 중요하다. 흡연은 혈관을 수축시켜 척추에 영양소와 산소의 공급을 방해하므로 금연은 필수다.

(아시아경제신문 2020.1.17)

200
어깨통증 다스리기

 어깨통증은 수많은 사람들이 경험하는 매우 흔한 증상 가운데 하나다. 미국의 어떤 연구에서는 67%의 사람들이 일생 동안 어느 시점에서 어깨 불편을 경험하는 것으로 추정하는데,[1] 우리도 크게 다르지 않을 것이다. 건강보험심사평가원에 따르면 2018년 어깨통증 원인의 하나인 오십견으로 진료를 받은 사람이 약 77만 명이었는데,[2] 어깨통증의 원인에는 오십견 이외에도 수없이 많다.

 어깨는 빗장뼈(쇄골), 어깨뼈(견갑골), 위팔뼈(상완골)의 세 뼈와 근육, 인대, 힘줄로 이루어져 있다. 뼈들이 연결되는 관절은 네 개가 있으나, 대부분의 관절운동이 일어나는 주요 관절인 어깨뼈와 위팔뼈를 연결하는 관절을 보통 어깨관절이라 부른다. 어깨관절은 우리 몸에서 움직임은 가장 활발하지만, 척추관절이나 고관절, 무릎관절과 달리 하중은 비교적 많이 받지 않는다.

---

1) Karyn Repinski, Health.com, 12 Reasons You Have Shoulder Pain□and What to Do About It
2) 건강보험심사평가원, 보건의료빅데이터개방시스템

어깨관절은 팔을 머리위로 올리는 것부터 등을 긁거나 물건을 던지는 것까지 어느 관절보다 움직이는 범위가 넓으며, 더 많은 동작을 자유롭게 할 수 있도록 뼈와 인대, 힘줄, 연골, 근육과 같은 조직들이 복잡하면서도 정교하게 설계되어 있다. 어깨관절의 이러한 구조는 관절의 안정성을 떨어뜨려 부상과 손상 가능성을 높이고, 다양한 통증의 원인이 된다.

어깨통증은 하나의 독립된 질병이 아니고, 어깨관절을 구성하는 뼈와 연골, 근육, 인대와 같은 조직에 문제가 생겨 나타나는 증상이므로 어깨통증을 낫고 예방하기 위해서는 어깨관절의 구조와 특성을 정확하게 이해할 필요가 있다.

어깨관절은 위팔뼈의 머리가 공처럼 둥글어 어깨뼈 끝의 오목한 컵 모양에 잘 맞는 '공-소켓' 구조로 되어있어 좌우와 원형 및 회전 운동을 포함한 최고 수준의 동작이 가능하다. 반면에 '골프 티 위에 있는 골프공'처럼 위팔뼈의 머리가 어깨뼈의 컵보다 네 배쯤 클 만큼 불균형이 심한 어깨관절의 느슨한 연결은 어느 관절보다 탈골되기 쉬운 취약점으로 나타난다.

어깨관절에서는 회전근개라 부르는, 어깨뼈와 위팔뼈를 연결하는 네 개의 근육과 각각의 힘줄이 중요한 역할을 한다. 이 근육들은 어깨뼈에서 시작하여 위팔뼈의 각기 다른 부분과 연결되어 어깨의 특정한 동작을 돕는데, 하나의 기관처럼 움직이면서 360도 회전이 가능한 다양한 동작을 수행하며, 어깨관절을 감싸 안정시키는 역할도 한다.

이밖에 관절 양쪽 뼈들의 접촉면을 감싸고 있는 연골, 두 연골 사이에 있는 관절강과 관절낭, 관절 주변에 있는 활액 주머니, 뼈와 근육을 연결하는 힘줄, 그리고 뼈와 뼈를 연결하는 인대가 충격을 흡수하여 쿠션역할을 하며, 어깨관절의 유연한 활동을 돕는데, '높은 운동성과 낮은 안정성'이라는 어깨관절의 특성 때문에 이런 조직들의 손상 가능성이 다른 관절보다 높다.

관절에 있는 어떤 조직에 문제가 생기면 어깨를 움직일 수 있는 범위가 줄어 팔을 위로 올리거나 뒤로 움직이기에 불편하고, 통증으로 고생하게 되는데, 어깨통증의 원인으로는 오십견과 회전근개 파열, 석회화 건염 등 수없이 많다.[3]

구체적으로는 회전근개가 찢어지거나(회전근개 파열) 염증이 생기거나(회전근개 건염과 회전근개 충돌 증후군) 칼슘이 쌓이는 경우(석회화 건염), 관절낭의 유연성이 떨어지는 경우(오십견), 연골이 닳거나(골관절염) 근육이 손상되거나 염증이 생기는 경우 등 어깨관절을 잘못 사용하여 생기는 문제들이 대부분을 차지하며, 그 밖에 사고나 다른 질병에서 오는 경우가 있다.

어깨통증이 사고로 인한 부상이나 질병처럼 특별한 원인 때문에 생긴 경우에는 그 원인을 제거하고, 그로 인한 문제를 해결해야겠

---

3) Jessica Caporuscio, Medical News Today, Causes of right shoulder and arm pain

지만, 대부분의 경우 어깨관절에 문제가 된 원인을 개선하는 활동, 곧 적절한 운동과 자세교정으로 좋은 성과를 보인다. 많은 경우 몸 안에 있는 자연치유력이 회복되어 2주쯤 지나면 통증이 개선되기 시작하여 4주~6주 지나면 통증이 대부분 사라진다.

어깨통증을 낫기 위해서는 어깨의 활동량을 적절히 유지하고, 규칙적으로 어깨운동을 해야 하며, 앉거나 서서 일하거나 쉬거나 걸을 때를 포함하여 모든 활동을 할 때 턱과 어깨를 뒤로 당겨 옆모습이 일자가 되는 자세를 생활화하여(199편 참조) 어깨관절을 최상으로 유지하여야 한다. 불가피한 경우가 아니면 어깨를 사용하는 것을 멈추거나 무리하게 사용해선 안 된다.

(아시아경제신문 2020.2.7)

김재호의 생명이야기

내 몸 안에 준비된 의사

차례

2장 암의 예방과 치유

3장 혈관질환과 당뇨병, 비만, 고지혈증의 예방과 치유

4장 면역성 질환의 예방과 치유

5장 유전자를 춤추게 만드는 뉴스타트

김재호의 생명이야기·2

내 몸 안에 준비된 의사·2

초판인쇄 2020년 07월 25일
초판발행 2020년 07월 30일

지은이   김재호

펴낸이   이혜숙
펴낸곳   신세림출판사
등록일   1991년 12월 24일 제2-1298호
주소   04559 서울특별시 중구 창경궁로 6, 702호(충무로5가, 부성빌딩)
전화   02-2264-1972
팩스   02-2264-1973
E-mail   shinselim72@hanmail.net

정가   18,000원
ISBN   978-89-5800-218-5, 03510